2019中国临床医学研究发展报告

中国生物技术发展中心　编著

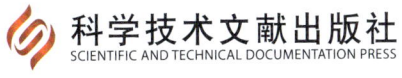

·北京·

图书在版编目（CIP）数据

2019中国临床医学研究发展报告 / 中国生物技术发展中心编著. —北京：科学技术文献出版社，2019.9
ISBN 978-7-5189-6101-6

Ⅰ.①2… Ⅱ.①中… Ⅲ.①临床医学—研究报告—中国—2019 Ⅳ.① R4

中国版本图书馆 CIP 数据核字（2019）第 202392 号

2019中国临床医学研究发展报告

策划编辑：郝迎聪　　责任编辑：李 鑫　　责任校对：文 浩　　责任出版：张志平

出 版 者	科学技术文献出版社
地　　址	北京市复兴路15号　邮编 100038
编 务 部	（010）58882938，58882087（传真）
发 行 部	（010）58882868，58882870（传真）
邮 购 部	（010）58882873
官方网址	www.stdp.com.cn
发 行 者	科学技术文献出版社发行　全国各地新华书店经销
印 刷 者	北京时尚印佳彩色印刷有限公司
版　　次	2019 年 9 月第 1 版　2019 年 9 月第 1 次印刷
开　　本	787×1092　1/16
字　　数	246千
印　　张	14.75
书　　号	ISBN 978-7-5189-6101-6
定　　价	148.00元

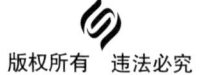

版权所有　违法必究

购买本社图书，凡字迹不清、缺页、倒页、脱页者，本社发行部负责调换

《2019中国临床医学研究发展报告》编委会

编委会主任：张新民

编委会副主任：沈建忠　范　玲　孙燕荣

主　　　编：范　玲

副　主　编：陈书安　尹军祥

编写组成员：（按姓氏笔画排序）

于善江	王　莹	王　浩	王　跃	王　磊	王炳辉
王恒哲	王超男	王慧媛	毛开云	方子寒	甘荣兴
石东升	卢　姗	白玉婧	任海萍	华玉涛	刘　晓
刘炎锋	刘福囯	刘韬韬	关镇和	江洪波	阮梅花
孙　颖	寿成超	李　希	李冬雪	李苏宁	李治非
杨　力	杨　阳	杨　靖	旷　苗	张　菁	张一平
张英梅	陈　佩	陈　浩	陈大明	陈正一	陈洁君
武瑞君	范　红	范月蕾	林　丽	罗孔嘉	周光明
孟祥峰	赵晓龙	姜　勇	敖　翼	袁天蔚	耿红冉
夏　晨	郭　伟	桑晓冬	黄　菲	黄　鑫	黄英明
曹　彩	曹国英	盛建华	葛　瑶	董　华	程翔林
熊　燕	颜子夜	魏于全	濮　润		

前　言

近年来，伴随着医学研究的突破性进展，人类对于疾病发生发展机制的理解更加深入，医学技术不断提高，诊疗手段不断丰富，疾病诊防治水平稳步提升，为高效推进健康中国建设打下了重要的基础。临床医学研究是医学科技创新链的关键环节，在促进医学新发现、推动医学科技成果转化、验证医药产品与医疗技术安全有效性、完善临床诊疗指南等方面发挥着重要的作用。

为系统反映中国临床医学研究领域的年度发展概况和主要成就，总结交流科技发展经验，研判未来发展趋势，中国生物技术发展中心自 2018 年起组织开展《中国临床医学研究发展报告》的编制及出版发行。

《2019 中国临床医学研究发展报告》（以下简称《报告》）延续了之前报告的框架，以文字、数据、图表相结合的方式，展示了 2018 年度我国临床医学研究相关情况。报告共分为 4 章：第 1 章整体分析了国内外临床医学研究现状与趋势，分别从科学发现与试验开展情况、平台设施建设和临床转化进展等方面对国内外临床医学研究进行概要分析；第 2 章总结了 2018 年国内外临床医学研究相关的政策与法规，针对相关技术／产品和特定疾病的临床医学研究规范、伦理审查、注册与数据管理政策等进行了梳理；第 3 章介绍了我国临床医学研究的进展及成果，选编了 2018 年我国具有重要临床价值或对医学科技发展具有重大影响的代表性进展和成果；第 4 章浅析了国际临床医学研究的年度热点，选择"人工智能的医疗应用"这一主题进行了论述。此外，《报告》还编录了与中国临床医学研究相关的一些文件和材料。

由于数据库统计口径不同，本报告有关地区的统计略有差异。基于 Web of Science 和 Medline 数据库的论文检索中，中国论文数据包括中国内地、中国香港、中国澳门的相关机构发表或参与发表的论文，发文机构仅为中国台湾机构的论文未在统计范围。基于 ClinicalTrials.gov 数据库的临床试验检索中，中国的临床研究指发起者/合作者为中国大陆机构的研究，发起者/合作者仅为中国香港和中国台湾机构的临床研究未在统计范围内。

希望本报告能够为临床医学研究领域的政策制定者、研究人员、管理人员、医药工作者、企业家，以及关心中国医学科技发展的社会各界人士提供有益参考。同时，敬请各位读者批评指正，并提出宝贵意见，以便我们进一步优化和完善今后的工作。

编者

2019 年 9 月

目 录

第1章 临床医学研究现状与趋势 ………………………………………… 1
 一、国际临床医学研究发展现状 ………………………………………… 1
 二、国内临床医学研究发展现状 ………………………………………… 18

第2章 2018年国内外临床医学研究政策与法规 ………………………… 44
 一、国际临床医学研究的政策与法规 …………………………………… 44
 二、国内临床医学研究的政策与法规 …………………………………… 64

第3章 2018年中国临床医学研究重要进展及成果选编 ………………… 85
 一、重大科学发现 ………………………………………………………… 86
 二、新技术新方法 ………………………………………………………… 115
 三、临床转化与产品 ……………………………………………………… 128
 四、临床标准规范与推广 ………………………………………………… 132

第4章 2018年临床医学研究热点浅析——人工智能的医疗应用 ……… 140
 一、国内外发展情况 ……………………………………………………… 144
 二、存在的主要问题 ……………………………………………………… 172
 三、未来重要发展方向 …………………………………………………… 181

图表索引 ……………………………………………………………………… 185

附 录 ………………………………………………………………………… 187
 附录A 2018年中国临床医学相关政策文件 …………………………… 187
 附录B 中国合格评定国家认可委员会（CNAS）认定的医学实验室 … 189

附录 C　2018 年国家药品监督管理局批准一类国产新药列表 ················ 201

附录 D　《创新医疗器械产品目录（2018）》 ································· 203

附录 E　2018 年度"重大慢性非传染性疾病防控研究"重点专项立项
　　　　清单 ··· 211

附录 F　2018 年度"精准医学研究"重点专项立项清单 ···················· 214

附录 G　2018 年度"生殖健康及重大出生缺陷防控研究"重点专项立项
　　　　清单 ··· 215

附录 H　2018 年度"主动健康和老龄化科技应对"重点专项立项清单 ······· 217

附录 I　2018 年度"数字诊疗装备研发"重点专项立项清单 ··············· 219

附录 J　2018 年度"中医药现代化研究"重点专项立项清单 ··············· 221

附录 K　2018 年度"干细胞及转化研究"重点专项立项清单 ·············· 224

附录 L　2018 年度"生物医用材料研发与组织器官修复替代"重点专项立项
　　　　清单 ··· 226

致　　谢 ·· 228

第 1 章　临床医学研究现状与趋势

临床医学研究是以疾病的病因、诊断、治疗、预后和预防等为主要研究内容，以人群为主要研究对象，以医疗服务机构为研究主体，由多学科人员共同参与或组织实施的科学研究活动。临床医学研究包含临床研究与临床试验的相关内容。临床研究（Clinical Research）强调实验性、观察性等研究属性。我国《医疗卫生机构开展临床研究项目管理办法》将临床研究定义为在医疗卫生机构内开展的所有涉及人的药品和医疗器械的医学研究及新技术的临床应用观察。临床试验（Clinical Trial）强调受试对象。我国国家药品监督管理局药物临床试验登记与信息公示平台将临床试验定义为通过人体志愿者（也称为受试者）进行的生物学科学研究。根据试验目的不同，受试者可能是患者或健康志愿者。

随着经济社会的快速发展，人们对生活质量和健康水平提出越来越高的要求，推动了疾病预防、诊断、治疗等技术方法的变革与发展，社会医学、循证医学、转化医学、精准医学等医学概念陆续出现。随着信息科学、工程科学与生物医学的交叉与融合，临床机构建设的不断成熟，临床医学呈现规范性、协同性、综合性发展的特点，重大研究成果不断涌现，临床诊疗效率日益提高。

本章将从医学论文发表情况、临床研究和临床试验开展情况、临床医学研究平台建设和成果转化等方面，对国内外临床医学研究现状进行分析。

一、国际临床医学研究发展现状

临床医学研究是驱动卫生与健康事业发展、药物和医疗器械产业进步的重要动力。2018 年，全球临床医学研究保持持续稳定的发展态势，在研究论文、临床试验、机构建设、产品开发等方面均取得突出的成绩。

（一）研究论文

本部分基于 Web of Science 的 Medline 数据库和核心合集数据库模块，检索近 10 年与人群诊断、治疗、预后、预防等相关的研究论文，分析临床医学研究的国家/地区、机构分布；基于 Web of Science 核心合集，通过《新英格兰医学杂志》（*New England*

Journal of Medicine，NEJM)、《柳叶刀》(The Lancet)、《美国医学会杂志》(Journal of the American Medical Association，JAMA) 和《英国医学杂志》(British Medical Journal，BMJ) 四大医学期刊的论文情况反映不同国家和机构的医学研究水平和影响力。

1. 全球临床医学研究论文总数略微下降

近 10 年来，全球临床医学领域研究论文①的年度数量变化程度较小。2009—2018 年，全球发表的临床医学研究论文总数达 337.17 万篇②。2009—2015 年论文呈现缓慢增长的趋势，2015—2017 年论文数量基本不变，2018 年论文数量略微下降，年度论文量为 32.62 万篇（图 1.1）。从研究对象的年龄分布来看，针对老年人群（65 岁以上）、中年人群（45～64 岁）、成人（19～44 岁）开展的临床医学研究论文数量远高于其他年龄组（图 1.2）；从临床医学研究的应用目标来看，针对疾病治疗、诊断和病因方面的研究居多，针对预防和康复的研究相对较少（图 1.3）。

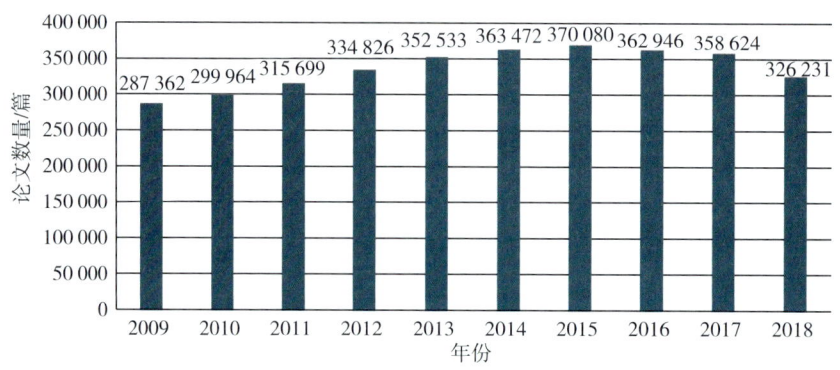

图 1.1　2009—2018 年全球临床医学研究论文数量

（数据来源：Medline 数据库）③

---

① 为了更完整、更全面地反映全球临床医学研究的整体情况，结合专家反馈意见，本报告对检索方法进行了优化和完善。根据医学研究定义，围绕人群病因、诊断、治疗、预后、预防，以及流行病学等相关的临床医学研究论文进行检索，确定了以研究对象（人）和研究内容（疾病病因、诊断、治疗、预后和预防等）为两大关键筛选要素。具体检索方法为：选择 2009—2018 年关于"Humans"的研究型论文、综述和病例报告，再使用 Diagnosis、Drug Therapy、Prevention control 等 MeSH 限定词进行限定。由于检索式和数据库更新，本报告中临床医学研究论文数量与《中国临床医学研究发展报告 2018》有所不同。

② 本报告中临床医学论文相关数据的检索时间为 2019 年 9 月 24 日，数据库最新更新时间为 2019 年 9 月 20 日。考虑到 MeSH 限定词标引等原因，本报告中 2018 年数据仅供参考。

③ 本报告选用 Web of Science 中的 Medline 模块进行分析。

第1章 临床医学研究现状与趋势

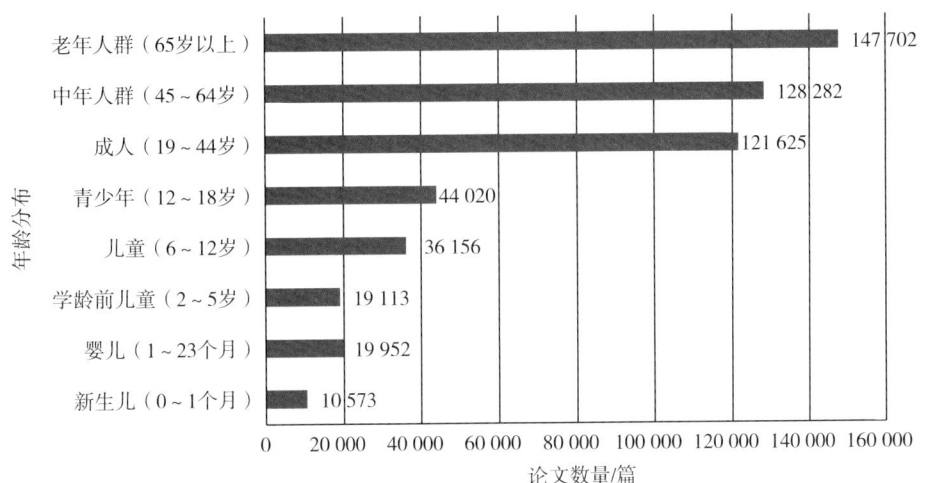

图 1.2　2018 年全球各年龄组临床医学研究论文数量

（数据来源：Medline 数据库）

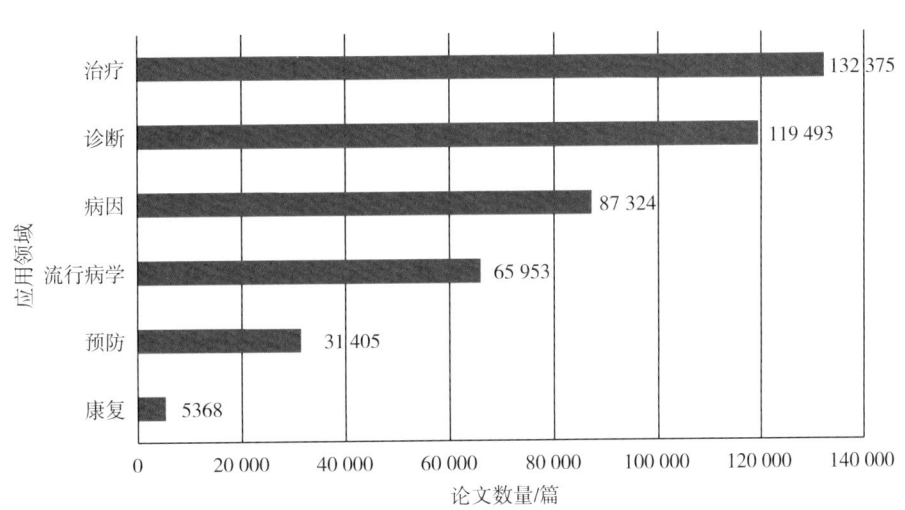

图 1.3　2018 年全球不同临床医学应用领域研究论文数量

（数据来源：Medline 数据库）

2. 肿瘤和心血管疾病是临床医学研究的热点领域

在主要疾病领域[①]中，肿瘤和心血管疾病是最受关注的医学领域。2018 年，全

---

① 此处"疾病领域"参考美国健康计量与评估研究所（Institute for Health Metrics and Evaluation，IHME）设置的疾病大类。

球在肿瘤领域共发表论文 6.33 万篇，占临床医学研究论文的 19.39%。心血管疾病领域的研究论文数量为 2.05 万篇，不到肿瘤疾病的一半（图 1.4）。消化系统疾病、糖尿病与肾脏疾病、肌肉骨骼疾病分别居第 3 位至第 5 位。

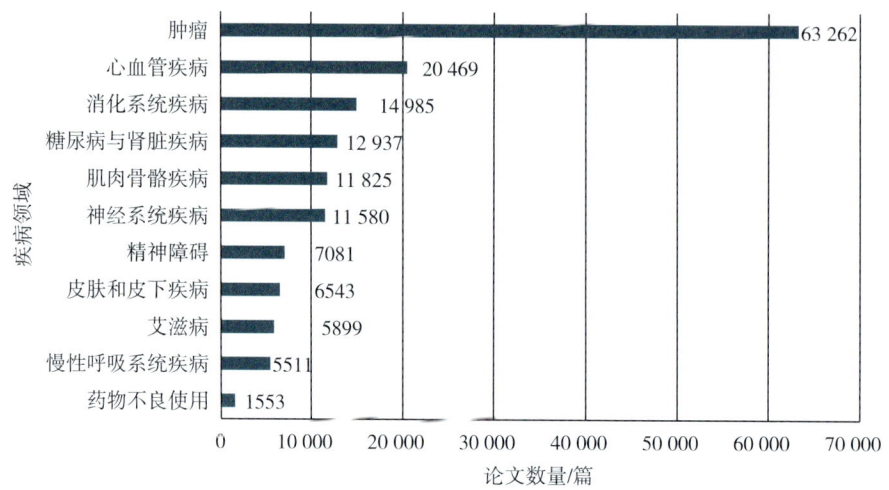

图 1.4　2018 年各疾病领域的临床医学研究论文分布

（数据来源：Medline 数据库）

3. 美国临床医学研究论文数量保持领先优势

2018 年，美国、中国、英国、日本、意大利、德国、加拿大、法国、澳大利亚、荷兰发表的临床医学研究论文数量居全球前 10 位。美国仍然以显著优势居全球首位，2018 年美国共发表临床医学研究论文 90 867 篇。中国的临床医学研究论文数量增长迅速，2018 年以 44 279 篇居全球第 2 位（表 1.1、图 1.5）。

表 1.1　2018 年临床医学研究论文排名数量前 10 位的国家

排名	国家	临床医学研究论文数量 / 篇
1	美国	90 867
2	中国	44 279
3	英国	28 782
4	日本	19 795
5	意大利	18 881

续表

排名	国家	临床医学研究论文数量/篇
6	德国	18 365
7	加拿大	15 144
8	法国	14 911
9	澳大利亚	14 197
10	荷兰	11 741

数据来源：Medline 数据库。

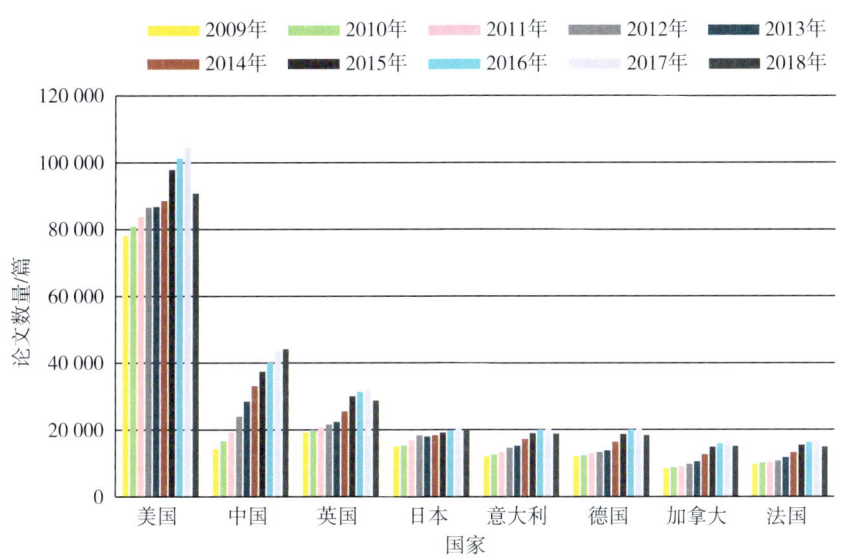

图 1.5　2009—2018 年临床医学论文数量排名前 8 位国家的年度变化趋势

（数据来源：Medline 数据库）

4. 欧美国家和机构在四大医学类期刊发表论文数量较多

2018 年，研究者在 NEMJ、Lancet、JAMA、BMJ 四大医学期刊上发表论文 7852 篇，其中，美国研究机构共发表 2509 篇，居全球首位。中国研究机构发表论文 265 篇，居全球第 7 位（图 1.6）。

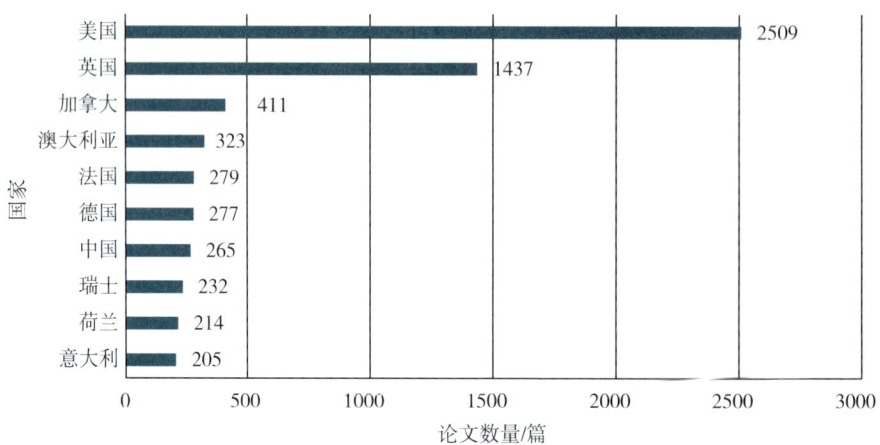

图 1.6 2018 年在 *NEJM*、*Lancet*、*JAMA*、*BMJ* 上发表论文数量排名前 10 位的国家

(数据来源：Web of Science 数据库)

2018 年在 *NEJM*、*Lancet*、*JAMA*、*BMJ* 上发表论文数量排名前 10 位的研究机构分别来自美国、英国、加拿大 3 个国家。美国哈佛大学 2018 年在四大期刊上共发表论文 537 篇，占年度总数的 6.84%，远高于其他医学研究机构。英国牛津大学以 163 篇论文居全球第 2 位（表 1.2）。

表 1.2 2018 年在 *NEJM*、*Lancet*、*JAMA*、*BMJ* 上发表论文数量排名前 10 位的研究机构

排名	研究机构	国家	论文数/篇	占比
1	哈佛大学（Harvard University）	美国	537	6.84%
2	牛津大学（University of Oxford）	英国	163	2.08%
3	斯坦福大学（Stanford University）	美国	137	1.74%
4	多伦多大学（University of Toronto）	加拿大	133	1.69%
5	伦敦卫生与热带医学院（London School of Hygiene & Tropical Medicine）	英国	131	1.67%
6	加州大学旧金山分校（University of California, San Francisco）	美国	130	1.66%
7	宾夕法尼亚大学（University of Pennsylvania）	美国	125	1.59%
8	麻省总医院（Massachusetts General Hospital）	美国	123	1.57%
9	西雅图华盛顿大学（University of Washington）	美国	109	1.39%
10	帝国理工学院（Imperial College London）	英国	107	1.36%

数据来源：Web of Science 数据库。

第1章 临床医学研究现状与趋势

（二）临床试验

本部分基于美国国立医学图书馆（National Library of Medicine，NLM）与美国食品药品监督管理局（Food and Drug Administration，FDA）[①]建立的 ClinicalTrials.gov 数据库，从全球临床试验的年度数量、国家与地区分布、临床试验发起机构等方面分析 2018 年全球临床试验的发展现状。

1. 全球临床试验数量稳步增长

ClinicalTrials.gov 数据库的数据统计显示，2009—2018 年全球临床试验数量保持增长趋势。从已公开的数据来看，2018 年 ClinicalTrials.gov 数据库共登记临床试验数量 24 942 项（图 1.7），比 2017 年增长 4.9%。其中，Ⅰ期至Ⅳ期临床试验分别为 2701 项、3691 项、1864 项、1351 项（图 1.8）。

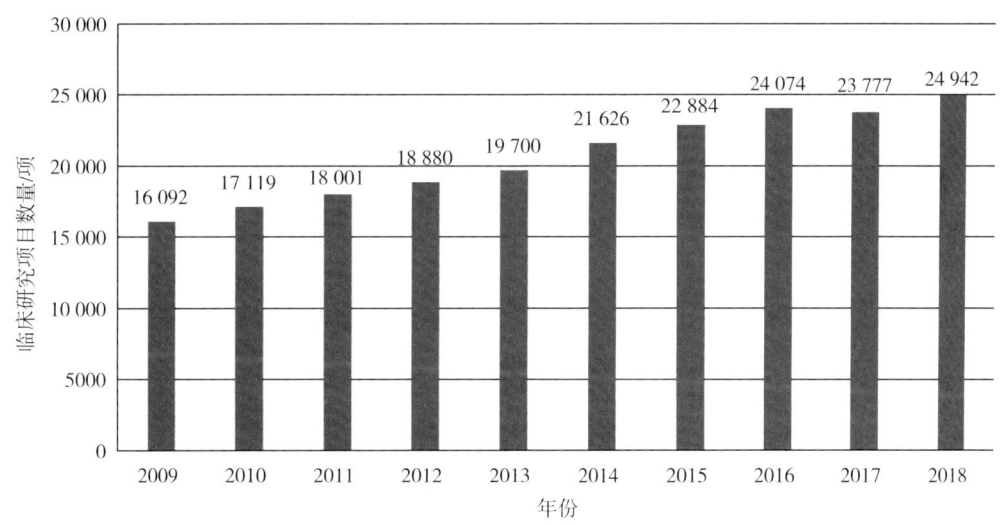

图 1.7 2009—2018 年全球临床试验数量年度变化趋势

（数据来源：ClinicalTrials.gov 数据库[②]）

[①] 在全球临床研究登记平台中，ClinicalTrials.gov 数据库作为临床研究登记的主要网站，为患者、医疗人员、研究者提供了大量临床研究信息，是当前国际上较为权威的临床研究登记网站之一。

[②] 检索日期：2019 年 4 月 24 日。本部分下同。

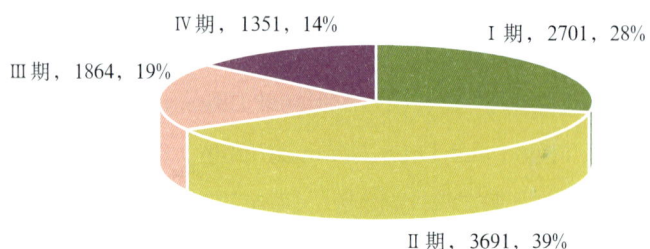

图 1.8　2018 年全球开展的 I 期至 IV 期临床试验数量分布

(数据来源：ClinicalTrials.gov 数据库)

2. 美国临床试验数量全球领先

2018 年，美国、法国、中国、加拿大和英国是 ClinicalTrials.gov 数据库中登记临床试验数量最多的 5 个国家。其中，美国开展临床试验最多，占全球年度总数的 34.96 %。法国居第 2 位，占全球年度总数的 7.98 %。中国居第 3 位，共开展 1907 项临床试验，占全球年度总数的 7.65 %（表 1.3）。

表 1.3　全球临床试验数量排名前 20 位的国家

排名	国家	试验数量/项	占比
1	美国	8719	34.96%
2	法国	1990	7.98%
3	中国	1907	7.65%
4	加拿大	1421	5.70%
5	英国	1286	5.16%
6	德国	1033	4.14%
7	西班牙	1022	4.10%
8	意大利	839	3.36%
9	韩国	754	3.02%
10	埃及	696	2.79%
11	比利时	625	2.51%
12	丹麦	572	2.29%
13	土耳其	566	2.27%
14	荷兰	540	2.17%

续表

排名	国家	试验数量/项	占比
15	瑞士	490	1.96%
16	澳大利亚	462	1.85%
17	巴西	439	1.76%
18	波兰	412	1.65%
19	以色列	382	1.53%
20	瑞典	362	1.45%

数据来源：ClinicalTrials.gov 数据库。

3. 高校和医疗机构发挥重要作用

据 ClinicalTrials.gov 数据库的数据统计分析表明，2018 年全球范围内发起临床试验数量排名前 20 位的机构分别来自美国、埃及、法国、英国、韩国等国家。其中，美国的机构有 14 个，远远领先于其他国家（表 1.4）。

从发起机构的类型来看，高校、科研院所和医疗机构等占比达 75%，逐渐成为临床医学研究的主要发起者。随着全球治疗技术与产品（特别是新药）研发难度加大，研究型机构在全球临床医学研究的重要性日益凸显。研究型机构通过建立临床医学转化平台，推动基础医学研究成果转移转化，促进了临床医学研究的发展。其中，美国国家癌症研究所发起的临床试验数量居全球第 1 位，埃及的艾斯尤特大学和开罗大学发起的临床试验数量居第 2 位和第 3 位[①]。

表 1.4　全球临床试验数量排名前 20 位的机构

排名	国家	机构名称	机构类型	试验数量/项
1	美国	国家癌症研究所（National Cancer Institute）	科研院所	440
2	埃及	艾斯尤特大学（Assiut University）	高校	390
3	埃及	开罗大学（Cairo University）	高校	356

---

① 埃及医生集团（Doctors' Syndicate）呼吁制定临床检测法，认为需要公立医院和相关研究机构对新药成分进行验证后才能开展临床试验。这促使埃及临床研究资源高度集中在综合性大学和研究机构中。艾斯尤特大学和开罗大学除设有医学院及各类临床专科外，艾斯尤特大学下设南埃及癌症研究所（South Egypt Cancer Institute），开罗大学下设国家癌症研究所（National Cancer Institute），均承担了大量临床试验。

续表

排名	国家	机构名称	机构类型	试验数量/项
4	美国	梅奥诊所（Mayo Clinic）	研究型医院	203
5	美国	杜克大学（Duke University）	高校	184
6	法国	巴黎公立医院集团（Assistance Publique-Hopitaux de Paris①）	研究型医院	175
7	美国	默沙东（Merck Sharp & Dohme Corp）	企业	175
8	美国	百时美施贵宝（Bristol-Myers Squibb Company）	企业	170
9	英国	阿斯利康公司（AstraZeneca）	企业	158
10	美国	辉瑞公司（Pfizer）	企业	149
11	美国	麻省总医院（Massachusetts General Hospital）	研究型医院	145
12	美国	加州大学旧金山分校（University of California, San Francisco）	高校	144
13	法国	里昂综合人民医院（Hospices Civils de Lyon②）	研究型医院	140
14	美国	MD 安德森癌症中心（M. D. Anderson Cancer Center）	研究型医院	129
15	美国	斯坦福大学（Stanford University）	高校	126
16	韩国	首尔大学医院（Seoul National University Hospital）	研究型医院	122
17	美国	约翰霍普金斯大学（Johns Hopkins University）	高校	119
18	美国	匹兹堡大学（University of Pittsburgh）	高校	119
19	美国	美国国家心脏、肺和血液学研究所（National Heart, Lung, and Blood Institute）	科研院所	117
20	美国	阿拉巴马大学伯明翰分校（University of Alabama at Birmingham）	高校	115

数据来源：ClinicalTrials.gov 数据库。

（三）研究机构

为加速医学资源的流动与融合，医学研究机构在共享研究资源、规范研究过程、集成协同合作等方面进行了积极探索，有效提高了临床研究的效率和质量，取

---

① 此为法语。
② 此为法语。

得了显著的成效,推动了临床诊疗水平的提高。本部分选取美国国家癌症研究所、梅奥诊所、麻省总医院、巴黎公立医院集团及首尔大学医院5家研究机构为案例,阐述2018年国际临床医学研究机构的工作与贡献。

1. 美国国家癌症研究所

美国国家癌症研究所(National Cancer Institute,NCI)基于1937年美国国家癌症研究所法案(National Cancer Institute Act)建立,是美国国立卫生研究院(NIH)的附属机构。NCI的主要工作包括提供研究资助与开展相关研究,协调美国国内外的高校、医疗机构、研究院所和企业开展与癌症预防、诊断、治疗、康复等相关的研究。NCI设立癌症研究中心、癌症流行病学和遗传学部、癌症生物学部、癌症控制与人口科学部、癌症预防部、癌症诊断部、癌症基因组学中心、癌症培训中心等。

2018年9月,NCI发布2020财年(从2019年10月1日至2020年9月30日)癌症研究计划和预算提案(Annual Plan & Budget Proposal for FY 2020),列出了亟须增强投资的六大癌症研究方向,即癌症发病机制、癌症预防、癌症识别和诊断、癌症治疗、癌症公共卫生保健、癌症研究型企业扶持。NCI年度预算总金额达65.22亿美元,其中63.27亿美元用于上述六大方向的研究,1.95亿美元用于"登月计划"(Moonshot)。其中,"癌症发病机制"方向的重点在于创建人类癌症的四维地图,更好地理解癌症的发展和演变过程,研究微生物在癌症发生发展中的作用,并明确衰老与癌症的关系;"癌症预防"方向的重点在于理解癌前病变的生物学特点及其向癌症发展的机制,开发新型癌症诊断策略预防癌症;"癌症识别和诊断"方向的重点在于识别和验证早期癌症生物标志物及改进癌症成像技术;"癌症治疗"方向的重点在于促进新型药物研发,或改善癌症的传统治疗方法;"癌症公共卫生保健"方向的重点在于减少癌症研究诊治的差异,改善癌症幸存者的症状管理和癌症筛查;"癌症研究型企业扶持"方向的重点在于资助早期研究型企业,促进癌症研究成果转化,推动临床数据的汇总、协调和共享。

2018年,NCI共开展了440项临床试验,其中干预性试验416项、观察性试验24项。从临床试验阶段来看,Ⅰ期123项、Ⅱ期191项、Ⅲ期17项、Ⅳ期1项。NCI的临床试验主要集中在癌症诊断与治疗,关注PD-1等肿瘤免疫治疗新靶点与其他抗肿瘤药物的联合使用,致力于推动癌症诊疗中新技术与新药物的发展。在癌症诊断领域,2018年6月,NCI与美国罗斯威尔帕克癌症研究所(Roswell Park Cancer

Institute）针对乳腺癌、皮肤癌等软组织癌症中光声成像的诊断效果开展了合作研究；11月，进行了全球首个PD-1单抗Nivolumab与立体定向放射外科整合治疗的临床研究，以评价整合疗法对二级与三级脑膜瘤患者的治疗效果。在癌症治疗领域，2018年2月，NCI针对PD-1抑制剂Pembrolizumab治疗间皮素（Mesothelin）阳性的胸膜间皮瘤开展研究；6月，研究了淋巴瘤药物Mogamulizumab和PD-1抑制剂Pembrolizumab联合治疗复发或难治性淋巴瘤的效果。

此外，NCI还开展了大量临床前研究工作，为推动癌症诊断与治疗临床工作奠定了坚实的基础。2018年，NCI与美国国家人类基因组研究所（National Human Genome Research Institute，NHGRI）合作编制了"泛癌症图谱"，这是全球已有的最全面的泛癌症分析成果（Cross-Cancer Analysis），研究成果于4月5日在 *Cell*、*Cancer Cell*、*Cell Reports* 和 *Immunity* 等期刊上发表27篇论文。

2. 梅奥诊所

梅奥诊所（Mayo Clinic）于1863年创立，是美国著名的医疗、临床和教育中心。在《美国新闻与世界报道》（*US News & World Report*）公布的2018—2019年最佳医院排名中，梅奥诊所位居榜首。为了推进重大疾病的临床医学研究，梅奥诊所设立了阿尔茨海默病研究中心（Alzheimer's Disease Research Center）、心血管研究中心（Cardiovascular Research Center）、高级成像研究中心（Center for Advanced Imaging Research）、临床和转化中心（Center for Clinical and Translational Science）、免疫学和免疫治疗中心（Center for Immunology and Immune Therapies）、个体化医学中心（Center for Individualized Medicine）、多发性硬化和自身免疫神经病学中心（Center for Multiple Sclerosis and Autoimmune Neurology）、再生医学中心（Center for Regenerative Medicine）、临床免疫学和免疫治疗项目（Clinical Immunology and Immunotherapeutics Program）、转化纳米医学项目（Translational Nanomedicine Program）等60个疾病研究中心或研究项目，从不同领域和方向来推动临床医学研究。

2018年，梅奥诊所共开展了203项临床试验，其中干预性试验170项、观察性试验33项。从临床阶段来看，Ⅰ期24项、Ⅱ期42项、Ⅲ期5项、Ⅳ期12项。肿瘤、消化系统疾病和免疫系统疾病是梅奥诊所临床试验的主要领域。在肿瘤领域，2018年4月，梅奥诊所研究了CD38抗体Daratumumab对多发性骨髓瘤患者的治疗作用（Daratumumab是2015年FDA加速审批上市的药物）；5月，开展了维奈托克

(Venetoclax)、枸橼酸艾沙佐米（Ixazomib Citrate）和地塞米松（Dexamethasone）治疗复发性多发性骨髓瘤的临床试验。在消化系统疾病领域，2018 年 2 月，梅奥诊所开展了"基于互联网的急性复发和慢性胰腺炎疼痛患者自我管理"研究 [Internet-based Pain Self-management for Persons With Acute Recurrent and Chronic Pancreatitis Pain (IMPACT)，NCT03322644]；8 月，评价了免疫治疗药物度伐单抗（Durvalumab）和 CV301 用于转移性结直肠癌与胰腺癌的治疗效果（度伐单抗是 2018 年 FDA 加速审批上市药物）。在免疫系统疾病领域，2018 年 9 月，梅奥诊所研究了 Acalabrutinib 与奥滨尤妥珠单抗（Obinutuzumab）对早期慢性淋巴细胞白血病的治疗作用。

此外，梅奥诊所还与企业密切合作，通过临床研究推动新药和新型医疗器械的研发和应用。2018 年 10 月，梅奥诊所与医疗保健设备制造公司 Eko（由美国西北大学创立）合作开发了一种基于机器学习的心肺监测平台，将梅奥诊所的心血管数据库与 Eko 的智能听诊器、机器学习算法和软件平台相结合，帮助医生监测患者的心肺功能状况。同月，梅奥诊所还与英国虚拟现实（Virtual Reality，VR）医疗解决方案提供商 Fundamental VR 建立了为期 3 年的战略合作伙伴关系，共同开发 VR 手术模拟系统和相关教学产品。

3. 麻省总医院

麻省总医院（Massachusetts General Hospital）建立于 1811 年，是位于美国波士顿的综合型医院，在《美国新闻与世界报道》公布的 2018—2019 最佳医院排名中居第 4 位。麻省总医院致力于推动基础研究人员与临床医生的合作，共同发现并将相关科学成果转化到临床应用中。该医院建立了癌症中心、心脏手术部、老年医学部、3D 成像服务部等不同类型的中心和部门，推动不同部门、中心的跨学科合作，协作推进疾病诊疗技术发展。为了进一步提升临床研究的影响力，自 2018 年起麻省总医院设立临床研究日（Clinical Research Day），与其他高校、研究院所的临床研究人员分享麻省总医院的临床研究经验与成果，并设立了 KayRyan 纪念基金（Mary C. "Kay" Ryan Memorial Award），表彰对麻省总医院做出重要贡献的临床研究人员。2018 年 11 月，麻省总医院采用 CarePassport 电子健康平台对患者进行监测，通过连接可穿戴设备，CarePassport 可实时收集和传输患者医疗数据，辅助推动临床研究的进程，为临床研究项目提供更多结构化的动态监测数据。

2018 年，麻省总医院共主持或参与了 145 项临床试验，其中干预性试验 120

项、观察性试验25项。从临床阶段来看，Ⅰ期13项、Ⅱ期21项、Ⅲ期5项、Ⅳ期15项。神经系统疾病、消化系统疾病、代谢系统疾病是其主要研究领域。在神经系统疾病领域，2018年2月，麻省总医院研究了经颅多普勒近红外光对广泛性焦虑症的治疗效果；10月，开展了丁螺环酮治疗青少年孤独症谱系障碍的临床试验。在消化系统疾病领域，2018年10月，麻省总医院开展了迷走神经刺激对功能性消化不良和胃轻瘫综合征治疗的临床试验。在代谢系统疾病领域，2018年1月，麻省总医院开展了仿生胰腺在囊性纤维化相关糖尿病控制中的可行性和应用潜力研究；7月，开展了仿生胰腺的桥接试验。

4. 巴黎公立医院集团

巴黎公立医院集团（Assistance Publique-Hôpitaux de Paris[①]，AP-HP）是欧洲最大的医疗网络集团之一。AP-HP设有37所医院，涉及急性病医院、康复医院、老年医院3类，分布在巴黎的东部、东南部、东北部和南部4个地区。AP-HP承担了法国约50%的临床试验，并和法国国家健康和医学研究院（INSERM）开展了INSERM Transfert合作研究。为了让患者从最新的医学进步中更快受益，AP-HP制定了创新支持和评估政策，架起基础研究和临床研究之间的桥梁，如AP-HP结合药物和分子靶向技术，开发个性化新型诊疗方法，设立"创新治疗药物"（Médicaments de Thérapies Innovantes[②]，MTI）项目，在生物标志物、靶向治疗、技术创新及细胞工程领域建立基础设施，为合作伙伴提供技术支持与沟通平台。为了提升临床医学研究的数据质量，2017年起AP-HP开展临床数据存储（Clinical Data Repository）项目，截至2018年12月31日，AP-HP临床数据库已收集了37家医院880万患者的数据，并计划利用已收集的数据进行大规模研究和二次数据分析。

2018年，AP-HP共开展了175项临床试验，其中干预性试验111项、观察性试验64项。从临床阶段来看，Ⅰ期5项、Ⅱ期14项、Ⅲ期21项、Ⅳ期4项。心血管疾病、免疫系统疾病、呼吸系统疾病是AP-HP的主要研究领域。在心血管疾病领域，2018年3月，AP-HP研究了抗肿瘤坏死因子α与环磷酰胺诱导对重度白塞病的治疗效果；10月，研究了血栓性肺动脉高压的患病率。在免疫系统疾病领域，2018年4月，AP-HP从个性化药理学角度，研究基于红斑狼疮患者临床反应的泼尼

---

① 此为法语。
② 此为法语。

松个性化疗法,以减少泼尼松等皮质类固醇对红斑狼疮患者可能产生的不良反应。在呼吸系统疾病领域,2018年10月,AP-HP研究了低强度经颅电刺激对缓解呼吸困难的治疗效果。

5. 首尔大学医院

首尔大学医院(Seoul National University Hospital,SNUH)始建于1885年,是韩国第一所西式国立医院,1946年改编为国立首尔大学医科大学附属医院,1978年又改为首尔大学医院。首尔大学医院于1997年建立了临床试验中心(Clinical Trials Center,CTC)。SNUH CTC分别于2004年和2012年被韩国卫生福利部(Korean Ministry of Health Welfare)评为全球优秀早期临床试验卓越中心(Global Center of Excellence in Early Clinical Trials)。SNUH CTC通过与全球不同的生物制药企业与合同研究组织(Contract Research Organization,CRO)合作,促进药物研发与诊疗技术提升。

2018年,首尔大学医院共开展122项临床试验,其中,干预性试验98项、观察性试验24项。从临床阶段来看,Ⅰ期4项、Ⅱ期14项、Ⅲ期5项、Ⅳ期5项。肿瘤、消化系统疾病和代谢系统疾病是其主要研究领域。在肿瘤领域,2018年3月,首尔大学医院开展了吉西他滨(Gemcitabine)和白蛋白结合型紫杉醇(Nab-paclitaxel)联合治疗晚期胰腺癌的临床试验;8月,评价了利妥昔单抗(Rituximab)和MG4101联合疗法治疗CD20阳性非霍奇金淋巴瘤的效果。在消化系统疾病领域,2018年4月,首尔大学医院针对胰腺病变的SurePath液基细胞学和常规涂片细胞学检测技术开展研究。在代谢系统疾病领域,2018年8月,首尔大学医院研究了餐前蛋白棒(Premeal Protein-bar)对2型糖尿病患者血糖控制的影响。

(四)成果转化

从基础研究向医学领域新产品、新技术与新方法的成果转化是生物医药产业创新链的关键环节,本部分从美国FDA新药及医疗器械的批准与上市情况、突破性设备(breakthrough device)的审批情况、全球临床指南的发布情况等方面,对2018年国际临床医学研究的成果转化情况进行梳理。

1. 创新药物

在临床医学研究与其他多方因素的共同推动下,创新药物与新型治疗方法取得多项突破。2009—2018 年，美国 FDA 共批准新药 356 种，其中包括 271 种新分子实体药物和 85 种生物制品药物，平均每年有 35 种新药获批上市。2018 年，FDA 药品评价与研究中心（Center for Drug Evaluation and Research，CDER）共审批通过 59 种新药，较 2017 年增长 28.3%（图 1.9）。

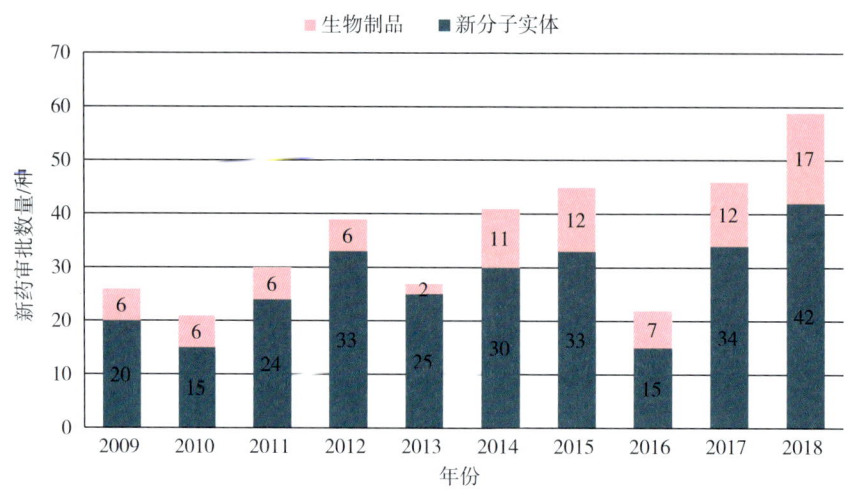

图 1.9　2009—2018 年 CDER 年度新药审批数量

（数据来源：CDER 年度报告《创新推进健康：2018 年新药审批报告》）

在 59 种新药中，共 19 种被 FDA CDER 确定为首创药[①]，占获批总数的 32%。这些药物通常具有不同于现有治疗药物的作用机制，其中包括首个预防偏头痛的全人源化单克隆抗体 Aimovig、首个遗传性软骨病治疗新药 Crysvita、首个治疗树突细胞肿瘤的 CD123 靶向药 Elzonris 等。此外，罕见病用药仍是 2018 年新药研发的热点，在 59 种新药中，有 34 种罕见病用药获批，占获批总数的 58%。

2018 年，FDA CDER 采用多项监管措施加快新药开发及批准，极大地提升了新药审评审批的效率，这些措施包括快速通道、突破性治疗药物认定、优先审评、加速审批等。2018 年批准的 59 种新药中，43 种被指定为加速审批品种，占获批总数的 73%。

---

① 首创新药包括美国 CDER 批准的新分子实体（New Molecular Entities）和生物制品许可申请（Biologics License Applications），这些分子实体与生物制品未曾在美国作为药品批准或销售过，具有完全的创新性。

2. 创新医疗器械

近年来，新型医疗器械的研究成果不断涌现。2018 年，FDA 共批准 106 个首次上市的医疗器械[①]（Novel Device），包括全球最小的新生儿心脏瓣膜（Masters Series 公司的 15 mm 机械心脏瓣膜）、全球首个创伤性脑损伤血液检测产品（Banyan 公司的脑部肿瘤检测仪）、美国首个人工虹膜（HumanOptics 公司的 CustomFlex）、基于人工智能的成人糖尿病视网膜病变检测系统（IDx 公司的 IDx-DR）、基于人工智能的骨折检测系统（Imagen 公司的 OsteoDetect）等。此外，FDA 还授予 9 项"突破性设备"认定[②]（"突破性设备"项目于 2015 年启动以来，共有 112 项器械获得"突破性设备"认定[③]）。

依托人工智能（Artificial Intelligence，AI）技术的医疗器械是 2018 年医疗器械产品研发的热点。其中，AI 技术与医学影像设备的结合是最主要的研究方向，全球 AI 医疗器械的研发趋势主要体现在：基于影像设备及技术，重新整合并导入 AI 技术进行影像处理；以智能影像辅助临床诊断决策，通过智能化、数字化医疗实现医疗设备的全生命周期管理。例如，首款使用 AI 技术检测糖尿病患者视网膜病变的 AI 医疗器械——IDx-DR，无须依靠临床医生便可提出诊断决策建议；Aidoc 公司基于 AI 的工作流程优化组合产品，可利用深度学习技术协助放射科医生进行分诊工作，是全球首个基于脑部 CT 的 AI 辅助分诊工具；针对正电子发射断层扫描（PET）的 AI 影像处理平台 SubtlePET 让医院和第三方影像中心以更快的速度完成 PET 测试。

分子诊断和即时检验（POCT）同样是 2018 年医疗器械研发的主要创新方向。在分子诊断中，大数据和人工智能将改变分子诊断的研发格局。同时，随着物联网

---

① 首次上市的医疗器械是指 FDA 通过首次医疗器械上市前批准（Original PMA）、补充 PMA（Panel-track Supplement PMA）、中低风险或没有合法上市对比产品的新型医疗器械（de novos）、人道主义豁免器械（HDE）和突破性设备 [Breakthrough 510（k）] 5 个审批途径批准的医疗器械。

② 突破性设备认定由美国 FDA 基于《21 世纪治愈法案》（21st Century Cures Act）设立，用于颁发给可解决或诊断对健康有严重威胁的疾病的医疗产品。该认定旨在通过简化设备审批流程，将治疗更快推向市场。

③ FDA Statement. Statement from FDA Commissioner Scott Gottlieb, M.D., and Jeff Shuren, M.D., Director of the Center for Devices and Radiological Health, on a record year for device innovation [Z/OL]. (2019-01-28) [2019-05-29]. https://www.fda.gov/news-events/press-announcements/statement-fda-commissioner-scott-gottlieb-md-and-jeff-shuren-md-director-center-devices-and-1.

技术的兴起，具备远程诊断功能的 POCT 将成为研发的重点方向，简单、便捷、智能化与个性化是该类器械的发展目标和方向。例如，首款连续血糖监测系统——美敦力 Guardian Connect 通过独立智能 CGM 系统，能够帮助糖尿病患者预测其血糖状态，辅助患者确定每日胰岛素的注射时间；Banyan Biomarkers 公司开发了便于现场操作的验血方法，用于检测脑创伤是否存在并评价其严重程度，改善头部损伤患者的医疗救护效果。

3. 医学指南

医学指南 [Medical Guideline，也被称为临床指南（Clinical Guideline）、临床实践指南（Clinical Practice Line）等]，通常是指针对特定医疗健康领域制定并用于诊断、管理、治疗、决策的标准文件。现代医学指南基于循证医学范式发展而来，包括临床指南、专家共识、行业标准等。医学指南基于特定领域的最佳研究证据和实践经验，为医疗服务提供者改善临床决策、优化患者护理、开展准确评估提供了依据和建议。

医学指南通常由国家或国际层面的医学协会或政府机构发布。2018 年，美国 FDA 共发布 130 份指导原则草案（Draft）和 114 份指导原则终稿（Final），其中 37 份涉及临床管理，具体包括抗生素使用（7 份）、临床医学指南（29 份）、临床药理学（1 份）。同年，欧洲药品管理局（European Medicines Agency，EMA）发布或更新 115 份医学指南和 18 份法规/程序指南。肿瘤、神经系统疾病、代谢系统疾病、免疫系统疾病是美欧政府管理部门关注的重点疾病领域，例如，FDA 和 EMA 同时发布了关于阿尔茨海默病的药物研发指南，为这一难治性疾病的新药研发提供参考。基因治疗、核酸修饰产品等新兴技术和产品是美欧关注的重点技术领域，FDA 发布了 6 份指导原则对不同疾病的基因治疗提出参考规范（2018 年受到较多关注的临床指南及相关内容将在第 2 章中详细介绍）。

二、国内临床医学研究发展现状

我国医药管理部门和医疗机构针对临床医学研究和成果转化的薄弱环节开展了大量工作。随着医学实验室、药物临床试验机构、国家临床医学研究中心等平台建设工作不断推进，我国临床医学研究开始向集成化、规模化、精准化方向发展，临床研究规模有所提升,成果技术转化速度加快,新型产品研发取得进展。

(一)研究论文

本部分基于 Web of Science 的 Medline 数据库和核心合集数据库模块,以及中国知网数据,从临床研究论文的角度梳理 2018 年中国临床医学研究现状。

1. 中国临床医学研究论文数量稳定增长

根据 Medline 数据库检索结果,2009—2018 年我国共发表临床医学研究论文 30.23 万篇,2018 年有 44 279 篇。与全球整体变化趋势相比,我国临床医学研究论文增长速度较快,占全球总数的比重逐步提升,占比从 2009 年的 5.06% 增至 2018 年 13.57%(图 1.10)。从研究对象的年龄分布来看,针对老年人群(65 岁以上)、中年人群(45~64 岁)、成人(19~44 岁)开展的临床医学研究论文数量远高于其他年龄组(图 1.11);从医学研究应用目标来看,针对病因、治疗和诊断的临床医学研究居多,针对预防和康复的研究较少(图 1.12),与国际整体情况相比,病因是我国临床医学研究最关注的方向。

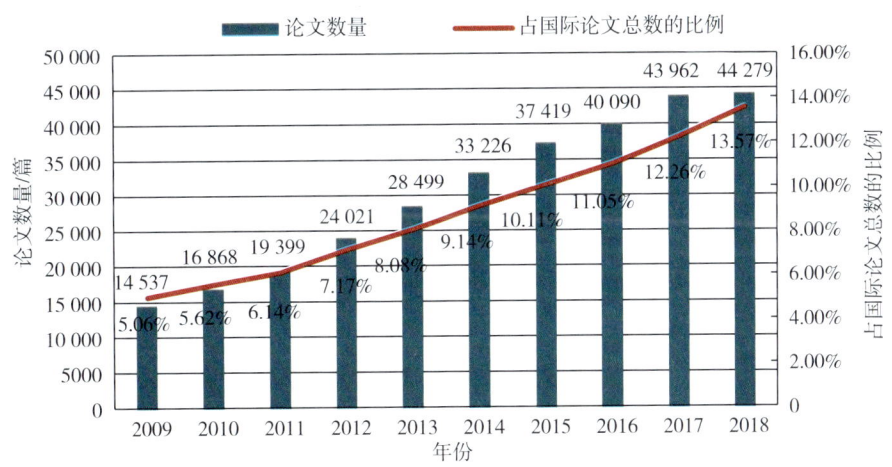

图 1.10 2009—2018 年中国临床医学研究论文数量及年度变化趋势

(数据来源:Medline 数据库)

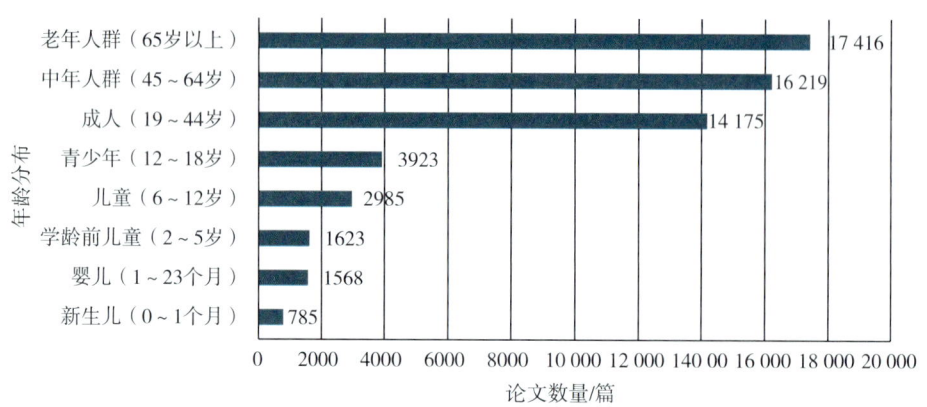

图 1.11 2018 年中国各年龄组临床医学研究论文数量

(数据来源:Medline 数据库)

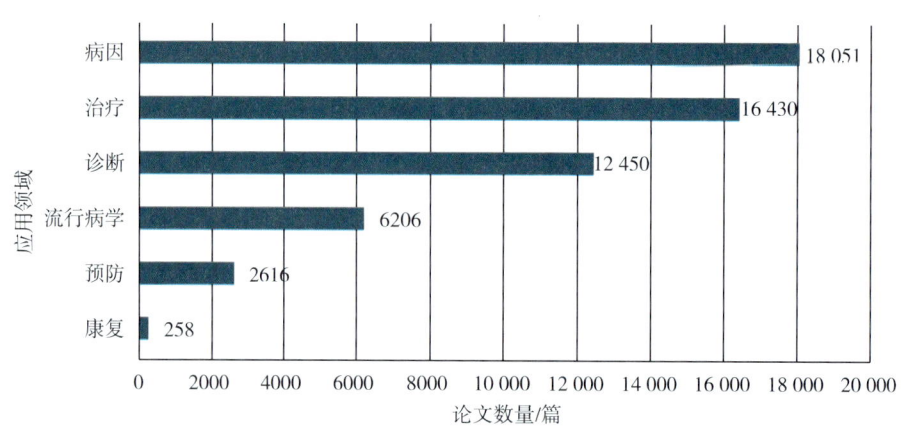

图 1.12 2018 年中国不同临床医学应用领域研究论文数量

(数据来源:Medline 数据库)

发表于中文核心期刊的临床医学研究论文也能反映我国医学研究机构的研究活力。中国知网检索结果显示,2018 年,我国在"医药卫生科技"类核心期刊上共发表论文 51 999 篇①。2018 年,四川大学华西医院、郑州大学第一附属医院、解放军

---

① 在中国知网文献分类目录中勾选:医药卫生方针政策与法律法规研究、医学教育与医学边缘学科、中医学、中西医结合、临床医学、感染性疾病及传染病、心血管系统疾病、呼吸系统疾病、消化系统疾病、内分泌腺及全身性疾病、外科学、泌尿科学、妇产科学、儿科学、神经病学、精神病学、肿瘤学、眼科与耳鼻咽喉科、口腔科学、皮肤病与性病、特种医学、急救医学、军事医学与卫生,检索 2018 年发表的核心论文。

总医院发布的核心期刊论文都超过400篇，是我国发表临床医学核心期刊论文最多的3个机构。

2. 高水平研究论文数量整体保持增长趋势

2009—2018年，我国在 NEJM、Lancet、JAMA、BMJ 四大医学期刊上发表的论文数量整体保持增长趋势，从2009年的101篇增长到2018年的265篇，2018年论文数量排名居全球第7位。但与2016和2017年相比，2018年我国医学研究领域的高水平论文数量有所减少（图1.13）。

自2016年起，中华医学会面向全国医药卫生领域的所有期刊，遴选"中华医学百篇优秀论文"，包括内科（30篇）、外科（19篇）、妇科与儿科（9篇）、五官科（4篇）、医疗技术（9篇）、肿瘤科（8篇）、公共卫生及护理（13篇）、其他领域（8篇）的国内优秀研究论文。2018年优秀论文涉及的主要疾病领域和研究方向包括：乙肝、白血病、胰腺囊性肿瘤、宫腔粘连、前列腺增生、动脉介入治疗、新生儿健康、卧床患者护理等。

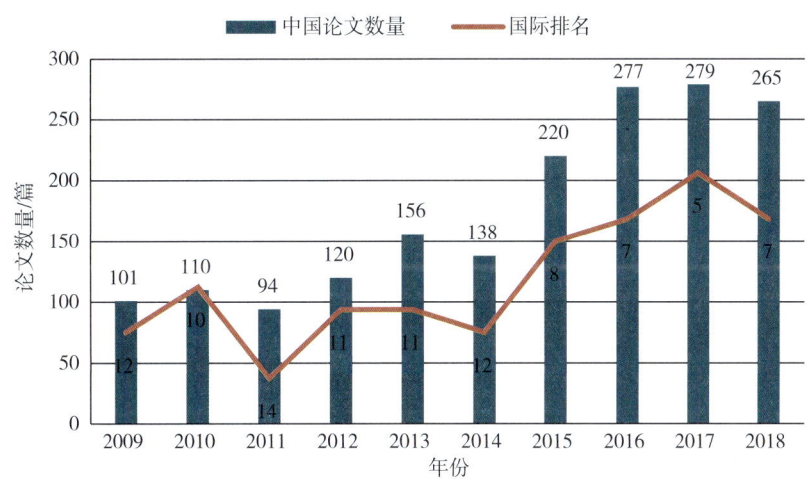

图1.13　2009—2018年中国在 NEJM、Lancet、JAMA、BMJ 上发表论文情况

（数据来源：Web of Science 数据库）

3. 中国研究机构与美欧机构仍有差距

对我国研究机构在 NEJM、Lancet、JAMA、BMJ 四大医学期刊发表论文的统计结果显示，北京大学、香港中文大学、复旦大学等研究机构具有较大优势（表1.5）。

然而与国际顶尖研究机构相比（具体数据见表1.2），我国研究机构还有较大差距，北京大学所发表的高水平论文数量不到全球排名居第1位的美国哈佛大学的1/13。

表 1.5　2018年在 *NEJM*、*Lancet*、*JAMA*、*BMJ* 上发表论文数量居前10位的中国研究机构

排名	研究机构	论文数量/篇
1	北京大学	43
2	香港中文大学	31
3	复旦大学	29
4	香港大学	22
5	中南大学	20
6	上海交通大学	20
7	中国医学科学院北京协和医学院	22
8	中国疾病预防控制中心	19
9	四川大学	18
10	中山大学	16
10	清华大学	16

数据来源：Web of Science 数据库。

4. 肿瘤和消化系统疾病是我国临床医学研究的热点领域

2018年，我国临床医学研究论文主要集中在肿瘤、消化系统疾病、心血管疾病、糖尿病与肾脏疾病等领域，其中，我国在肿瘤领域以16 479篇论文居第1位，消化系统疾病以1459篇居第2位（图1.14）。

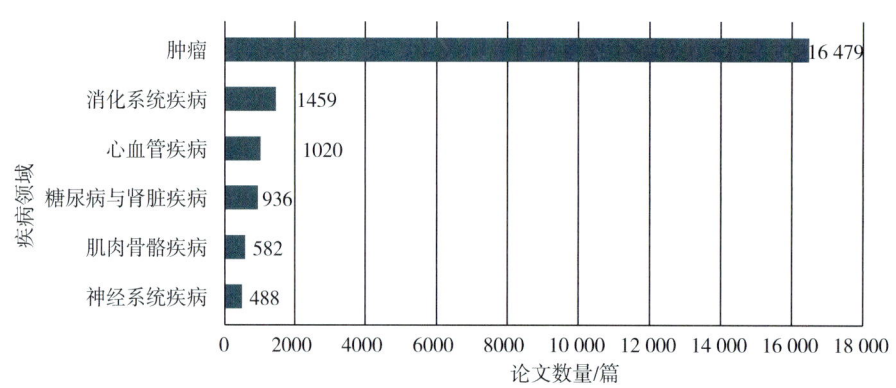

图 1.14　2018年中国临床医学研究论文的主要疾病领域

（数据来源：Medline 数据库）

(二)临床试验

本部分分别基于国家药品监督管理局建立的药物临床试验登记与信息公示平台(简称药物公示平台)与 ClinicalTrials.gov 数据库上登记注册的临床试验,分析了 2018 年我国临床试验的开展情况。

1. 国内平台登记的药物临床试验数量快速增长

"药物公示平台"由原国家食品药品监督管理总局药品审评中心(Center for Drug Evaluation,CDE)[①]建立,凡获国家药品监督管理局(National Medical Products Administration,NMPA)的临床研究批件并在我国进行的临床研究均应按要求在平台上进行临床研究登记与信息公示。本部分根据药物公示平台数据,介绍国内开展的药物临床试验情况。2018 年,我国登记的临床试验数量为 2224 项,较 2017 年增加 57%(图 1.15)。

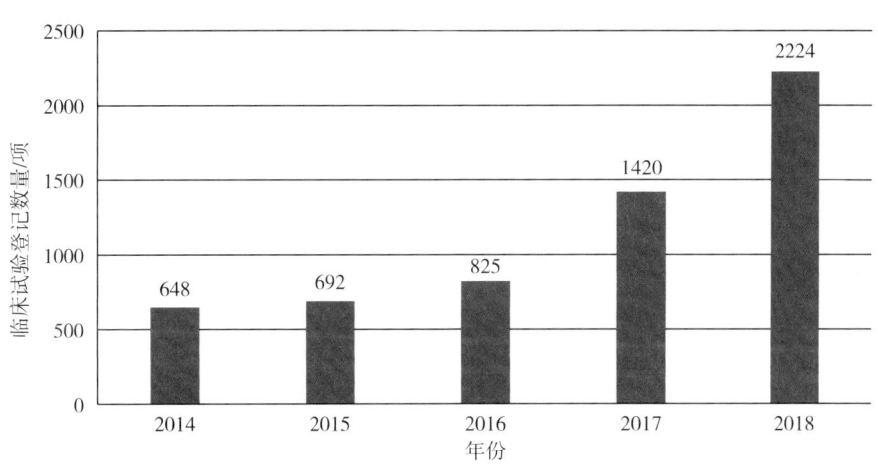

图 1.15 2014—2018 年中国药物临床试验数量变化趋势[②]

(数据来源:NMPA 药物公示平台[③])

从药物临床试验的阶段分布来看,近年来,Ⅰ~Ⅱ期药物临床试验登记数量总

[①] 基于我国机构改革情况,本报告中 2018 年 4 月前发布材料的主体为"原食药监",4 月后主体为"药监局"。

[②] NMPA 药物公示平台中的年份是指临床试验的登记年,由于临床试验登记数据调整,本图的数据与 2017 年报告中有所差异。

[③] 检索日期:2019 年 4 月 24 日。本部分下同。

体呈现上升态势，其中Ⅰ期临床试验数量的增长幅度较大，从2017年的324项增长至2018年的516项，增长率为59%；Ⅱ期临床试验从2017年的122项增长至2018年的150项，增长率为23%；Ⅲ期临床试验数量变化幅度不大，2017年为238项，2018年为245项（图1.16）。

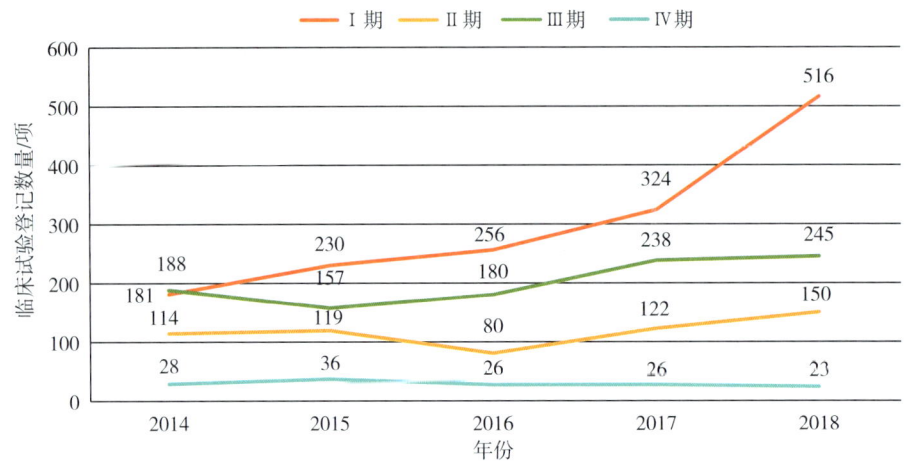

图1.16 2014—2018年中国Ⅰ~Ⅳ期药物临床试验数量变化趋势[①]

（数据来源：NMPA药物公示平台。注：临床阶段只统计临床Ⅰ~Ⅳ期的数据，未明确分期的临床试验未统计在内）

从已登记临床试验的药物类型来看，2018年我国临床试验以化学药物为主，化学药物临床试验登记数量为1819项，相比2017年增长了67%；化学药物临床试验登记数量占当年药物临床试验登记总数的比例从2017年的77%增长至2018年的82%。生物制品临床试验登记数量从2017年的273项增长至2018年的353项，增长率为29%；生物制品临床试验登记数量占当年药物临床试验登记总数的比例从2017年的19%下降为2018年的16%。中药/天然产物临床试验登记数量和占药物临床试验登记总数的比例有所下降：登记数量从2017年的55项下降至2018年的51项，占比从2017年的4%下降至2018年的2%（图1.17）。

---

① 因为国外获批上市的药物进入中国市场需进行Ⅲ期验证性临床试验，因此，图1.16中Ⅲ期临床试验数量高于Ⅱ期临床试验数量。

第1章 临床医学研究现状与趋势

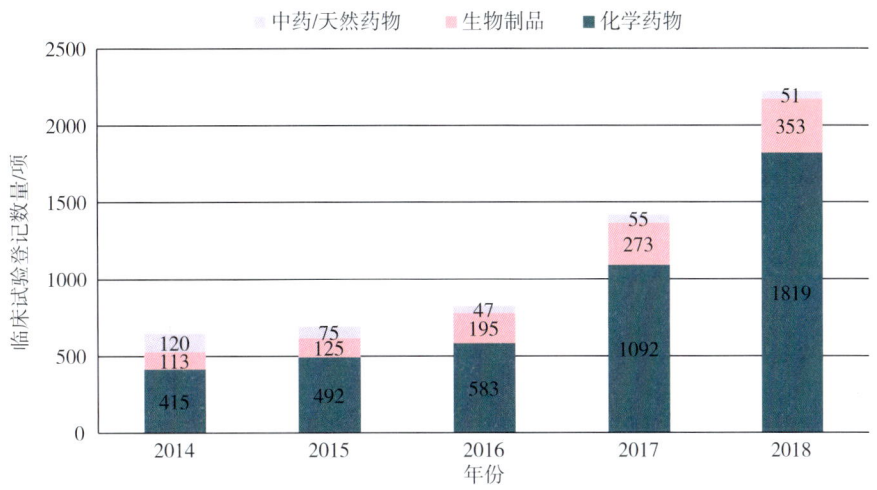

图 1.17　2014—2018 年中国药物临床试验的药物类型分布

（数据来源：NMPA 药物公示平台）

国内临床试验和国际多中心临床试验数量均呈现快速增长的趋势。其中，国际多中心临床试验从 2014 年的 62 项增长至 2018 年的 110 项，2014—2018 年的平均增长率为 19%（图 1.18），但大部分国际多中心试验由跨国制药企业或外资企业牵头开展，我国医药企业和临床研究机构主要以合作形式参与。2018 年，我国本土企业牵头开展的国际多中心临床试验共有 34 项，是 2017 年（9 项）的 3.78 倍（表 1.6）。

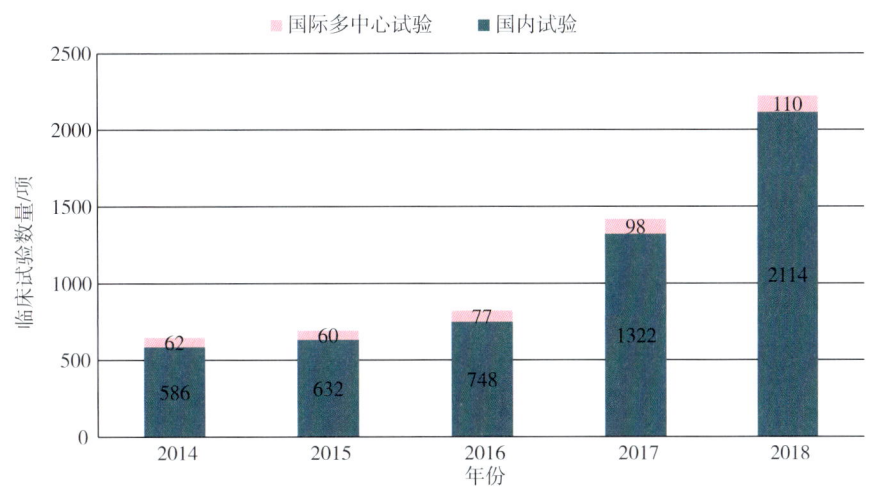

图 1.18　2014—2018 年中国开展的临床试验与国际多中心临床试验变化趋势

（数据来源：NMPA 药物公示平台）

表 1.6　2018 年中国企业发起的国际多中心临床试验（按临床试验登记号统计）

登记号	药物名称	适应证	试验题目	申办单位
CTR20182528	注射用 SHR-1210	晚期肝细胞癌	SHR-1210 联合阿帕替尼对比索拉非尼一线治疗晚期肝癌临床研究	江苏恒瑞医药股份有限公司
CTR20182490	ADI-PEG20	肝细胞癌	评价 ADI-PEG20 联合 FOLFOX 治疗晚期胃肠道恶性肿瘤的安全性和有效性研究	迪瑞药业（成都）有限公司
CTR20182464	SHR0302	克罗恩病	在中至重度活动性 CD 患者中评价 SHR0302 片的疗效及安全性	江苏恒瑞医药股份有限公司、瑞石生物医药有限公司
CTR20182462	SHR0302 片	溃疡性结肠炎	在中重度溃疡性结肠炎患者中评价 SHR0302 的疗效及安全性	江苏恒瑞医药股份有限公司、瑞石生物医药有限公司
CTR20182411	孟鲁司特钠颗粒	儿童哮喘	孟鲁司特钠颗粒的人体生物等效性试验	上海安必生制药技术有限公司
CTR20182363	BGB-A317 注射液	晚期实体瘤	评估 Sitravatinib 单药及与 Tislelizumab 联合用药安全性和初步抗肿瘤活性研究	百济神州（北京）生物科技有限公司
CTR20182356	Aprocitentan 片	难治性高血压	一项确定 Aprocitentan 是否对难治性高血压患者治疗有效和安全的研究	杭州泰格医药科技股份有限公司
CTR20182354	Aprocitentan 片	难治性高血压	一项确定 Aprocitentan 是否对难治性高血压患者治疗有效和安全的研究	杭州泰格医药科技股份有限公司
CTR20182335	Ralinepag（APD811）	肺动脉高压（PAH）	一项评估 Ralinepag 改善 PAH 患者治疗结果的疗效和安全性研究	云屹药业（上海）有限公司
CTR20182194	Neratinib	实体瘤和乳腺癌	Neratinib 与卡培他滨联合治疗实体瘤和晚期乳腺癌的临床研究	精鼎医药研究开发（上海）有限公司
CTR20182178	Neratinib	实体瘤和乳腺癌	HKI-272 联合紫杉醇治疗实体瘤和乳腺癌受试者的临床研究	精鼎医药研究开发（上海）有限公司
CTR20182159	HKI-272	晚期乳腺癌	HKI-272 与曲妥珠单抗联合治疗晚期乳腺癌患者的临床研究	精鼎医药研究开发（上海）有限公司

续表

登记号	药物名称	适应证	试验题目	申办单位
CTR20182149	BGB-A317注射液	晚期实体瘤	评估 Sitravatinib 单药及与 Tislelizumab 联合用药安全性和初步抗肿瘤活性研究	百济神州（上海）生物科技有限公司
CTR20182041	WH-1 软膏	慢性糖尿病足溃疡	评估 WH-1 软膏针对慢性糖尿病足溃疡伤口的 III 期研究	合一生技股份有限公司、中国化学制药股份有限公司新丰工厂、丘以思（上海）医药信息咨询有限公司
CTR20182008	硝苯地平缓释片	高血压、冠心病	硝苯地平缓释片的生物等效性试验研究	青岛百洋制药有限公司
CTR20181947	BGB-A317注射液	晚期实体瘤	评估 Sitravatinib 与 Tislelizumab 联合用药安全性和初步抗肿瘤活性研究	百济神州（北京）生物科技有限公司
CTR20181856	孟鲁司特钠颗粒	儿童哮喘	孟鲁司特钠颗粒的人体生物等效性试验	上海安必生制药技术有限公司
CTR20181841	BGB-317 注射液	胃或胃食管结合部腺癌	对比 BGB-A317+化疗与安慰剂+化疗作为胃癌一线治疗安全性和有效性	百济神州（上海）生物科技有限公司
CTR20181725	JHL1101 注射液	弥漫性大 B 细胞淋巴瘤	抗 CD20 抗体在弥漫大 B 细胞淋巴瘤患者中的疗效和安全性	喜康（武汉）生物医药有限公司
CTR20181690	BGB-3111 胶囊	B 淋巴恶性细胞肿瘤	BGB-3111 与 BGB-A317 合用于 B 细胞恶性肿瘤的安全耐受和有效性研究	百济神州（上海）生物科技有限公司
CTR20181404	BGB-A317注射液	晚期实体瘤	评估 Sitravatinib 与 Tislelizumab 联合用药安全性和初步抗肿瘤活性研究	百济神州（上海）生物科技有限公司
CTR20181245	FPA144	晚期胃癌和食管癌	评价 FPA144 联合 FOLFOX6 治疗晚期胃癌的 I/III 期随机对照研究	杭州泰格医药科技股份有限公司
CTR20181144	ATG-008	晚期肝细胞癌	在 HBV+晚期肝细胞癌（HCC）受试者中评估 TORC1/TORC2 双重抑制剂 ATG-008	德琪（浙江）医药科技有限公司

续表

登记号	药物名称	适应证	试验题目	申办单位
CTR20181013	Tislelizumab	食管鳞状细胞癌	对比BGB-A317与化疗作为食管癌患者一线治疗的有效性和安全性	百济神州（上海）生物科技有限公司
CTR20180947	GB201	转移性胰腺癌	GB201联合紫杉醇和吉西他滨在治疗转移性胰腺癌的Ⅲ期研究	北京强新生物科技有限公司
CTR20180881	Ataluren 口服混悬液颗粒	无义突变型杜氏肌营养不良症	PTC124Atarulen Ⅲ期临床试验	杭州泰格医药科技股份有限公司
CTR20180851	TJ301 注射液	活动性溃疡性结肠炎	评价活动性溃疡性结肠炎药物的安全性和疗效的研究	天境生物科技（上海）有限公司
CTR20180823	Zanubrutinib	复发性或难治性边缘区淋巴瘤	BGB3111用于复发性或难治性边缘区淋巴瘤的Ⅱ期开放性研究	百济神州（北京）生物科技有限公司
CTR20180789	重组人源化抗PD-1单克隆抗体注射液	复发性或转移性鼻咽癌	JS001或安慰剂联合化疗治疗晚期鼻咽癌三期研究	苏州君盟生物医药科技有限公司、上海君实生物医药科技有限公司
CTR20180713	注射用普那布林浓溶液	重度中性粒细胞减少症	普那布林预防重度中性粒细胞减少症的国际多中心Ⅲ期研究	大连万春布林医药有限公司
CTR20180609	AZD3759 片	晚期非小细胞肺癌	评估AZD3759作为一线治疗与对照药相比的有效性、安全性	西藏晨泰医药科技有限公司
CTR20180367	马昔腾坦片	Fontan术后成年和青少年受试者治疗	在Fontan姑息治疗的成年和青少年受试者中的Ⅲ期临床研究	杭州泰格医药科技股份有限公司
CTR20180251	E2609	早期阿尔茨海默病	在早期阿尔茨海默病受试者中评估E2609的疗效有效性和安全性	盈帆达医药咨询（上海）有限公司
CTR20180193	BGB-3111 胶囊	B淋巴恶性细胞肿瘤	BGB-3111与BGB-A317合用于B细胞恶性肿瘤的安全耐受和有效性研究	百济神州（北京）生物科技有限公司

数据来源：NMPA药物公示平台。

第1章 临床医学研究现状与趋势

从药物临床试验登记的省市来看,北京、上海、江苏居前3位,分别为456项、313项、238项。其余前10位的省市依次为湖南、湖北、吉林、山东、广东、浙江和河南(表1.7)。

表1.7 2018年药物临床试验登记地区分布

序号	药物临床试验		
	省/市	登记数量/项	同比变化情况
1	北京	456	5.8%
2	上海	313	80.0%
3	江苏	238	98.3%
4	湖南	145	85.9%
5	湖北	104	188.9%
6	吉林	101	16.1%
7	山东	99	110.6%
8	广东	93	36.8%
9	浙江	79	49.1%
10	河南	76	590.9%

数据来源:NMPA药物公示平台。

从地域分布来看,华东和华北地区开展药物临床试验最多,分别为813项和568项(表1.8)。

表1.8 2018年中国药物临床试验区域分布

地区	省(区、市)	临床试验数量/项
华东	山东、江苏、安徽、浙江、福建、上海	813
华北	北京、天津、河北、山西、内蒙古	568
华中	湖北、湖南、河南、江西	357
华南	广东、广西、海南	135
东北	辽宁、吉林、黑龙江	177
西南	四川、云南、贵州、西藏、重庆	133
西北	宁夏、新疆、青海、陕西、甘肃	16

从药物临床试验的疾病领域来看，肿瘤、心血管系统疾病、呼吸系统疾病、代谢系统疾病、传染病、自身免疫疾病、神经系统疾病、精神系统疾病、消化系统疾病、生殖与妇产疾病是临床试验最为集中的疾病领域。肿瘤领域的临床试验数量达到459项；心血管系统疾病、代谢系统疾病、自身免疫疾病分别为377项、217项和139项（图1.19）。

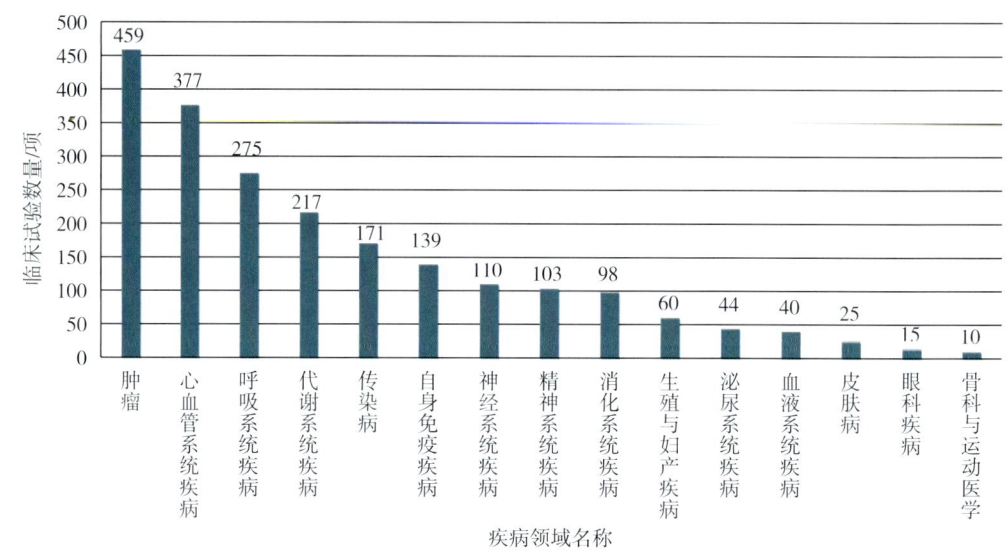

图1.19　2018年中国药物临床试验的主要疾病分布

（数据来源：NMPA药物公示平台）

2. 国际平台登记的临床试验数量稳步提升

对ClinicalTrials.gov数据库上登记的临床试验统计分析表明，相比2017年，我国在该平台登记的临床试验数量稳步提升，由2017年的1801项增至2018年的1915项，增幅为6.3%（图1.20）。

干预性研究是我国开展的最主要的临床研究类型。2018年我国开展干预性研究1505项，全球占比为7.6%，与2017年基本持平（图1.21）。2018年我国开展的观察性研究为410项，全球占比略有下降，从2017年的8.5%下降到2018年的7.7%（图1.22）。

第1章 临床医学研究现状与趋势

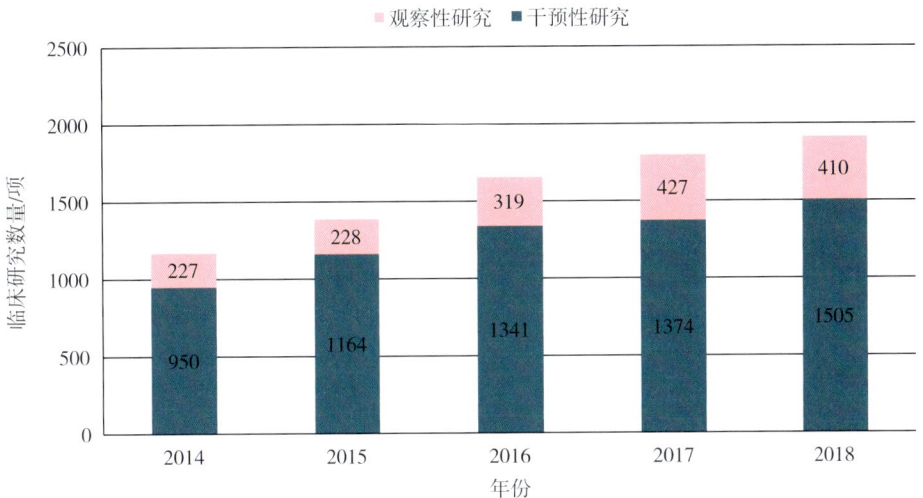

图 1.20 2014—2018 年中国在 ClinicalTrials.gov 数据库登记的临床研究数量年度变化趋势

（数据来源：ClinicalTrials.gov 数据库）

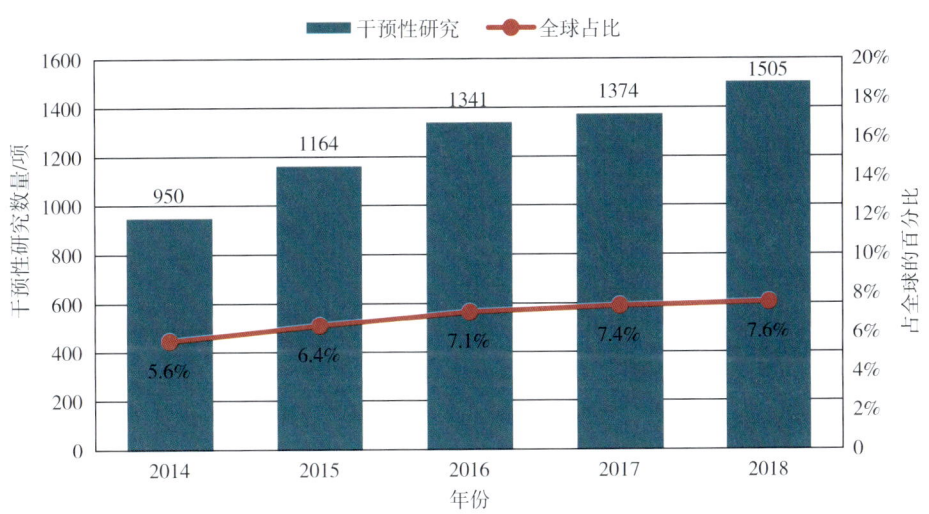

图 1.21 2014—2018 年中国在 ClinicalTrials.gov 数据库登记的干预性研究数量及全球占比

（数据来源：ClinicalTrials.gov 数据库）

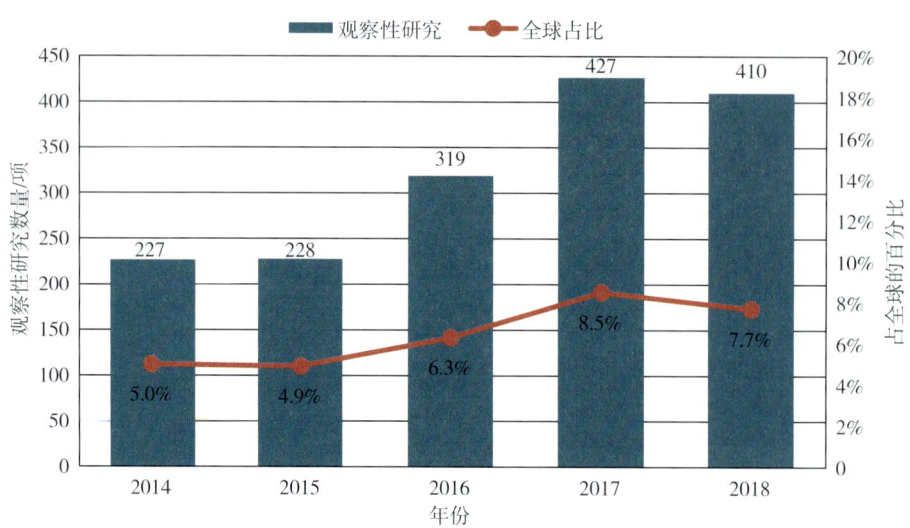

图1.22 2014—2018年中国在ClinicalTrials.gov数据库登记的观察性研究数量及全球占比

（数据来源：ClinicalTrials.gov数据库）

ClinicalTrials.gov数据库显示，北京、上海、广东是我国开展临床试验数量最多的地区，2018年分别开展临床试验570项、487项、401项，其余前10位依次为浙江、江苏、四川、天津、山东、湖北和湖南（表1.9）。

表1.9 2018年ClinicalTrials.gov数据库上登记的中国临床试验地区分布

序号	地区	总数/项	干预性研究/项	观察性研究/项
1	北京	570	450	120
2	上海	487	379	108
3	广东	401	325	76
4	浙江	227	178	49
5	江苏	205	174	31
6	四川	110	89	21
7	天津	107	90	17
8	山东	101	83	18
9	湖北	100	75	25
10	湖南	98	80	18
11	吉林	97	89	8
12	福建	91	73	18

续表

序号	地区	总数/项	干预性研究/项	观察性研究/项
13	河南	90	76	14
14	重庆	87	66	21
15	辽宁	73	59	14
16	陕西	62	47	15
17	河北	62	46	16
18	黑龙江	60	55	5
19	山西	59	45	14
20	安徽	56	46	10
21	广西	35	31	4
22	江西	32	26	6
23	云南	26	24	2
24	新疆	25	21	4
25	甘肃	20	14	6
26	海南	19	17	2
27	贵州	18	16	2
28	内蒙古	12	10	2
29	宁夏	11	8	3
30	青海	5	4	1

（三）平台机构

从平台设施的发展现状来看，我国在医学实验室和药物临床试验机构的建设方面都有较大进展。目前[①]，我国通过中国合格评定国家认可委员会（China National Accreditation Service for Conformity Assessment，CNAS）认定的医学实验室共354家，国家药品监督管理局认定的具有药物临床试验机构资质的医疗机构共136家。截至2018年年底，我国已在11个疾病领域布局了32家国家临床医学研究中心并组织开展了第四批国家临床医学研究中心的评审工作。本部分从医学实验室、药物临床试验机构、国家临床医学研究中心3个方面对我国临床医学平台机构进行梳理。

---

① ClinicalTrials.gov 数据库中的年份是临床研究的起始年。

1. 医学实验室

目前[1]，CNAS 共认定 354 家医学实验室（详见附录 B），数量最多的 10 个省（区、市）为：北京（38 家）、上海（38 家）、广东（25 家）、江苏（25 家）、浙江（23 家）、湖北（19 家）、天津（18 家）、辽宁（16 家）、山东（14 家）、湖南（14 家）。

2. 药物临床试验机构

2005 年，国家食品药品监督管理总局开始实施《药物临床试验机构资格认定办法（试行）》（国食药监安〔2004〕44 号）。2018 年，共 136 家药物临床试验机构获得国家药品监督管理局认定，其中，江苏和四川获得认证的机构数量最多，分别为 16 家和 14 家（图 1.23）。

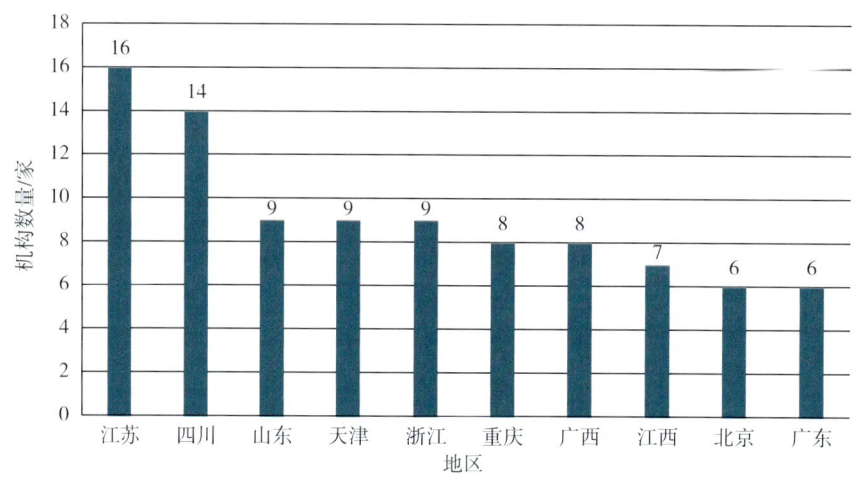

图 1.23　2018 年中国获资格认定的药物临床试验机构区域分布

（数据来源：药品监督管理局网站）

从药物临床试验机构来看[2]，北京协和医院、上海市公共卫生临床中心、江苏徐州医科大学附属医院等是当地开展临床试验较多的机构（表 1.10）。

---

① 检索时间：2019 年 6 月 14 日。来源：https://las.cnas.org.cn/LAS/publish/externalQueryML.jsp。
② 因北京、上海、江苏登记的药物临床试验数量较多，选取北京、上海、江苏前 5 家药物临床试验登记数量最多的主要研究者所在单位，选取湖南、湖北、吉林、山东、广东、浙江、河南各 3 家药物临床试验登记数量最多的主要研究者所在单位进行统计。

第1章 临床医学研究现状与趋势

表1.10 2018年中国主要省市临床研究机构登记的药物临床试验数量

省市	序号	主要研究者所在单位①	药物临床试验登记数量/项
北京	1	北京协和医院	38
	2	中国医学科学院肿瘤医院	37
	3	北京大学第一医院	30
	4	北京大学人民医院	27
	5	军事医学科学院附属医院（解放军第307医院）	27
上海	1	上海市公共卫生临床中心	118
	2	上海市徐汇区中心医院	31
	3	复旦大学附属肿瘤医院	27
	4	上海市东方医院	22
	5	复旦大学附属华山医院	15
江苏	1	徐州医科大学附属医院	49
	2	南京大学医学院附属鼓楼医院	21
	3	苏州大学附属第一医院	18
	4	中国人民解放军第八一医院	18
	5	无锡市人民医院	16
湖南	1	长沙市第三医院	25
	2	中南大学湘雅三医院	20
	3	中南大学湘雅医院	19
湖北	1	武汉市金银潭医院（原名：武汉市传染病医院）	51
	2	华中科技大学同济医学院附属同济医院	23
	3	华中科技大学同济医学院附属协和医院	8
吉林	1	吉林大学第一医院	67
	2	长春中医药大学附属医院	21
	3	吉林省肿瘤医院	9

---

① "主要研究者所在单位"是指药物临床试验登记与信息公示平台中"六、研究者信息"部分"主要研究者"的单位名称。

续表

省市	序号	主要研究者所在单位	药物临床试验登记数量/项
山东	1	济南市中心医院	43
	2	青岛大学附属医院	20
	3	泰安市中医医院	20
广东	1	中山大学附属肿瘤医院	26
	2	广州市番禺区中心医院	19
	3	中山大学附属第一医院	8
浙江	1	浙江大学医学院附属第一医院	21
	2	浙江大学医学院附属第二医院	16
	3	温州医科大学附属第二医院	14
河南	1	洛阳市中心医院	16
	2	郑州大学第一附属医院	16
	3	郑州市第六人民医院	10

3. 国家临床医学研究中心

（1）建设情况

国家临床医学研究中心（简称临床中心）是面向我国疾病防治需求，以临床应用为导向、以医疗机构为主体、以协同网络为支撑，开展临床研究、协同创新、学术交流、人才培养、成果转化、推广应用的技术创新与成果转化类国家科技创新基地。

截至2018年年底，科技部等管理部门已分3个批次布局建设32家临床中心，覆盖11个疾病领域，分别为：心血管疾病（2个）、神经系统疾病（1个）、慢性肾病（3个）、恶性肿瘤（2个）、呼吸系统疾病（3个）、代谢性疾病（2个）、精神心理疾病（3个）、妇产疾病（3个）、消化系统疾病（3个）、口腔疾病（4个）、老年疾病（6个）。32家临床中心均形成了独立的组织架构，配有独立的管理规章制度，并制定了诚信建设相关的规章制度；设有学术委员会与伦理委员会，学术委员会人员总规模达421人、伦理委员会达415人。硬件设施方面，临床中心专用办公场地4.78万m^2，设立了基因组学与遗传学检测平台、细胞及动物培养平台、蛋白质组学与代谢组学技术平台、生物影像与分析平台、生物力学与运动康复技术平台、组学信息分析及传输平台、药物及医疗器械转化平台、研究型病房等。为落实《国家临床医学研究中心五年（2017—2021年）发展规划》（国科发社〔2017〕204号）的总体部署，进一步加强医学科技创新体系建设，完善主要疾病领域/临床专科布局，科技部、国家卫生健康委、中央军委后勤保障部、国家药品监督管理局于2018年组织开展了第四批国家临床医学研究中心的申报与评审工作，并于同年11月15日，发布了《关于第四批国家临床医学研究中心评审结果公示的公告》。

（2）临床医学研究

临床中心的重点任务之一是整合研究资源，按照创新链条设计一体化布局，开展临床循证研究、转化应用研究、网络建设及科普推广。

2018年，临床中心在研临床试验共922项，其中药物临床试验572项，医疗器械临床试验61项，其他临床试验（干预研究、比较研究、健康队列等）289项（表1.11）。前瞻性研究894项，回顾性研究11项；I期临床试验88项，II期临床试验128项，III期临床试验324项，IV期临床试验32项；国际多中心临床试验175项，国内多中心临床试验76项；7项临床医学研究成果被国际疾病防治指南引用，10项结果被国内疾病防治指南引用。

表1.11 2018年国家临床医学研究中心临床研究的开展情况

疾病领域	临床研究/项	药物临床试验/项	医疗器械临床试验/项	其他临床试验/项
心血管疾病	92	29	22	40
神经系统疾病	11	9	0	2
慢性肾病	42	14	1	27
恶性肿瘤	239	222	9	8
呼吸系统疾病	57	10	6	41
代谢性疾病	7	5	0	2
精神心理疾病	56	37	3	16
妇产疾病	28	5	1	22
消化系统	48	13	2	33
口腔疾病	86	1	14	71
老年疾病	285	250	5	30
合计*	922	572	61	289

*部分临床研究由多个临床中心共同参与，故合计总数与子领域之和不同。

（3）人才队伍

临床中心建成以来，培育并吸引了一批优秀的临床研究人才和专业技术人才。截至2018年年底，32家临床中心共有在职员工13 030人，其中院士31名，正高级人员（不含院士）1755名，副高级人员1766名；临床医学专业人员5964名。2018年，临床中心在人才方面开展大量工作，鼓励和支持人才成长并与国际化接轨。

首都医科大学附属北京友谊医院国家消化系统疾病临床医学研究中心联合杜克大学举办了为期3个月的"友谊—杜克"临床研究方法学培训班（Clinical Research Training Program，CRTP），紧密结合医务人员临床科研工作中的实际问题，采用线上和线下（Online and Offline，OAO）教学模式，培训班包括6周的网络学习、3周的外籍教授远程教学、1周的面对面研讨等课程，多方位提升临床研究和医务人员的临床研究思维和技能。

首都医科大学附属北京安定医院国家精神心理疾病临床医学研究中心与美国哈佛Mclean医院、杜克大学、加拿大多伦多大学、麦吉尔大学、英国曼彻斯特大学和澳大利亚格里菲斯大学等机构建立了稳定的人才交流培育机制，通过委派骨干人员参与国际会议和专业学习，通过"中英项目—多学科网络联动干预的儿童青少年心理健康服务体系建设及专项人才培养""中欧项目—中欧心理治疗培训和执业质量评估体系标准建设及治疗性微社区模式探索"等国际合作项目，促进人才的国际交流合作。

（4）辐射带动

截至2018年年底，临床中心共建设网络成员单位13 111个，涉及9719个单位和机构，分布于全国33个省、自治区、直辖市、特别行政区（表1.12）。网络成员单位包括综合医院4267个、专科医院493个，以及社区卫生服务中心、公司企业、高校、研究机构、事业单位等其他机构4959个，其中三级甲等医院2328个。心血管疾病、老年疾病、呼吸系统疾病领域临床中心建设的网络成员单位数量较多。

表1.12　国家临床医学研究中心网络成员单位分布情况（按地区分布）

地区	网络成员单位/个	地区	网络成员单位/个
北京	465	湖南	362
天津	104	广东	371
河北	450	广西	249

续表

地区	网络成员单位/个	地区	网络成员单位/个
山西	334	海南	77
内蒙古	289	重庆	325
辽宁	204	四川	402
吉林	211	贵州	276
黑龙江	112	云南	304
上海	202	西藏	545
江苏	527	陕西	283
浙江	364	甘肃	224
安徽	400	青海	145
福建	195	宁夏	151
江西	311	新疆	271
山东	598	香港	3
河南	442	澳门	1
湖北	522		

临床中心借助依托单位发挥自身优势，支持先进平台技术推广；开展重大疾病协同创新研究；形成区域联盟或医联体并进行规范教育培训。临床中心及依托单位参与了各类产学研合作基地的建设工作，为区域医疗资源共享和服务水平协同发展奠定了基础。

上海交通大学医学院附属第九人民医院国家口腔疾病临床医学研究中心与其网络成员单位建立了华东地区的"口腔健康临床研究协作网络"，并在此基础上成立了以多中心临床研究和生物样本库为核心的专科医联体，包括"口腔颌面—头颈肿瘤诊治专科联盟""牙颌面畸形诊治专科联盟""牙体牙髓疑难疾病诊治专科联盟""牙周疾病诊治专科联盟""正畸专科联盟"等。

复旦大学附属华山医院国家老年疾病临床医学研究中心在华东地区建设区域医联体，推行老年健康管理智慧平台及老年疾病分级诊疗与社区服务新模式，进一步明晰各级医疗机构、疾病控制中心、康复护理单位在老年病"预防、诊治、康复、护理"全流程防控中的职能，完善三级预防、三级康复的区域"医老"模式，将运行成熟的双向转诊模式进一步推广至其他区域。

2018年，首都医科大学宣武医院国家老年疾病临床医学研究中心在中国帕金森联盟、中国阿尔茨海默病临床前期联盟的基础上，新设立国家老年糖尿病联盟、中国老年心血管病联盟、国家老年疼痛诊疗联盟等专科联盟，同时正在积极筹建国家老年肝胆胰专科联盟，新增联盟成员单位379家，新增联盟成员1327人。

（5）技术推广

2018年，临床中心共开展继续教育和适宜技术培训1886次，培训总人数达28.16万人次；累计推广疾病预防、监测诊断、决策管理、标准化操作等专业技术533项；通过远程医疗平台，开展直播培训、体检/病例报告解读、病理读片、手术指导、专家会诊等活动11 662次，受益单位6266家。

中国医学科学院肿瘤医院国家恶性肿瘤临床医学研究中心优化了自主研发的肺癌影像组学辅助诊断软件Radiomics，可实现肺结节的自动分割、肺癌三维影像特征的提取，以及肿瘤良恶性的预测，诊断准确率达到85%。目前Radiomics系统用户涵盖100余家医院（其中60家为三甲医院，包括北京协和医院、华西医院、广东省人民医院、珠海市人民医院等），临床示范应用覆盖5个省（区、市），惠及全国近5000万人口。

首都医科大学附属北京安定医院国家精神心理疾病临床医学研究中心开发了基于量化治疗技术的抑郁障碍评估APP和医生管理终端，实现了对病情波动的早期识别和远程管理。抑郁症的量化治疗技术在33家单位得到推广应用，其中包括北京地区4家三级医院、4家二级医院，河北地区2家三级医院，天津1家三级医院，黑龙江地区1家三级医院。2018年临床中心研发团队实地走访了12家合作单位，现场指导和培训医务人员掌握量化治疗技术。

海军军医大学第一附属医院国家消化系统疾病临床医学研究中心继续加大消化内镜适宜技术和胰腺疾病规范化诊疗推广，2018年共设立消化内镜培训学院3家、高级内镜技术培训基地59家、基本内镜技术培训基地31家，授予全国54家单位的341名专家相关内镜技术培训导师资格，并主办中国消化内镜医师培训体系研究高峰论坛，全面分析和研讨我国消化内镜医师现状、需求及培训体系，研究国家、省、市及地区内镜医师三级培训基地布局。

中国人民解放军总医院国家老年疾病临床医学研究中心联合中国老年医学学会建设"老年医学与照护三级培训体系"，组织专家团队赴海南三亚、山西太原、广西南宁开展"基层老年医护万里行培训",通过开展教学查房、社区义诊、学术讲座等活动,帮带培训"一带一路""老少边穷"地区基层医疗机构的 700 余名老年专科医护骨干,有力带动了当地老年医学学科发展和人才队伍建设。

(6)国际交流

临床中心的重点任务之一是积极开展疾病防控领域国际科技交流与合作,推进重大疾病国际科技合作研究网络的建设,打造国际化临床科研攻关团队,推动与"一带一路"国家临床医学研究合作。2018 年,临床中心主持或参与举办国际交流会议 85 场,为临床医学研究的中外交流提供丰富的平台和渠道。

例如,中国人民解放军东部战区总医院国家慢性肾病临床医学研究中心与国际肾脏病学会(ISN)、全球肾脏疾病预后促进委员会(KDIGO)合作,共同打造肾脏疾病国际指南的国内推广应用平台,包括 ISN 网络培训课程、KDIGO 指南中文翻译和推广等,推动了我国肾脏疾病标准化诊治水平的提升。2018 年,该临床中心组织了第二届"肾脏疾病丝路论坛",来自巴基斯坦、塔吉克斯坦、哈萨克斯坦、美国、英国等多个国家超过 500 名专家和学者参加了此次会议,全面提升了我国在中亚地区肾脏病领域的影响力,也为提高我国西部地区医院肾脏疾病诊治能力提供了助力。

(四)成果转化

随着我国临床医学研究的规范化和专业化程度的不断提高,以及创新药物和医疗器械审评审批政策改革的不断深入,2018 年我国在生物医药领域取得了丰硕的成果。本部分主要从国家药品监督管理局一类新药的批准与上市情况、三类医疗器械的注册与上市情况,科技部发布的《创新医疗器械产品目录(2018)》、国家药品监督管理局及国家级医学学会、团体等发布的临床指南 3 个方面,对 2018 年我国临床医学研究的成果转化进行梳理。

1. 创新药物

2018 年,NMPA 共批准上市一类新药 48 种[①],其中,38 种为进口药、10 种为国产药[②],涉及的适应证包括多发性骨髓瘤、非小细胞肺癌、宫颈癌、卵巢癌、乳腺癌、黑色素瘤、肝癌、直肠癌、前列腺癌、白血病和淋巴瘤等。

---

① 此处新药数量按药物实体分子统计,同一药物实体分子可能以不同剂型申请多种新药。
② 2018 年国家药品监督管理局批准的一类国产新药详见附录 C。

在国产肿瘤药物方面，NMPA 通过优先审评审批程序批准小分子多靶点药物——受体酪氨酸激酶抑制剂盐酸安罗替尼胶囊（福可维）上市，用于治疗晚期或转移性非小细胞肺癌；批准多靶点激酶抑制剂仑伐替尼上市，该药物可以调控肿瘤细胞内 VEGFR1-3、FGFR1-4、PDGFRα、KIT、RET 等一系列因子；批准呋喹替尼胶囊（爱优特）上市，用于转移性结直肠癌的治疗，该药物是我国首个具有完全自主知识产权的分子靶向肿瘤药。

在进口肿瘤药物方面，NMPA 批准了用于治疗化疗引起呕吐的药物帕洛诺司琼、用于治疗儿童白血病的药物拉布立海等。这些产品的上市为我国癌症患者提供了更多治疗选择。

在艾滋病药物方面，NMPA 批准了我国原创新药艾博韦泰和进口鸡尾酒艾考恩丙替片、恩曲他滨丙酚替诺福韦片和达芦那韦考比司他片上市，使得我国艾滋病患者治疗用药的可及性大幅提高。

在乙肝药物方面，NMPA 批准杰华生物技术公司的生物新药"乐复能"（通用名：重组细胞因子基因衍生蛋白注射液）上市。该药物从研发到上市历时 18 年，先后获得美国、欧盟、中国、日本等几十个国家的发明专利授权。

2. 医疗器械

2018 年，NMPA 共批准国产三类医疗器械注册申请 726 项，并针对创新性强、技术含量高、临床需求迫切的产品设置了创新医疗器械特别审批程序，加快了这些产品的上市进程。

2018 年 12 月 5 日，科技部发布《创新医疗器械产品目录（2018）》[①]，基于 2018 年企业申报的产品遴选出 87 个创新医疗器械产品（附录 D），涉及 76 家公司。从细分领域来看，体外诊断设备和试剂与"无源植介入、耗材、康复及中医设备"领域入选的产品最多（27 个）；其次为治疗设备及器械（14 个）、医学成像设备（11 个）、医用电子仪器（8 个）。从创新类型来看，国际原创 9 个、国内首创 55 个、重大技术提升 23 个。国内首创是指符合总体评审要求，在国内同类产品中取得首个医疗器械注册证的产品，占比超过六成，为最主要的创新类型。从注册分类来看，73.5% 的产品为三类器械，26.5% 的产品为二类器械。

---

① 科技部社会发展科技司关于《创新医疗器械产品目录（2018）》公示的公告 [EB/OL].（2018-12-05）[2019-06-17]. www.most.gov.cn/tztg/201812/t20181205_143991.htm.

创新目录中共有 9 个产品被评为"国际原创"类产品，包括治疗设备及器械 1 个（骨科手术导航定位系统），体外诊断设备和试剂 1 个（乙型肝炎病毒核心抗体测定试剂盒—化学发光微粒子免疫检测法），医用电子仪器 1 个（脑部电阻抗动态成像系统）和无源植介入、耗材、康复及中医设备 4 个。北京天智航医疗科技股份有限公司开发的国际首台兼容多模影像的通用型骨科导航手术机器人系统——骨科手术导航定位系统，采用 6 自由度机械臂、兼容 2D 和 3D 医学影像等专利技术，适用于采用创伤骨科空心螺钉内固定术和脊柱螺钉内固定术的患者，可以有效保证螺钉置入的精度，缩短手术的时间，减少 X 线辐射损伤，减轻患者损伤，获相关授权国际专利 6 项、发明专利 23 项、实用新型专利 35 项、软件著作权 16 项、发表 SCI/EI 论文 128 篇。

创新目录中共有 55 个产品被评为"国内首创"类产品，包括医学成像设备 5 个，治疗设备及器械 9 个，体外诊断设备和试剂 21 个，无源植介入、耗材、康复及中医设备 17 个，医用电子仪器 3 个。安翰科技（武汉）股份有限公司开发的"磁控胶囊胃镜"机器人可轻松实现无痛、无创、无不适、无麻醉、无死角、无交叉感染的胃镜检查。基于该创新产品，安翰科技 2016—2018 年营业收入分别达到 1.15、1.72、3.22 亿元，近 3 年的年均增速为 67.44%。

3. 医学指南

2018 年，NMPA 共发布 31 份指南文件，分别对中药、麻醉药品和精神药品、放射性药品、第三类医疗器械等技术产品的管理与注册审批做出明确规定。国家卫生健康委共发布 35 份指南文件，围绕近视防治、流感防控、医疗改革、电子病历等具有重大公共卫生影响的热点问题，提出工作方案和防控目标。

国家级医学学会、团体主要针对临床实践中的诊断、用药、手术、康复过程提出标准化的实施建议或工作清单。2018 年，中华医学会在期刊上发表临床指南、专家共识、行业标准等 133 份，涉及消化系统疾病、神经系统疾病、生殖与妇产疾病、心血管疾病等。中华医师协会共发布 98 份指南文件和专家共识，涉及肝脏疾病、消化系统疾病、骨肿瘤、胰腺癌等疾病和临床专科。中国抗癌协会共发布 41 份指南文献和专家共识，涉及结直肠癌、肺部肿瘤、肝脏肿瘤、胰腺癌、宫颈癌等中国人群患病率较高的疾病领域。

第 2 章 2018 年国内外临床医学研究政策与法规

临床医学研究的规范化管理对确保临床医学研究质量、保障受试者权益和安全、推动新药和创新医疗器械加速上市至关重要。随着医学科学和诊疗技术的发展，临床医学研究的相关法律法规、指南共识、监督管理体系也在不断完善。

一、国际临床医学研究的政策与法规

为了保障和支持医学技术的快速发展和伦理监管，各国政府和监督管理机构围绕临床研究与临床试验，不断出台、完善政策以应对大量创新药物、医疗器械及新医疗技术进入临床研究/试验的新趋势，以及在注册方面出现的新、老问题。本部分介绍了 2018 年美、欧、日等主要发达国家（地区）的政府部门和相关管理机构发布或修订的临床医学研究法律法规和指导原则，以及针对重大疾病、技术产品发布的临床研究政策文件。

（一）临床医学研究法律法规和指导原则

临床医学研究过程中的伦理审查、申请审批、登记注册、数据管理对于新药和创新医疗器械的研发至关重要。2018 年，美国总统签署《儿童癌症患者生存、治疗、准入和研究法案》，依托临床研究促进儿童肿瘤的治疗技术发展；日本发布《临床研究法》，从法律层面对临床研究进行范围的界定。此外，FDA、EMA 等机构也对临床研究申请、数据管理等环节，发布若干指导文件和修订草案。

1. 美国总统签署《儿童癌症患者生存、治疗、准入和研究法案》

美国联邦政府长期呼吁针对儿童癌症患者的生存、治疗、准入和研究进行立法，帮助癌症患儿享受更长久、更健康的生活。2018 年，美国参议院（3 月）

和众议院（5月）先后通过《儿童癌症患者生存、治疗、准入和研究法案》（The Childhood Cancer Survivorship, Treatment, Access & Research Act, 本部分简称"儿童癌症患者STAR法案"）并提交总统办公室。这是美国在儿童癌症方面有史以来最全面的立法，旨在促进儿科癌症研究和治疗，为改善和优化儿童健康监测体系提供更多资源。

《儿童癌症患者STAR法案》要求每年增加3000万美元的研究资金，具体任务包括：为儿童癌症研究提供更多机会，尤其是授权美国国家癌症研究所（NCI）扩大工作规模，在NCI资助的临床试验中收集儿童生物样本、生物学和人群统计信息；改善儿童癌症监测体系，支持儿童癌症病例登记和报告，及时获取儿童癌症发病率信息；改善儿童癌症生存者的生活质量，加强对儿童癌症晚期影响的研究，建立探索创新护理模式的试点计划；保障美国国家癌症咨询委员会中至少包括一名儿科肿瘤学家。

《儿童癌症患者STAR法案》的目标是大幅推动美国儿童癌症精准治疗和数据共享机制的研究，并继续扩大这一领域的资助规模。2019年2月初，美国总统特朗普在国情咨文演讲中提出继续扩大儿童癌症研究，即在《儿童癌症患者STAR法案》的基础上，未来10年内再增加5亿美元用于资助儿童癌症研究和创新诊疗技术开发，重点打造"儿童癌症数据共享机制"。

2. 日本厚生劳动省实施《临床研究法》

《临床研究法》首次定义"特殊临床研究"（Specified Clinical Studies）的范围，即用于人类且未经批准或未获得标签的药物产品、医疗装置和再生医学产品的功效与安全性研究。"特殊临床研究"的开展必须得到厚生劳动省（Ministry of Health, Labour and Welfare，MHLW）授权的伦理委员会批准。《临床研究法》的"特殊临床研究"范围比全球公认的临床研究定义范围小，对于人体产生轻微负担和伤害的观察性研究不属于《临床研究法》管理范围。

《临床研究法》也对"特殊临床研究"的申请过程进行了定义。"特殊临床研究"需要向MHLW提交实施计划和经认可的机构伦理委员会书面意见，需要在日本临床试验注册中心登记并公开，登记内容除注册审批识别号、登记日期、主/次要赞助商等20项内容外，还增加了道德审查、完成日期、结果摘要、临床试验原始数据共享声明4项内容。对于由"特殊临床研究"引起的临床不良事件（死亡、疾病、伤害、感染），研究发起者需要向机构伦理委员会、厚生劳动省、独立行政法人医药品医疗机器综合机构①（Phamaceuticals and Medical Device Agency，PMDA）报告，MHLW部长根据具体报告听取科学理事会的意见，采取防止危害再次发生和扩大的措施。

《临床研究法》旨在保持日本民众对临床研究的信心，监督临床研究实施过程，避免出现不恰当的临床研究工作。这是日本首次通过法案对"特殊临床研究"提出明确定义。同时，新法案的实施也可能增加临床试验申请和信息公开的行政管理步骤，其中包括大量的文书工作和几个月以上的审查周期。

3. 欧盟《通用数据保护条例》生效

为了平衡科技发展与隐私保护的矛盾，欧盟于2018年5月25日正式实施《通用数据保护条例》（General Data Protection Regulation，GDPR）。该条例是针对隐私和数据保护的法规，对于金融、航空、旅游、高科技制造业、医疗等领域均可能产生重大影响。

GDPR整合了隐私保护指令、电子通信隐私保护指令及欧盟公民权利指令，将个人数据保护法的门槛提升至更高的管理层级。GDPR给予数据主体对其个人数据保护的更大的控制权力：数据主体有权要求清除其个人数据、有权要求更正不准确的个人数据、有权得到结构化和机器可读格式的数据拷贝、有权反对对其个人数据的处理，或要求停止处理个人数据。若要进行国际数据转移，仅允许数据控制者将数据转移到欧洲经济区（European Economic Area，EEA）以外当地法律已被欧盟批准为充分保护的国家或地区（新西兰、瑞士、以色列和阿根廷等），或根据欧盟建议模式已建立安全防护措施的组织。

违反GDPR的惩罚相当严重，罚款最高为该企业全球年度营业额的4%或2000万欧元。GDPR的实施会对跨越国界的商业经营模式及企业组织造成冲击，也将对全球各国的个人数据及供应链要求带来更多影响。

在医疗领域，对于欧盟成员国而言，将改变患者数据的管理方式②。

①患者资料更安全。医疗机构必须了解其患者信息的收集方式和存储位置。该

---

① 此处"独立行政法人医药品医疗机器综合机构"根据日语"独立行政法人医薬品医療機器総合機構"译得。

② 科技部. 欧盟《通用数据保护条例》影响医疗卫生领域.（2018-07-18）[2019-10-21]. http://scitech.people.com.cn/n1/2018/0718/c1057-30154912.html.

条例不仅影响电子数据，纸质记录也会受到影响。根据 GDPR 要求，若发生数据泄露，管理机构必须在 72 小时内报告。

②患者档案更详细。患者数据来自从医生手术到专业医疗机构等不同的收集点，其中个人的数据足迹通常是高度分散的。GDPR 的核心内容之一是确保获取更多关于收集数据的目的和位置相关的可用信息。这意味着医疗保健机构需要进行更全面、更详细的记录。

③患者参与数据管理的权限提高。医疗保健是高度敏感和隐私的领域之一，但通常医疗机构需要广泛分享检查结果以便进行联合诊断。患者对如何收集这些信息、谁有权访问及如何存储这些信息几乎没有深入的了解。GDPR 将赋予患者更多机会了解并参与管理自己的数据。

④数据传输更安全。来自社交网络的技术越来越多地用于患者医疗保健。医疗保健专业人员经常使用 Whatsapp 等即时通信工具发送患者数据。当这些信息通过网络传播时，可能意味着敏感数据在欧盟以外的地区被其他机构或组织持有，因而违反 GDPR 法规。为此，欧洲移动通信公司 Hospify 开发了类似 Whatsapp 的消息传递服务，使医疗团队能够通过基于欧盟的网络，安全地发送患者数据。Hospify 对电话之间的文本信息进行加密并传送，并在 72 小时内从服务器中删除该信息，这一举措保证了数据更新，同时也大大减少了安全漏洞。

⑤数据网络更规范。欧盟卫生和食品安全委员于 2018 年在布鲁塞尔召开的"大数据：更好的医疗保健互联解决方案"会议上提及旨在促进罕见病等低流行水平疾病跨境医疗的欧洲参考网络（European Reference Networks，ERNs），同时指出 ERNs 的成功取决于大数据，将根据不同的罕见病编制健康数据集，生成新的临床、遗传、行为和环境数据，并加以利用。

4. 美国 FDA 发布《临床研究中使用电子健康档案数据的行业指南》

美国食品和药品监督管理局（FDA）2018 年 7 月发布行业指南——《临床研究中使用电子健康档案数据的行业指南（最终）》[Use of Electronic Health Record Data in Clinical Investigations Guidance for Industry（Final），本部分简称《行业指南》]。《行业指南》为企业申请者、临床研究人员、合同研究组织（CRO）、机构伦理委员会（Institutional Review Board，IRB）和其他利益相关方提供指导，在 FDA 监管的临床研究中正确使用电子健康记录数据。

大多数情况下，电子病例报告（Electronic Case Report Form，eCFR）和电子健康记录（Electronic Health Record，EHR）属于医疗保健提供者、组织和机构所有，不受 FDA 监管对象（如申请者、临床研究人员）的控制，这阻碍了电子健康记录数据在临床研究中的应用。

《行业指南》鼓励医疗保健提供者、组织和机构在临床研究中与临床研究人员合作，将 EHR 用作临床研究的数据来源，提高数据准确性和临床试验效率，发挥 EHR 的潜在优势。通过与医疗保健系统的合作，临床研究人员能够访问多种类型的数据（临床笔记、医嘱、放射影像、化验室和药房记录等），并进行数据的组合、汇总和分析。利用 EHR，临床研究人员能够更高效地对患者进行试验后随访和大规模长期随访，评估医疗产品的长期安全性和有效性。

5. 美国 FDA 发布医疗器械临床研究数据验收的最终规则

美国 FDA 于 2018 年 2 月 21 日发布医疗器械临床研究数据验收的最终规则——《接受支持医疗器械应用和提交的临床数据：企业和食品药品监督管理局工作人员的常见问题指南（最终）》[Acceptance of Clinical Data to Support Medical Device Applications and Submissions：Frequently Asked Questions-Guidance for Industry and Food and Drug Administration Staff（Final），本部分简称《最终规则》]。《最终规则》旨在确保临床数据的质量和完整性，以及对人类受试者的保护，并规定注册时间晚于 2019 年 2 月 21 日的临床研究须按照《最终规则》提交数据。根据《最终规则》，FDA 要求申请人在确认和提交医疗设备临床试验数据时，在美国以外的地区开展的临床试验必须按照"药品临床试验质量管理规范"（Good Clinical Practice，GCP）进行，取代了之前的上市前批准（Premarket Approval，PMA）法规。《最终规则》明确 FDA 接收美国境外进行的临床试验数据时应依据美国联邦法规第 812 条 21C.F.R§812.28 执行。同时，《最终规则》允许对境外临床试验数据制定试验用器械的豁免（Investigational Device Exemptions，IDE）规则，此前的 IDE 规则并不适用于境外临床试验数据。

《最终规则》还修订了美国境内临床试验的标准，要求申请人确认境内临床试验符合 FDA 关于人体受保护、机构伦理委员会和 IDE 规定。如果不按照相关规定进行临床研究，申请人则需要说明原因。

6. 美国 FDA 发布《FDA 真实世界证据方案框架》

美国 FDA 于 2018 年 12 月发布关于药品和生物制品的《真实世界证据方案框

架》（Framework for FDA's Real-World Evidence Program，本部分简称《框架》）。FDA认为，需要利用"真实世界数据"（Real-World Data，RWD）和"真实世界证据"（Real-World Evidence，RWE）来支持有效的监管决策，应对其中的机遇和挑战。FDA将RWE信息的应用作为2019年的战略重点，并于2019年2月5日开始公开评估《框架》细节。

FDA严格区分RWD和RWE的概念：RWD为"通过多种途径获得的、与患者健康状态和医疗行为相关的数据"，来源包括电子健康档案、医疗索赔数据、医疗产品或疾病登记数据库、家用及移动医疗设备等；RWE为"通过分析RWD产生的、与医疗产品使用的潜在收益和风险相关的临床研究证据"。

传统临床研究有别于理想环境下的临床研究，强调复杂的控制因素和数据质量优化，原则上不属于"真实世界"的研究范畴。然而，部分干预性研究在传统临床研究设计的基础上，参考了RWD，兼顾贴近临床实践的"实效性"，属于"真实世界"的研究范畴。这类研究将干预性设计融入日常医疗情景，旨在提高研究结果在医疗实践中的适用性。考虑到RWD数据可能存在的缺陷，真实世界研究一般采用不易受主观认知影响的客观临床指标进行分析，确保纳入数据的准确性、完整性和相关性。

2016年的美国医疗创新政策法案《21世纪治愈法案》（21st Century Cures Act）要求FDA制定一项评估RWE使用的方案，旨在帮助和支持已批准的药物增加新的适应证；支持和满足药物批准后的研究需求。根据《21世纪治愈法案》的要求，FDA的RWE方案框架需要具体描述RWE的来源、数据收集行为的差异、用于RWE收集和分析的标准和方法、RWE方案应用的优先领域、当前面临的挑战、RWE的潜在试点项目等内容。

在药品审批决策过程中，RWE可作为前期探索性的研究成果，助力传统临床研究的开展，进而间接推动药物审批上市。此外，RWE影响FDA对安全性评价和有效性评价的判断，可能直接影响药品的监管决策过程。在安全性方面，FDA在2008年通过"前哨行动"（Sentinel Initiative）建立了覆盖全国的药品安全监测电子系统，实现对医疗产品上市后的实时动态监测，FDA考虑利用这一系统，在药品批准上市前开展真实世界研究，指导药品安全性决策。在有效性方面，FDA仅在肿瘤和罕见病的少数领域利用RWE推动药品有效性决策，但同时也要求开展传统随机对照试验以进一步证实药品有效性。

FDA 在《框架》中计划针对具体问题提供相应的指导意见，主要观点包括以下几点。

数据有效性：《框架》重点关注 RWE 的潜在用途，支持对药品有效性标签的变更，如添加或修改适应证、增加新人群、增加可比较的有效性和安全性信息。

用于观察性研究的 RWD：《框架》认为，观察性研究可能提供可靠的证据，但是随机对照试验（Randomized Controlled Trial，RCT）能为药物有效性提供更强大的科学证据。FDA 目前对 RWE 的监管用途仍持谨慎态度，FDA 建议采用"增量方法"，即在 RCT 试验的基础上，采用 RWE 进行补充验证。

数据提交标准：FDA 宣布"已经积极开发监管用数据标准，并继续扩大这一领域的工作"，包括确定相关数据提交的标准和方法，最大限度地发挥 RWD 的作用。

RWE 电子数据源使用：FDA 已经针对电子数据的监管开展一些工作，强调若干监管合规性问题，如知情同意、电子系统验证、电子记录审计跟踪、机构审查等。同年，FDA 已发布《临床研究中使用电子健康档案数据的行业指南》（详见前文）。

7. 美国实施《E17 多区域临床试验计划与设计的一般原则》

2018 年 7 月，FDA 发布文件《E17 多区域临床试验计划与设计的一般原则（最终版）》[E17 General Principles for Planning and Design of Multi-Regional Clinical Trials (Final)]，旨在促进全球化药物同步研发，提高全球注册效率，在全球推进此指导原则的实施。为美国临床研究机构遵循和实施国际协调理事会（International Council for Harmonisation，ICH）①的 E17 原则——《多区域临床试验计划与设计的一般原则》提供指导，提高多区域临床试验（Multi-Regional Clinical Trial，MRCT，即在单一协议下多个区域进行的临床试验）数据的可接受性，并且作为批准上市的主要证据来源，促进药物开发和药物上市。

FDA 的原则描述了 MRCT 的计划、设计原则和关键考虑因素，要求：

①参与临床试验的多个地区应共享一个首选的分析方法；

②应与监管机构讨论并商定通用的比较方法；

③按照 ICH E9（统计学原理）选择具有临床相关性的主要终点；

---

① ICH 全称为人用药品注册技术要求国际协调会（International Conference on Harmonization of Technical Requirements for Registration Pharmaceuticals for Human Use，ICH），在 2015 年 10 月 23 日召开大会宣布对 ICH 进行改革，并更名为 International Council for Harmonisation（国际协调理事会）。

④参与区域必须提供精确的受试者群体选择和排除标准；

⑤所有MRCT研究必须符合GCP标准；

⑥预先制订并实施监测计划；

⑦临床试验申请者、试验管理团队、各地区之间应及时准确传递信息；

⑧建议在计划早期与涉及的不同监管机构举行科学磋商会议，在MRCT数据的可接受性上达成一致，满足和支持上市申请。

8. 美国FDA建议将孕妇纳入临床试验的科学和伦理考虑

2018年4月，美国FDA发布指导文件《孕妇：纳入临床试验的科学和伦理考虑（草案）》[Pregnant Women：Scientific and Ethical Considerations for Inclusion in Clinical Trials （Draft）]。指导文件阐述了FDA针对将孕妇纳入临床试验的观点，指导临床研究人员何时及如何将孕妇纳入药物和生物制品药物开发的临床试验。

15～44岁的美国女性人数达6000多万，每年近400万新生儿诞生。与未怀孕的女性一样，孕妇需要使用药物来治疗慢性或急性疾病。一些包含"孕妇"标签的上市药物，通常缺乏基于"孕妇"的临床数据，导致医疗保健提供者和患病孕妇不愿意采用药物治疗潜在的病症，进而对孕妇和胎儿造成更大的伤害。

FDA建议将孕妇纳入临床试验，关注潜在的胎儿风险，支持通过知情同意的方法收集怀孕期间服用药物和生物制品的试验数据，为药品制造商、学术委员会、IRB及参与临床试验的孕妇等提出循证医学建议。

将孕妇纳入临床试验涉及复杂的风险-效益评估过程，疾病的严重程度、其他治疗的可用性、试验设计等因素都会影响风险-效益评估结果。同时，包含孕妇的临床试验还涉及复杂的伦理问题，申请人应在项目计划阶段邀请伦理学家参与，在临床研究早期与FDA审查部门会谈，讨论何时、如何将孕妇纳入药物开发计划。

9. 美国FDA发布《与ClinicalTrials.gov数据库相关的民事罚款》指导文件

2018年10月，美国FDA发布指导文件《与ClinicalTrials.gov数据库相关的民事罚款（草案）》[Civil Money Penalties Relating to the ClinicalTrials.gov Data Bank（Draft）]。根据指导文件，FDA药物评价与研究中心（CDER）、生物制品评价和研究中心（Center for Biologics Evaluation and Research，CBER）及医疗器械和放射卫生中心（Center for Devices and Radiological Health，CDRH）将按照美国《联邦食品、

药品和化妆品法案》第 303(f)(3) 条，对临床数据库相关的违规情况进行民事罚款等处罚。

CDER、CBER、CDRH 3 个中心根据以下标准判断和确定临床申请人的违规情况：临床试验申请人是否向 ClinicalTrials.gov 数据库提交所需的临床试验注册结果信息；是否向数据库提交虚假或误导性信息；是否按照《公共卫生服务法案》（Public Health Service Act，PHS Act）第 402(j)(5)(B) 条的要求向 FDA 提交证明；是否故意向 FDA 提交虚假证明等。

若发现临床申请人存在违规行为，3 个中心将向责任方发出预告通知书（Pre-Notice Letter），要求后者立即审查其在 ClinicalTrials.gov 数据库上传的数据。若发出预告通知书的 30 天后，责任方未纠正违规行为，中心将采取进一步行动，具体包括发布违规通知、民事罚款、禁令、刑事起诉等，其中民事罚款的金额参照美国《联邦食品、药品和化妆品法案》等标准执行，单项违规行为不超过 10 000 美元。

10. 欧盟 EMA 实施《临床试验用生物药品的质量文件要求指南》

欧洲药品管理局（EMA）修订发布的《临床试验用生物药品的质量文件要求指南》（Requirements for Quality Documentation Concerning Biological Investigational Medicinal Products in Clinical Trials，本部分简称《指南》）于 2018 年 4 月生效。《指南》主要涉及含有生物 / 生物技术衍生物的试验药用产品（Investigational Medicinal Product，IMP）的具体文件要求。

为促进欧盟《人用药品临床试验法规》（EU No. 536/2014）的实施，由 EMA 授权，人用药品委员会（Committee for Medicinal Products for Human Use，CHMP）生物制剂工作组对 2012 年 4 月 15 日生效的第一版《指南》进行了修订，目的是统一整个欧盟范围内文件资料的提交要求。《指南》针对临床试验用生物药品阐述质量要求、提供指导意见。

《指南》适用于蛋白质、多肽及其衍生物，以及含有这些成分的产品。蛋白质和多肽通过重组或非重组细胞培养表达系统产生，需要用一套适当的分析程序对表达效率和特征进行鉴定。此外，《指南》也适用于以蛋白质和多肽作为活性物质的辅助药物、从组织和体液中分离出来的蛋白质和多肽等产品。

《指南》陈述了对活性成分试验用药品的生物学、化学和药学质量信息的要求。活性成分的质量信息包括一般信息、生产、鉴别、控制、标准或标准品、容器密闭系统及稳定性等信息，IMP 的质量信息包括药品描述、组成、药学研发、生产、辅料控制、药品控制、参考标准或材料、容器密闭系统及稳定性等信息，对上述领域的信息要求分别进行了更为细致的阐述，并增加了有关临床试验中已批准的未经改良生物产品和对照产品、被批准的改良生物产品和对照产品，以及临床试验中安慰剂的信息要求等。

（二）重大疾病的临床医学研究管理政策

随着越来越多的诊疗手段应用于临床实践，疾病管理和临床研究需要满足更为精确和严格的操作要求。为保障疾病研究的规范管理，国家的卫生机构和医药监督管理机构针对重大疾病的临床研究环节制定了精确操作指南和评价标准。例如，FDA 为鼓励和加速肿瘤药物的研发，提出了新的临床试验模式；FDA 和 EMA 几乎同时发布阿尔茨海默病（Alzheimer Disease，AD）药物研发指南，将重点转向疾病的早期预防。本部分筛选并简述 2018 年美欧等国家和地区的监管机构在肿瘤、神经系统疾病、代谢性疾病等领域发布和修订的指导文件。相关医学组织（学会等）发布的指南文件未被纳入本部分内容。

1. 肿瘤

（1）美国 FDA 发布扩大队列试验的指导文件

美国 FDA 在 2018 年 8 月发布扩大队列试验的指导文件《扩增队列试验：用于首次人体试验加快肿瘤药物和生物制品的研发（草案）》[Expansion Cohorts：Use in First-In-Human Clinical Trials to Expedite Development of Oncology Drugs and Biologics Guidance for Industry（Draft），本部分简称《指导文件》]。

《指导文件》中，FDA 提出了"人类首次（First-in-Human，FIH）多重扩大队列试验（Multiple Expansion Cohort Trails）"的概念。FIH 临床试验使用初始剂量递增的临床研究方案，应包括 3 个或以上额外受试者队列，每个队列应有具体的研究目标，包括对肿瘤活性的评估、特定人群（老人、儿童、器官功能受损人群等）的安全剂量评估、肿瘤药物组合剂量评估、潜在生物标志物评估等。FDA 指出，一般情况下队列之间的疗效比较不会在计划之内，除非最初的试验方案中包含了预先设定的随机分组与分析。

每一个单独的队列都应有具体的研究目标。研究人员应根据研究目标设计考量指标,除具体的临床终点、数据监管计划、样本大小等统计学考量指标外,FDA还列举了一些其他的潜在考量指标,如评估Ⅱ期临床剂量的安全性、评估初步抗肿瘤活性、评估药代动力学与药效学性质,进一步确认剂量,发现生物标志物,评估药物产品的变化,评估多种药物,评估儿童群体中的药代动力学、耐受性,以及活性的初步证据等。

《指导文件》的目标是"让高度有效的药物尽快来到患者身边"。FIH多重扩大队列试验能够推动不同阶段的临床试验无缝连接。研究人员一旦获得具有潜在疗效的剂量信息,就可以计划启动独立的队列,检验Ⅱ期临床中才会检测的临床目标(如抗肿瘤疗效等)。甚至仅具有一部分安全性评估,即使未分析代谢和药代动力学数据,都可以开启队列研究。

然而,加速流程会带来巨大风险,FIH试验能够快速招募大量受试者,但药物的安全性和疗效并未得到完全阐明。因此,新指南中要求研究人员建立全新的临床试验框架,方便数据的收集,实时评估和分享新出现的数据,及时知晓最新的安全性信息,对患者进行最大的保护,将风险降到最低。由于在新框架下,试验取得的数据还较为初步,临床试验存在错误解读的可能,会带来计划外的额外分析。研究人员被要求进行队列之间的比较,寻找合适的剂量,或是基于生物标志物筛选患者群体。

FDA出于安全性考量,提出以下4点补充意见。

①制订安全性的监控与报告计划。研究者必须确保对研究制定合适的监控方案,并确保研究与新药研究申请(Investigational New Drug,IND)中的计划和方案一致。为了确保安全性,研究者需要建立系统的方法。一旦出现严重的安全问题,就需要做快速的沟通。IND也应当包含总结安全性数据的计划,一旦发现新的安全性问题,就应当进行定期评估和递交,以对方案中的一个或多个队列进行修改和调整。

②设立独立的安全评估委员会。委员会必须能根据复杂的研究方案,评估试验的安全性。具体来说,委员会的责任应涵盖对安全性报告的分析、汇总所有的不良反应,以及向IND申请者提供方案修改的建议,减少患者的医疗风险。

③建立独立的机构伦理委员会或伦理委员会。只有在得到委员会的同意后,临床试验才能启动。此外,委员会必须全程对临床试验进行审查。为了符合审查的要求,研究人员也必须提供积累的安全性数据等信息。

④提供知情同意文件。每当临床试验中产生新的信息,并可能会影响到患者志

愿参与剩下的临床试验时，必须更新患者的知情同意文件。FDA可能会要求递交原始文件和所有的更新文件，以确保患者的知情同意程序。

（2）美国FDA发布肿瘤临床研究的安慰剂对照指南

美国FDA于2018年8月发布肿瘤研究的安慰剂对照指南《恶性血液病和肿瘤类疾病：随机对照临床试验中使用安慰剂以及致盲的注意事项（草案）》[Hematologic Malignancy and Oncologic Disease：Considerations for Use of Placebos and Blinding in Randomized Controlled Clinical Trials for Drug Product Development Guidance for Industry（Draft）]。FDA建议，在设计抗肿瘤临床试验时，仅在特定情况下才可使用安慰剂对照试验。

安慰剂本身没有任何治疗作用，但由于患者对医生的信任、患者的自我暗示、患者对药物疗效的期望等因素，安慰剂也能发挥镇痛和缓解症状的效果。安慰剂对照设计能够在双盲随机对照临床试验中验证测试药物和技术的疗效，然而，在恶性血液病和恶性肿瘤的临床研究中，可能引发实际操作和伦理问题。

鉴于上述原因，FDA建议申请者在设计癌症临床试验时，仅在特定情况（如肿瘤辅助疗法）或特定试验（如肿瘤附加试验）中使用安慰剂对照。在设计安慰剂对照时，申请者应考虑以下因素。

①如果需要通过手术或其他入侵方式（鞘内给药、重复静脉内给药等）进行安慰剂给药，申请者需要提供试验设计的理由。

②在患者疾病复发或进展时，除非没有适当的治疗方案，FDA要求停止对患者维持盲法（Blinding）试验，而是应采取措施确保患者获得最佳的治疗和护理。

③当患者出现特殊情况（疑似与在研药物有关的不良事件、正在考虑使用一种或多种不必要的药物、需要使用侵入性给药对不良事件进行管理）时，FDA建议患者和研究者停止使用盲法试验。

④申请者应在提交的试验设计中对使用盲法（在研药物相关的生理影响或不良事件是否会影响盲法试验的有效性）和不使用盲法（哪些情况下不使用盲法）进行详细描述。

⑤如果申请者计划在疾病复发、进展、出现疑似不良事件时维持使用盲法，需要在知情同意书中指明该方法的风险和潜在不利之处，并且说明潜在风险增加的理由。

⑥如果申请者计划在疾病复发、进展、疑似不良事件发生时对患者进行其他治

疗，知情同意文件应该明确这一方法的风险和潜在不利因素，并对潜在的附加风险进行解释。

FDA认为，当试验目的是研究维持治疗、叠加试验或辅助治疗的效果，且观察组采用的治疗方案为标准治疗时，安慰剂设计可作为首选方案。但在药物研发期间，在双盲、随机对照试验中使用安慰剂有时会引起"现实和伦理问题"，甚至影响患者后续治疗。因此，安慰剂对照指南明确了FDA的观点，大部分肿瘤临床研究中可不设安慰剂对照组。

2. 神经系统疾病

（1）美国FDA发布《早期阿尔茨海默病的治疗药物研发指南》

美国FDA在2018年2月15日发布针对阿尔茨海默病的指南草案《早期阿尔茨海默病的治疗药物研发指南》（Early Alzheimer's Disease：Developing Drugs for Treatment），支持AD早期的疾病干预。

FDA支持使用基于AD病理生理学和疾病进展的先进知识作为诊断标准。以病理生理学变化为特征的早期AD诊断标准适用于药物评价——这些药物用于延缓或防止更明显的神经退化症状出现，具体包括：通过生物标记物测试是否存在病理生理学变异、测试神经心理学异常，以及根据可靠的观察报告评估AD对日常生活的影响和对行为功能的损伤。FDA建议对可以预防严重AD的新药设立新的审批标准，降低AD新药的审批门槛。

FDA在新指南草案中体现了对AD新药开发的最新认知，如下。

①由于晚期AD新药研发失败率过高，生物医药企业已经开始将重心转向早期AD治疗药物的开发。FDA建议将AD治疗药物研发目标调整为早期阶段的疾病防治，允许采用反映AD生理病理变化的潜在生物标志物，招募早期AD患者，以及尚未检测出功能损伤的人群进行临床试验。

②过去AD临床试验中采用的认知评价指标仅能反映出药物对于认知能力的改善效果，难以确定临床终点。FDA建议使用神经心理学测试手段检测认知方面的细微变化，充分发挥认知评价的临床意义。

（2）欧盟EMA修订《治疗阿尔茨海默病药物临床研究指南》

EMA人用药品委员会（CHMP）于2018年2月开始采用修订的指南《治疗阿尔茨海默病药物临床研究指南》（Guideline on the Clinical Investigation of Medicines for the Treatment of Alzheimer's Disease)。EMA 通过发布指南鼓励制药公司开展 AD 的早期治疗产品研究，帮助制药公司尽快获取 AD 的新药标准。修订的 AD 指南于 2018 年 9 月 1 日生效。

基于当前的科研和医疗技术，AD 难以治愈，但其导致的疾病和公共卫生问题一直是 EMA 公共卫生领域的工作重点。EMA 召集患者、学术专家、监管机构、制药企业代表、独立专家组织研讨会，跟踪、了解 AD 的最新研究进展。研究发现，在临床症状出现前 10～20 年，AD 相关的生理学和病理学变化已经出现。因此，EMA 的修订指南鼓励制药公司在 AD 症状出现前进行检测，结合潜在的生物标志物（淀粉样蛋白沉淀等），开发用于 AD 预防和治疗的药物。

EMA 新发布的指南对以下内容进行了修订：AD 早期甚至无症状阶段（如轻度神经障碍阶段）的新诊断标准，要求制药企业评估新的 AD 诊断方法对临床试验设计的影响；确定用于 AD 不同阶段试验结果评估和衡量的参数和考虑因素；明确生物标志物在药物开发各个阶段（作用机制、参与对象、亚组分层、安全性和有效性判断等）的潜在用途；为开展功效和安全性的研究设计和分析提供指导意见。

3. 代谢系统疾病

（1）欧盟 EMA 发布《治疗或预防糖尿病的医药产品临床试验指南》

EMA 于 2018 年 1 月发布《治疗或预防糖尿病的医药产品临床试验指南（草案—第 2 版）》(Draft Guideline on Clinical Investigation of Medicinal Products in the Treatment or Prevention of Diabetes Mellitus- Revision 2)，该指南表明了欧盟对于预防和延缓糖尿病的药物研发的监管立场，针对糖尿病并发症（尤其是心血管疾病），以及糖尿病患者口服药、胰岛素制剂的研发提供指导意见。

针对 1 型糖尿病，新指南关注酮症酸中毒等并发症，鼓励胰岛素替代疗法的研发；针对 2 型糖尿病，鼓励联合治疗和胰岛素治疗方法的研发，鼓励制药企业研发结合饮食和运动的降糖药物；关注超重、高血压、血脂异常等影响糖尿病的危险因素，纠正糖尿病风险因素的影响参数。

药物研发方面，新指南针对治疗 2 型糖尿病的降糖药（不包括胰岛素）、治疗 1 型和 2 型糖尿病的胰岛素制剂、治疗 1 型糖尿病的非胰岛素药物等研发工作提供了相应的指导意见。

（2）美国FDA发布《治疗非肝硬化性非酒精性脂肪性肝炎伴肝纤维化患者的药物开发指南》

美国FDA于2018年12月发布《治疗非肝硬化性非酒精性脂肪性肝炎伴肝纤维化患者的药物开发指南（草案）》（Noncirrhotic Nonalcoholic Steatohepatitis with Liver Fibrosis：Developing Drugs for Treatment）。

非酒精性脂肪性肝病（Nonalcoholic Fatty Liver Disease，NAFLD）是北美洲最为常见的慢性肝病。随着时间的进展，这种疾病会发展为非酒精性脂肪性肝炎（Nonalcoholic Steatohepatitis，NASH），最终导致肝硬化，威胁生命。由于NASH患病率高、末期疾病负担重、器官移植的可用肝源有限，找出减缓、停止或逆转NASH和NAFLD的疗法，将解决这一远未满足的医疗需求。

目前，全球还没有获得批准的NASH药物。NASH药物开发方面存在知识空白，医疗保健人员缺乏判断NAFLD如何发展为NASH的标准。因此，FDA建议研究申请者应把重点放在开发非肝硬化NASH伴肝纤维化的治疗上，以及能确定哪些患者亚群具有疾病进展风险的新方法。

FDA向新药研发人员和临床研究申请者提出以下建议。

首先，FDA鼓励研发人员使用动物模型筛选潜在新药。如果新药分子在动物模型中出现肝毒性，研发人员需要在新药开发的早期阶段对药物的肝毒性进行测量。在药物的耐受性和安全性通过初步验证之前，肝功能异常的患者不得进入早期临床试验（如Ⅰ期临床试验或概念验证性临床试验）。研发人员还需要在研发早期评估药物的药代动力学，找到合适的使用剂量。

其次，对于Ⅱ期临床试验，FDA鼓励研发人员先进行概念验证试验，再开启大规模的临床项目。在概念验证试验中，非侵入性的疾病特异生物标志物、天冬氨酸转氨酶（Aspartate Aminotransferase，AST）与丙氨酸转氨酶（Alanine Aminotransferase，ALT）等常规指标，结合影像评估对临床终点进行判断。此外，研发人员还需要确保以同样标准筛选的患者群体能够接受Ⅲ期临床试验，这要求对临床试验方案进行提前设计。

后期临床试验的目的是评估药物的治疗效果，研究人员需要提供组织学的疗效证据（如减少炎症和/或改善肝硬化），并对药物剂量进行进一步的确认，便于Ⅲ期临床试验的开展。如果有能够准确预测组织学改善的生物标志物，也可以纳入试验的考量。

最后，FDA对Ⅲ期临床试验的设计进行说明。FDA希望招募的患者在入组前后得到组织学诊断。基线的组织学数据能作为疗效评估的基础。与此同时，为了避免干扰，患有其他肝脏疾病（如酒精性脂肪肝、病毒性肝炎等）的患者应当被排除在外。

新药研发应当以双盲的形式进行，且需要设置安慰剂对照组。研究应评估新药能否缓解、终止，甚至逆转疾病。考虑到NASH进展较慢，临床试验可能耗时较久，FDA建议将以下方面列为临床试验的终点。

①从组织病理学上看，对于脂肪性肝炎的缓解，且基于NASH临床研究网络病理学会（Nonalcoholic Steatohepatitis-Clinical Research Network，NASH-CNR）的肝硬化评分不能有所恶化。

②肝硬化的改善不低于同期NASH肝硬化的分数，且脂肪性肝炎没有恶化。

③脂肪性肝炎和肝硬化都得到了缓解。

4. 免疫系统疾病

欧盟EMA发布《治疗类风湿关节炎药物临床试验指南》

类风湿性关节炎（Rheumatoid Arthritis，RA）是一种病因不明的慢性进展性自身免疫性疾病，其特征是外周关节的持久发炎。如果不及时治疗，会导致关节破坏、畸形，甚至是关节功能损坏。

EMA在2018年1月10日发布《治疗类风湿关节炎药物的临床试验指南》（Guideline on Clinical Investigation of Medicinal Products for the Treatment of Rheumatoid Arthritis），包含患者选择标准、潜在的适应证和治疗目标、有效性评估、临床试验的策略设计、安全性评估。指南于2018年7月1日生效。

在修订版指南中，EMA提出了RA药物研发的主要临床研究新终点——实现3个月的疾病缓解，取代了之前6个月"低疾病状态"（Low Disease Activity，LDA）的研究终点。对使用疾病修饰抗风湿药物（Disease-Modifying Antirheumatic Drugs，DMARD）治疗反应不足（Inadequate Response，IR）的患者，EMA仍允许将6个月LDA作为次要临床研究终点。

EMA认为，RA治疗在过去10年中取得了重大进展。在早期疾病中采用强化干预的治疗策略，如采用合成类和生物类DMARD的组合，能够比传统方法显示出更快、更好的疗效。然而，仍有许多患者对现有药物不耐受或产生抗药性，因此，临床上需要新型治疗方案。当前,一些潜在的疾病进展和生物标志物正在研发中,这会导致未来涌现更多个性化的 RA 治疗方法。

(三)技术／产品的临床医学研究政策

基因疗法、细胞产品等新兴技术和产品为疾病治疗提供了新的发展方向。本部分筛选了 2018 年美欧国家(地区)的研究机构和管理部门针对生物医药产品出台的指导文件,以梳理相关国家和地区对新兴医药技术及相关产品开发的监管政策。

1. 美国 FDA 发布 6 项指南推进基因疗法研究

基因疗法最初用于治疗重大疾病(尤其是缺少有效治疗手段的疾病),包括遗传疾病、自身免疫疾病、心脏病、癌症和艾滋病。与传统的药物审查相比,基因治疗更具挑战性。传统的上市前试验难以准确判断基因疗法的质量、疗效和反应持久性。对于基因疗法产品,监管机构需要在审批时接受更多的不确定性,以便患者能够及时获得有希望的治疗方法。

2018 年 7 月 11 日,美国 FDA 发布 6 项研究指南,期望能够作为基因疗法的开发、审查和批准等全面监管框架的基石,帮助基因疗法以符合有效性、安全性的"黄金标准"进入市场,惠及患者。

"血友病的人类基因治疗"(Draft Guidance on Gene Therapy Products That Are Targeted to the Treatment of Hemophilia):正在开发的血友病基因治疗产品作为单次治疗,可以使患者长期生成体内缺失或异常的凝血因子,减少或消除对凝血因子替代品的需求。一旦最终确定,这一新指南将提供关于临床试验设计和临床前考虑因素的建议,以支持这些基因治疗产品的开发。除此之外,指南草案还提供了关于替代终点的建议,供加速批准用于治疗血友病的基因治疗产品使用。

"视网膜疾病的人类基因治疗"(Human Gene Therapy for Retinal Disorders Guidance):目前在美国进行视网膜疾病临床试验的基因治疗产品通常是通过玻璃体内注射或视网膜下注射给药。新指南重点关注视网膜疾病基因治疗的特殊问题,提供产品开发、临床前测试和临床试验设计相关的建议。

"罕见疾病的人类基因治疗"(Human Gene Therapy for Rare Diseases Guidance):由于大多数罕见病没有成熟的治疗方法。FDA 在指南草案中对罕见病基因疗法产品的实验室研发、临床前研究、临床设计等方面提供建议,目的是帮助申请者设计临床开发项目，包括试验规模、潜在的可行性、安全性、有效性等问题。

"人类基因治疗新药研究申请（INDs）的化学、制造和控制（CMC）信息"[Chemistry, Manufacturing, and Control（CMC）Information for Human Gene Therapy Investigational New Drug Applications（INDs）]：指南提出的建议可帮助申请者了解如何提供足够的 CMC 信息，以确保在研基因治疗产品的安全性、均一性、质量、纯度和效力。指南适用于人类基因疗法，以及含有人类基因疗法的产品与药物或装置的组合使用。

"在产品制造和患者随访期间，测试反转录病毒载体（RCR）基因治疗产品的复制能力"[Testing of Retroviral Vector-Based Gene Therapy Products for Replication Competent Retrovirus（RCR）during Product Manufacture and Patient Follow-Up]：针对基于反转录病毒载体的基因治疗产品的制造过程，对接受治疗的患者进行随访监测，提供更多测试 RCR 的建议，确定需要测试的材料和数量，并就广谱测试方法提供建议。

"人类基因治疗产品给药后的长期随访"（Long Term Follow-Up after Administration of Human Gene Therapy Products）：提供设计长期随访（LTFU）观察性研究的建议，以便收集基因治疗产品给药后延迟不良事件的数据。指南描述了产品特征、患者相关因素、临床前和临床数据，这些数据在评估长期随访的必要性时应予以考虑，指南还说明了有效的上市后跟踪的特点。

FDA 希望基于这些指南，基因治疗将得到快速发展，从而促进更多安全有效的创新产品进入市场。在确保安全性、有效性的系统框架内支持新技术的发展，有利于继续提升人们对新兴医学领域的信心。一旦正式发布，这 6 项指南草案将取代 FDA 在 2008 年 4 月（CMC）和 2006 年 11 月（RCR 和 LTFU）发布的早期版本。

2. 美国 NIH 简化重组或合成核酸分子研究注册程序

2018 年 8 月 17 日，NIH 科学政策办公室（Office of Science Policy, OSP）发布《重组或合成核酸研究：对涉及重组或合成核酸分子的 NIH 研究指南》[Recombinant or Synthetic Nucleic Acid Research: Proposed Changes to the NIH Guidelines for Research Involving Recombinant or Synthetic Nucleic Acid Molecules（NIH Guidelines）]，并就重组或合成核酸分子研究指南（NIH 指南）的提案征求公众意见，目标是简化对人类基因转移（Gene Transfer）临床研究方案的监督，减少临床研究中重复报

告的监管框架,具体是减少向重组 DNA 咨询委员会(Recombinant DNA Advisory Committee,RAC)的注册和报告。

RAC 的最初工作是制定 DNA 研究指南,后来其工作范围扩展到了人类基因治疗研究的审查和批准。RAC 由基础科学家、医生、伦理学家、神学家和患者等利益相关者组成。NIH 和 FDA 联合提议通过减少两个机构重复且不必要的审查流程来简化基因治疗产品的监督。在此之前,基因疗法的赞助者需要注册基因治疗方案并向 NIH 和 FDA 两个机构提供试验更新信息。NIH 与 FDA 的联合提案取消了 RAC 审查和报告要求,消除了第二层监督。虽然提案减轻了重复的方案注册、审查和报告等负担,但它并未改变基因治疗批准的基本途径。

3. 欧盟 EMA 发布基因修饰细胞的医药产品临床研究指南

EMA 于 2018 年 7 月发布《含基因修饰细胞的医药产品的质量、非临床和临床研究指南草案》(Draft Guideline on Quality, Non-Clinical and Clinical Aspects of Medicinal Products Containing Genetically Modified Cells,本部分简称《指南》)。《指南》为用于人类含有基因修饰细胞的药品开发和评估提供指导,并提供上市许可。其重点是监管用于医药产品开发的基因修饰细胞的质量、非临床方面的产品研发,以及对安全性和功效的要求。

《指南》对 2012 年版指南进行了调整和修订。2012 版侧重于传统的基因重组方法——携带重组核酸载体的遗传修饰方法,允许使用简单的基因修饰技术。随着基因编辑技术的发展,新型基因编辑技术为医药研发提供了新的材料和制造工艺。2018 版《指南》的范围包括:含有多种修饰方式(病毒和非病毒载体、mRNA、基因编辑工具)获得的细胞;人源/动物来源的原代细胞系和已建立的细胞系。在医药产品中,基因修饰细胞能够单独存在或与医疗装置组合。细菌来源的转基因细胞不在本《指南》范围内。此外,草案的附录中还提及 CAR-T 细胞在特殊临床试验中的应用。

2018 年版《指南》涵盖了法律基础、质量研究(从材料到稳定性研究),非临床研究(从药效学到毒理学),临床试验(从剂量选择到临床随访),药物警戒,环境风险评估等环节,为人用细胞产品的上市提供指导。

4. 欧盟 EMA 发布基因治疗药品临床研究指南

2018 年 3 月,EMA 发布《基因治疗药品的质量、非临床和临床研究指南》

(Guideline on the Quality, Non-Clinical and Clinical Aspects of Gene Therapy Medicinal Products)。该指南是 2001 年《基因转移医药产品的质量、临床前和临床等方面的指南》(Note for Guidance on the Quality, Preclinical and Clinical Aspects of Gene Transfer Medicinal Products, 2001) 的修订版。指南为用于人类的含有基因治疗药品 (Gene Therapy Medical Product, GTMP) 的开发和评估提供指导，重点监管 GTMP 的质量、非临床研究，以及安全性和功效要求。

GTMP 是先进治疗药品（Advanced Therapy Medicinal Product, ATMP）的子类之一。ATMP 指大多数基于细胞和基因方法治疗疾病的创新药物，其中含有能够发挥代谢、免疫、遗传或其他非药物作用机制的活性细胞等物质。EMA 将 ATMP 主要分为 4 类：基因治疗药品、体细胞治疗药品（Somatic-Cell Therapy Medical Product, SCTMP）、组织工程药品（Tissue Engineering Product, TEP）及组合 ATMP 药品（即上述几种技术相结合研发的产品）。

该指南的临床部分阐述了对 GTMP 和基因修饰产品的药理性质研究的要求，讨论了 GTMP 和基因修饰产品的安全性评估，以及后续的原则和药物警戒要求。该指南对药理学、疗效和安全性研究进行了更新，引入了转基因产品药代动力学研究的具体要求，扩大了疗效研究的要求，并侧重临床研究等。

5. 欧盟 EMA 修订《疫苗临床评价指南》

2018 年 4 月 26 日，EMA 发布《疫苗临床评价指南》(Guideline on Clinical Evaluation of Vaccines) 的修订草案，上一版指南于 2007 年生效。十几年来，疫苗的市场情况、申请人关注的问题及疫苗的审评情况都发生了很大的变化。因此，此次修订的重点是总结获得的相关经验，阐释近些年来出现的新问题，如新出现的含有多种病原体抗原的疫苗及初免－加强免疫策略等。新修订的指南获得采纳后，将取代原来的《疫苗临床评价指南》[包括其附录"产品特性概述（SPC）要求"]及《人用疫苗佐剂指南》。

EMA 的此次修订几乎重新撰写了指南内容，扩大了指南的范围。对于疫苗上市申请和上市后变更申请中涉及的免疫原性、有效性及安全性试验，指南系统阐述了在试验的设计、实施、结果分析和解读方面需要考虑的各种事项。

与上一版指南相比，新版指南重点修订了以下内容：应用不同的疫苗进行初免和加强免疫时的考虑事项；将含有多种病原体抗原或一种病原体的多种亚型抗原的新疫苗与已上市疫苗进行对比试验时的考虑事项；通过不同方法得出保护相关免疫参数（Immune Correlates of Protection，ICP）或其他阈值，以解读免疫应答数据的方法；无 ICP 且疫苗有效性研究不可行的情况下，预测疫苗有效性的考虑事项；比较疫苗有效性时需要考虑的问题，如对照组的选择等；疫苗临床试验中的安全性评价和对安全性数据库样本量的要求；在特殊人群，如孕妇、老年人、免疫缺陷受试者中实施疫苗临床试验的特殊考虑事项等。

二、国内临床医学研究的政策与法规

临床医学研究和临床试验在药品和医疗器械创新过程中发挥着至关重要的作用，国家各部委在相关政策文件中要求强化临床试验研究和建设高水平临床研究机构。2018 年 1 月 30 日，原食品药品监管总局、科技部联合发布《关于加强和促进食品药品科技创新工作的指导意见》（食药监科〔2018〕14 号，本部分简称《意见》），目标是贯彻落实中共中央办公厅、国务院办公厅《关于深化审评审批制度改革鼓励药品医疗器械创新的意见》（厅字〔2017〕42 号），在深化改革中切实加强食品药品监管科技工作，以创新引领监管水平提升，进而促进食品药品行业的创新发展。

《意见》系统部署了支持临床医学研究的相关任务，主要包括以下几点。

优化科技创新布局。强化在检验检测、毒理学、临床试验、真实世界证据、不良反应监测、监管绩效评价、伦理审查、拓展性临床试验研究，以及监管科学发展理论等方面的合作，促进监管科学发展，全面提升监管技术研发水平。

建设高水平科学创新基地。协同推进国家临床医学研究中心建设。面向重大临床需求和产业化需要，国家临床医学研究中心要积极开展临床研究、学术交流、人才培养、成果转化及推广应用等工作。把临床研究中心开展药物、医疗器械临床试验研究的情况纳入考核评估和管理重点，包括临床试验条件、临床试验的组织管理、研究人员、设备设施、管理制度、操作规程等。要聚焦国家药品、医疗器械审评审批改革重点任务，率先运用信息化的手段，建立健全临床试验管理平台和统一的伦理审查平台，做到在临床试验数据、伦理委员会审查互认等方面数据的统一化、标准化和信息化，实现可追溯和痕迹化管理，发挥更大的示范效应和带动促进作用。

根据《意见》的要求，为强化临床医学研究的监督与管理，确保临床医学研究质量，保障受试者权益和安全，各部委围绕临床医学管理、重大疾病研究、技术／

产品热点前沿，研究并制定了相应的法律规范、指导意见、行业指南。本部分选取并介绍我国 2018 年发布的涉及临床医学研究管理的一些政策文件及法律法规的修订工作。考虑到由于机构改革产生的药监局[①]、卫健委等机构名称变化问题，本部分政策文件以发布时的机构名称为准。

（一）临床医学研究的法律法规、部门规章和指导原则

2018 年，国家卫生健康委、国家药品监督管理局等机构出台了一批法规及政策文件，并对药品、医疗器械和技术的研究申请、数据管理、审评审批等进行了规范性指导。此外，《药物临床试验质量管理规范》《医疗器械监督管理条例修正案》等法规和规章的修订工作也有所进展，本部分做简要概述。

1. 法律法规

（1）国家卫生健康委发布《医疗技术临床应用管理办法》

国家卫生健康委于 2018 年 8 月 13 日发布《医疗技术临床应用管理办法》（中华人民共和国国家卫生健康委员会令，第 1 号，本部分简称《办法》），于 2018 年 11 月 1 日起施行。

《办法》包含总则、医疗技术负面清单管理、管理与控制、培训与考核、监督管理、法律责任、附则，共 7 章 51 条内容。《办法》旨在通过加强医疗技术临床应用管理顶层设计，建立医疗技术临床应用的相关管理制度和工作机制，强化医疗机构在医疗技术临床应用管理中的主体责任及卫生行政部门的监管责任，使之一方面有利于规范医疗技术临床应用管理，保障医疗技术的科学、规范、有序和安全的发展；另一方面，为医疗质量和医疗安全提供法治保障，维护人民群众健康权益。

《办法》在医疗技术临床应用管理的 5 个方面进行了制度设计。

①建立医疗技术临床应用"负面清单管理"制度。将安全性、有效性不确切的医疗技术，或存在重大伦理问题的医疗技术，或已经被临床淘汰的医疗技术，以及未经临床研究论证的医疗新技术列入"禁止类技术"清单，禁止应用于临床。将技术难度大、风险高，对医疗机构的服务能力、人员水平有较高专业要求而需要设置限定条件的医疗技术，或需要消耗稀缺资源的、涉及重大伦理风险的，或存在不合

[①] 本报告中所有政策文件均以发布时机构名称为准。例如，药监局 2018 年 4 月前使用"国家食品药品监督管理总局"，4 月起使用"国家药品监督管理局"。

理临床应用需要重点管理的医疗技术纳入"限制类技术"清单,实施备案管理。国家卫生健康委制定发布国家限制类技术目录,省级卫生行政部门可以结合本地区实际,在国家限制类技术目录的基础上增补省级限制类技术。

②建立限制类医疗技术临床应用备案制度。医疗机构拟开展限制类技术临床应用的,应当按照相关医疗技术临床应用管理规范进行自我评估,符合条件的可以开展临床应用,并向核发其《医疗机构执业许可证》的卫生行政部门备案,以便于行政部门加强事中事后监管。

③建立医疗技术临床应用质量管理与控制制度。充分发挥各级、各专业医疗质量控制组织的作用,加强医疗技术临床应用质量控制,对医疗技术临床应用情况进行日常监测与定期评估,及时向医疗机构反馈质量控制和评估结果,持续改进医疗技术临床应用质量。

④建立医疗技术临床应用规范化培训制度。《办法》规定,拟开展限制类技术的医师应当按照相关技术的临床应用管理规范要求接受规范化培训并考核合格,同时,对限制类技术临床应用规范化培训基地实施省级备案管理。

⑤建立信息公开制度。县级以上地方卫生行政部门应当及时向社会公开行政区域内经备案后,开展限制类技术临床应用的医疗机构名单及相关信息,便于查询和社会监督。

《办法》明确了医疗机构对于其医疗技术临床应用和管理承担主体的责任,医疗机构主要负责人是本机构医疗技术临床应用管理的第一责任人。医疗机构在医疗技术临床应用过程中,应当及时、准确、完整地报送相关技术开展的情况数据信息;当开展相关技术临床应用的条件发生变化,不能满足临床应用管理规范要求或影响临床应用效果,或者出现重大医疗质量、医疗安全或伦理问题,或者发生与技术相关的严重不良后果等情形时,应当按规定向有关部门报告。

(2)国家市场监督管理总局发布《药物临床试验质量管理规范(修订草案征求意见稿)》

国家市场监督管理总局 2018 年 7 月发布《药物临床试验质量管理规范(修订草案征求意见稿)》(本部分简称《意见稿》)并向社会公开征询意见,这是对 2003 年《药物临床试验质量管理规范》(国家食品药品监督管理总局令,第 3 号,本部分简称《规范》)的修订和更新。2003 年颁布实施的《规范》已经难以满足当前的管理需要。随着我国药品研发的发展和药品审评审批制度改革的深化,药物临床试验及其管理工作中存在的问题日益凸显。问题主要表现在申办者、研究者、伦理委员会等药物临床试验参与各方的责任落实不到位,或对于《规范》的理解不准确,或对于受试者的权益、安全保障不足,这都直接影响了药物临床试验数据的可靠性。此外,《规范》与国际协调理事会(ICH)的相关指导原则间存在差异,需要对《规范》原有内容做出相应的修改和增补,以适应药品监管工作的需要。

《意见稿》在总体框架和内容上进行了调整和增补,增加了伦理委员会、研究者手册、必备文件管理等内容,删除了临床试验前的准备与必要条件、受试者的权益保障、监察员的职责、记录与报告、数据管理与统计分析、试验用药品的管理、质量保证、多中心试验等内容。主要体现在以下7个方面。

①强化规范要求。《意见稿》将《规范》的适用范围修改为以注册为目的的药物临床试验,并提出受试者的权益和安全应是考虑的首要因素。伦理审查与知情同意是保障受试者权益的主要措施,临床试验应当建立相应的质量管理体系,且实施时应回避重大利益冲突等。

②规范伦理程序。《意见稿》强调了伦理委员会的职责,增加了非治疗性临床试验时伦理委员会的审查要求,审查受试者是否存在被胁迫、利诱等不正当影响的情况;受理并处理受试者保护的要求,跟踪审查及审查频率,并明确关注研究者应该立即报告的事项;伦理委员会有权暂停、终止没有按照要求实施或者受试者出现非预期严重损害的临床试验。

③突出申办者主体责任。《意见稿》指出了申办者是临床试验数据质量和可靠性的最终责任人的要求,并提出了申办者应对外包工作实施监管及签署合同等的具体要求。

④构建质量管理体系。《意见稿》增加了申办者应建立药物临床试验的质量管理体系的要求,增加风险管理的要求;增加了申办者应指定有能力的医学专家对临床试验的相关医学问题进行咨询;增加了申办者可以建立独立数据监察委员会;增加了电子数据系统管理的要求;增加了申办者应基于风险评估建立监察方式。

⑤加强受试者的保护。《意见稿》指出申办者应把保护受试者的权益和安全及试验结果的真实性、可靠性,作为临床试验的基本出发点;申办者在方案制定时,应明确保护受试者权益和安全,申办者和研究者应及时兑付给予受试者补偿或赔偿。

⑥加强研究管理。《意见稿》要求研究者具备承担临床试验的能力,规定了研究者授权及监督职责,并增加对试验记录和报告的要求;增加了对承担临床试验有

关医学决策人员的要求,并明确了源数据应具有可归因性、同时性、原始性、准确性、完整性、一致性和持久性。

⑦确保安全规范。《意见稿》明确了研究者在临床试验和随访期间应警惕受试者的其他疾病并关注合并用药的影响,规定研究者加强对试验用药的管理、与受试者相关的临床医生进行沟通、关注受试者退出的情况,并要求未获得伦理委员会书面批准之前不能筛选受试者。此外,《意见稿》还对知情同意过程提出了更规范、充分、公正的要求,增加了知情同意书的内容(如儿童参加临床试验知情同意的要求)等。

(3)司法部公布《医疗器械监督管理条例修正案(草案送审稿)》

司法部2018年6月25日公布《医疗器械监督管理条例修正案(草案送审稿)》(本部分简称《修正案草案》),面向社会征集意见。由于《医疗器械监督管理条例》(本部分简称《条例》)对于医疗器械行业的发展具有举足轻重的作用,《修正案草案》将引导医疗器械行业的重大变革。《修正案草案》对现行《条例》增加12条,删除2条,修改39条,重点体现在以下几个方面。

①明确医疗器械上市许可持有人制度并将在全国范围实施。

②改革临床试验管理制度,明确3类医疗器械产品的临床评价要求。

③放开注册检测,产品检验报告可以是医疗器械注册申请人或者备案人的自检报告或者委托有资质的医疗器械检验机构出具的检验报告。

④取消医疗器械广告事前审批制度,改为事后监管。

⑤处罚力度增加,增加处罚到人的规定。

针对临床试验的管理制度,《修正案草案》提出总结监管经验,明确临床评价概念,梳理临床评价和临床试验的关系,并对临床评价提出了明确管理要求。改变过去以目录形式确定免于进行临床试验的医疗器械的管理方式,根据产品的成熟度、风险及具体申请人的研发过程,对临床试验进行重新规定。第一类医疗器械备案,不需要进行临床评价;第二类医疗器械产品注册,原则上不需要进行临床评价;第三类医疗器械产品注册,应当进行临床评价,其中,用于支持或者维持生命或者临床使用具有高风险的第三类医疗器械,原则上需要开展临床试验(第九条、第十九条)。将第三类高风险产品临床试验审批由明示许可改为默示许可(第二十一条);增加境外临床试验数据接受、拓展性临床使用的规定(第十九条、第二十二条)。

(4)《医疗器械临床试验机构条件和备案管理办法》正式施行

国家食品药品监督管理总局同卫生计生委2017年11月24日联合发布《医疗器械临床试验机构条件和备案管理办法》[①]（2017年第145号，本部分简称《备案办法》），自2018年1月1日起施行。

《备案办法》分为总则、备案条件、备案程序、监督管理和附则5章共20条，明确了医疗器械临床试验机构备案的目的、定义和适用范围；规定了临床试验机构应当具备的条件，包括具有二级甲等以上机构资质、设置专门的临床试验管理部门、人员、管理体系等相关要求；明确了备案程序，国家食品药品监督管理总局组织建立医疗器械临床试验机构备案管理信息系统，用于临床试验机构登记备案、备案管理和供各方查询。《备案办法》要求省级以上食品药品监管部门和卫生计生行政部门按照分工负责组织开展对临床试验机构的监督管理和信息沟通等监管职责。

《备案办法》施行后，医疗器械临床试验机构可登录总局网站，在"医疗器械临床试验机构备案管理信息系统"中备案。有关单位和个人可通过"医疗器械临床试验机构备案管理信息系统"查询医疗器械临床试验机构备案信息。

《备案办法》的实施加快了医疗器械与药物临床试验的分离，有利于医疗器械临床试验机构向更有针对性的方向发展。同时，鼓励更多符合条件的医疗机构参与医疗器械临床试验，有利于释放临床资源，增加临床试验机构数量，更好地满足不同风险级别医疗器械临床试验需求，对鼓励医疗器械产品创新、加快医疗器械上市进程具有重要意义。

2. 指南和指导原则

(1) 国家食品药品监督管理总局发布《新药Ⅰ期临床试验申请技术指南》

国家食品药品监督管理总局2018年1月发布《新药Ⅰ期临床试验申请技术指南》（2018年第16号）[②]，帮助新药注册申请人（药品企业、科研机构和科研人员）申请Ⅰ期临床试验，提高新药研发与审评效率，保护受试者安全与权益，保证临床试验质量。

---

① 国家食品药品监督管理总局．国家食品药品监督管理总局、国家卫生和计划生育委员会关于发布医疗器械临床试验机构条件和备案管理办法的公告（2017年第145号）[A/OL]．(2017-11-15) [2019-05-27]. http://samr.cfda.gov.cn/WS01/CL0087/217367.html.

② 国家食品药品监督管理总局．总局关于发布新药Ⅰ期临床试验申请技术指南的通告（2018年第16号）[A/OL]．(2018-01-25) [2019-05-27]. http://samr.cfda.gov.cn/WS01/CL0087/223338.html.

药品审评中心于2016年9月起草该指南并征求社会意见，2017年3月发布再次征求意见的通知，2018年正式发布《新药Ⅰ期临床试验申请技术指南》。

该指南阐明了新药在我国开展首次临床试验时需要向原国家食品药品监督管理总局药品审评中心提供的信息。该指南明确了新药Ⅰ期临床试验的技术要求，提高Ⅰ期临床试验申报资料的质量；通过规范Ⅰ期临床试验资料的数据要求，缩短新药研发周期，加快新药上市进程。该指南适用于创新药和改良型新药，包括化学药品和治疗用生物制品（细胞和基因治疗产品除外）。

（2）国家食品药品监督管理总局发布《创新药（化学药）Ⅲ期临床试验药学研究信息指南》

国家食品药品监督管理总局2018年3月发布《创新药（化学药）Ⅲ期临床试验药学研究信息指南》[①]（2018年第48号，本部分简称《指南》），旨在鼓励研究和创制新药，加快创新药研发和审评技术指南标准体系建立，提高研发和审评质量及效率。

《指南》指出，在创新药临床研究期间提供的药学研究信息应重点关注临床试验中与受试者安全性相关的部分。研究的深度和广度及提供信息量的多少需要综合考虑多种因素，包括药物自身特点、剂型和给药途径、研发阶段、目标人群、疾病的特点和严重程度、临床试验周期等。一般而言，Ⅲ期临床试验研究周期较长、受试者较多、临床样品需求量较大，同时伴随研究不断深入所获得的药学信息也逐渐丰富，这决定了进入Ⅲ期临床试验所需提供的药学研究信息不同于Ⅰ／Ⅱ期临床试验。由于药品的复杂多样性，该指南旨在阐述支持创新药（化学药）进入Ⅲ期的临床试验药学研究信息的一般性要求，包括原料药的生产、特性鉴定、质量控制、对照品、包装系统、稳定性等信息；制剂的剂型及产品组成、产品开发、生产、辅料控制、质量控制、对照品、包装系统、稳定性等信息，以及安慰剂、对照药的有关信息，并对有关名词进行了解释。

（3）国家药品监督管理局发布《接受药品境外临床试验数据的技术指导原则》

国家药品监督管理局2018年7月发布《接受药品境外临床试验数据的技术指导

---

① 国家食品药品监督管理总局. 总局关于发布创新药（化学药）Ⅲ期临床试验药学研究信息指南的通告（2018年第48号）[A/OL].（2018-03-16）[2019-05-27]. http://samr.cfda.gov.cn/WS01/CL0087/226493.html.

原则》[①]（2018年第52号，本部分简称《指导原则》），旨在为境外临床试验数据用于在中国进行药品注册申请时提供可参考的技术规范，以鼓励药品的境内外同步研发，加快临床急需、疗效确切、安全性风险可控的药品在中国的上市，更好地满足中国患者的用药需求。

《指导原则》对接受境外临床试验数据的适用范围、基本原则、完整性要求、数据提交等方面的技术要求及接受程度均做了明确规定。

《指导原则》所涉及的境外临床试验数据，包括但不限于申请人通过药品的境内外同步研发在境外获得的创新药临床试验数据。申请人应确保境外临床试验数据真实、完整、准确和可溯源。《指导原则》明确在中国申请注册的产品，应提供境外所有临床试验数据，不得选择性提供临床试验数据。

《指导原则》对于不同种类数据提交的要求进行了说明。在提交药品注册申请时，应按照《药品注册管理办法》的申报资料要求整理汇总境内外各类临床试验，形成完整的临床试验数据包；提交的数据应该包括生物药剂学、临床药理学、有效性和安全性资料数据；鼓励采用通用技术文件格式（Common Technical Document，CTD）提交。

依据临床试验数据的质量，《指导原则》将临床试验数据分为完全接受、部分接受与不接受3种情况。完全接受的条件包括境外临床试验数据真实可靠，符合ICH GCP和药品注册检查要求；境外临床研究数据支持目标适应证的有效性和安全性评价；不存在影响有效性和安全性的种族敏感性因素。若数据存在影响有效性和/或安全性的种族敏感性因素，数据外推至中国人群的有效性和安全性评价存在较大的不确定性，则为部分接受。若数据存在重大问题，不能充分支持目标适应证的有效性和安全性评价的，则属于不接受的范围。另外，对于用于危重疾病、罕见病、儿科且缺乏有效治疗手段的药品注册申请，属于"部分接受"情形的，可有条件接受。

（4）国家食品药品监督管理总局发布《接受医疗器械境外临床试验数据技术指导原则》

国家食品药品监督管理总局2018年1月发布《接受医疗器械境外临床试验数据

[①] 国家药品监督管理局. 国家药品监督管理局关于发布接受药品境外临床试验数据的技术指导原则的通告（2018年第52号）[A/OL].（2018-07-06）[2019-05-27]. http://www.nmpa.gov.cn/WS04/CL2093/325800.html.

技术指导原则》①。《接受医疗器械境外临床试验数据技术指导原则》适用于指导医疗器械（包含体外诊断试剂）在我国申报注册时，接受申请人采用境外临床试验数据作为临床评价资料的工作，有助于避免或减少重复性临床试验，加快医疗器械在我国上市进程。

《接受医疗器械境外临床试验数据技术指导原则》提出了接受境外临床试验数据的基本原则（包括伦理原则、依法原则和科学原则），明确了境外临床试验数据的资料要求和技术要求。申请人需要说明采用的医疗器械临床试验开展所在国家（地区）的伦理、法律、法规的规范和标准等。提交的境外临床试验资料应至少包括临床试验方案、伦理意见、临床试验报告。临床试验需要同时符合我国医疗器械（包含体外诊断试剂）临床试验监管要求，保障境外临床试验数据应真实、科学、可靠、可追溯，申请人应提供完整的试验数据，不得筛选。

此外，《接受医疗器械境外临床试验数据技术指导原则》从技术审评要求、受试人群、临床试验条件的差异等方面说明了接受境外临床试验资料时的考虑因素及技术要求，并给出了不同因素对临床数据产生有临床意义影响的具体实例。

（5）国家食品药品监督管理总局发布《医疗器械临床试验设计指导原则》

国家食品药品监督管理总局 2018 年 1 月发布了《医疗器械临床试验设计指导原则》②，明确了医疗器械临床试验设计的基本类型和特点、受试对象、评价指标等方面的技术指导原则。该指导原则用于产品组成、设计和性能已定型的医疗器械，包括治疗类产品、诊断类产品，但不包括体外诊断试剂，供申请人和审查人员使用。

该指导原则指出，临床试验需设定明确、具体的试验目的。申请人可综合分析试验器械特征、非临床研究情况、已在中国境内上市同类产品的临床数据等因素，设定临床试验目的。临床试验目的决定了临床试验各设计要素，包括主要评价指标、试验设计类型、对照试验的比较类型、临床试验样本量等。临床试验设计包括平行对照设计、配对设计、交叉设计、单组设计 4 种基本类型。平行对照设计的特点为随机化、对照和盲法。随机、双盲、平行对照的临床试验设计可使临床试验影响因素在试验组

---

① 国家食品药品监督管理总局. 总局关于发布接受医疗器械境外临床试验数据技术指导原则的通告（2018 年第 13 号）[A/OL].（2018-01-10）[2019-05-27]. http://samr.cfda.gov.cn/WS01/CL0087/222385.html.

② 国家食品药品监督管理总局. 总局关于发布医疗器械临床试验设计指导原则的通告（2018 年第 6 号）[A/OL].（2018-01-04）[2019-05-27]. http://samr.cfda.gov.cn/WS01/CL1423/221976.html.

和对照组间的分布趋于均衡,保证研究者、评价者和受试者均不知晓分组信息,从而避免了选择偏倚和评价偏倚,被认为可提供高等级的科学证据,通常被优先考虑。该指导原则对其他 3 类临床试验设计方法也分别列出了其特点和局限性。

该指导原则指出了临床试验设计的基本类型和特点,对临床试验评价指标、样本量估算及统计分析方法等进行了详细的指导。例如,在临床试验方案中应明确规定各评价指标的观察目的、定义、观察时间点、指标类型、测定方法、计算公式(如适用)、判定标准(适用于定性指标和等级指标)等,并明确规定主要评价指标和次要评价指标。

此外,该指导原则还明确了受试对象的选择。根据试验器械预期使用的目标人群,确定研究的总体。综合考虑总体人群的代表性、临床试验的伦理学要求、受试者安全性等因素,制定受试者的选择标准,即入选和排除标准。入选标准主要考虑受试对象对总体人群的代表性,如适应证、疾病的分型、疾病的程度和阶段、使用具体部位、受试者年龄范围等因素。排除标准旨在尽可能规范受试者的同质性,将可能影响试验结果的混杂因素(如影响疗效评价的伴随治疗、伴随疾病等)予以排除,以达到评估试验器械效应的目的。

(6)国家食品药品监督管理总局发布《关于适用国际人用药品注册技术协调会二级指导原则的公告》

国家食品药品监督管理总局 2018 年 1 月发布《关于适用国际人用药品注册技术协调会二级指导原则的公告》[①],适用 5 项 ICH 二级指导原则,以鼓励药品创新,推动我国药品注册技术标准与国际接轨,加快药品审评审批,加强对药品全生命周期管理。这是国家食品药品监督管理总局加入 ICH 后首次公告适用 ICH 指导原则,该指导原则的发布意味着我国开始自上而下,由顶层设计出发的布局,引导制药行业与国际接轨。

适用的 5 项 ICH 二级指导原则包括:《M4:人用药物注册申请通用技术文档(CTD)》《E2A:临床安全数据的管理:快速报告的定义和标准》《E2D:上市后安全数据的管理:快速报告的定义和标准》《M1:监管活动医学词典(MedDRA)》《E2(R3):临床安全数据的管理:个例安全报告传输的数据元素》。主要涉及上报

---

① 国家食品药品监督管理总局. 总局关于适用国际人用药品注册技术协调会二级指导原则的公告(2018 年第 10 号)[A/OL].(2018-01-25)[2019-05-27]. http://samr.cfda.gov.cn/WS01/CL0087/223345.html.

格式、术语等方面的要求，以及药品注册上市申请及药品不良反应监测。其中，M4的实施将带来相关类目注册上市申请要求的调整和变化。

该指导原则将药品不良反应监测适用的 E2A、E2D、M1 及 E2B 指导原则分为 4 个阶段实施，以逐步提高我国药企药品全生命周期的管理水平。

第一阶段：2018 年 2 月 1 日起，化学药品注册分类 1 类、5.1 类，以及治疗用生物制品 1 类和预防用生物制品 1 类注册申请适用《M4：人用药物注册申请通用技术文档（CTD）》。其中，《M4：人用药物注册申请通用技术文档（CTD）》包括《M4（R4）：人用药物注册申请通用技术文档的组织》《人用药物注册通用技术文档：行政管理信息》《M4Q（R1）：人用药物注册通用技术文档：药学部分》《M4S（R2）：人用药物注册通用技术文档：安全性部分》《M4E（R2）：人用药物注册通用技术文档：有效性部分》。

第二阶段：2018 年 5 月 1 日起，药物临床研究期间报告严重且非预期的药品不良反应适用《E2A：临床安全数据的管理：快速报告的定义和标准》《M1：监管活动医学词典（MedDRA）》和《E2B（R3）：临床安全数据的管理：个例安全报告传输的数据元素》。

第三阶段：2018 年 7 月 1 日起，报告上市后药品不良反应适用《E2D：上市后安全数据的管理：快速报告的定义和标准》。

第四阶段：2019 年 7 月 1 日起，报告上市后药品不良反应可适用《M1：监管活动医学词典（MedDRA）》和《E2B（R3）：临床安全数据的管理：个例安全报告传输的数据元素》的要求。自 2022 年 7 月 1 日起，报告上市后药品不良反应使用以上技术指导原则。

企业在适用的 5 项 ICH 二级指导原则的过程中将面临一定"挑战"。M4 中非常细致的条款要求，将促使药企自前期药物在研发启动时就考虑使药物的中试生产规模更加接近产业化。这对药物制备产业化水平及产品质量稳定性提出了更高要求，既能够加快药物从实验室转化至生产线的进程，也需要加速淘汰企业相关研发项目。技术与国际接轨可能直接导致我国临床研究费用的大幅增长，短期内临床研究失败率也将提高。同时，针对药物不良反应的监管政策还需同步完善和优化。

（7）国家食品药品监督管理总局发布《药物临床试验期间安全性数据快速报告的标准和程序》

国家食品药品监督管理总局药品评审中心按照 ICH 技术指导原则的相关要

求，制定并于 2018 年 1 月发布《药物临床试验期间安全性数据快速报告标准和程序》[①]（本部分简称《标准和程序》），以推动《关于适用国际人用药品注册技术协调会二级指导原则的公告》的贯彻落实，以及 ICH E2B（R3）的适用。

《标准和程序》明确申请人获准开展药物（包括化药、中药及生物制品）临床试验后，对于临床试验期间发生的（包括中国境内和境外）所有与试验药物肯定相关或可疑的非预期且严重的不良反应（本部分简称"非预期严重不良反应"），以及本标准和程序规定的其他情形，都应按照本标准和程序在规定的时限内向国家药品审评机构快速报告。《标准和程序》对需快速报告的具体范围、判定方法、上报时限、报告方式等内容做出了详细指导，并给出了符合 ICH E2B（R3）要求的个例安全性报告的电子传输技术文档示例。

根据《标准和程序》，2018 年 5 月 1 日后开始实施的临床试验，按照本标准和程序执行。2018 年 5 月 1 日前已经进行的临床试验，鼓励按照本标准和程序执行。

3. 规范文件

（1）国家药品监督管理局、国家卫生健康委发布《关于优化药品注册审评审批有关事宜的公告》

国家药品监督管理局、国家卫生健康委 2018 年 5 月联合发布《关于优化药品注册审评审批有关事宜的公告》[②]（2018 年第 23 号，本部分简称《公告》），围绕提高创新药上市审批效率、科学简化审批程序，提出了一系列重要政策措施。

《公告》共提出 5 项要求：进一步落实药品优先审评审批工作机制；对于境外已上市的药品——用于防治严重危及生命且尚无有效治疗手段疾病及罕见病，经研究认为不存在人种差异的，可以提交境外取得的临床试验数据直接申报药品上市注册申请；药品临床试验申请受理后，基于产品安全性风险控制需要开展药品检验工作；取消进口药品再注册核档程序；对《进口药品注册证》和《医药产品注册证》实施新的编号规则。

---

① 国家药品监督管理局药品审评中心. 关于发布《药物临床试验期间安全性数据快速报告的标准和程序》的通知 [A/OL].（2018-04-27）[2019-05-27]. http://www.cde.org.cn/news.do?method=largeInfo&id=314449.

② 中国食品药品国际交流中心. 国家药品监督管理局 国家卫生健康委员会发布《关于优化药品注册审评审批有关事宜的公告》[A/OL].（2018-05-28）[2019-05-27]. http://www.ccpie.org/cn/yjxx/yphzp/webinfo/2018/05/1523831041502226.htm.

《公告》的发布意味着部分治疗罕见病的药品的审评审批速度将加快,罕见病药物的研发上市制度也将进一步完善。2018年7月和10月,国家药品监督管理局先后发布《关于调整药物临床试验审评审批程序的公告》和《临床急需境外新药审评审批工作程序》,进一步提升了药品审评审批效率。

(2)国家药品监督管理局发布《调整药物临床试验审评审批程序》

药物临床试验审评审批程序经历了长期连续的改革。中共中央办公厅、国务院办公厅印发了《关于深化审评审批制度改革鼓励药品医疗器械创新的意见》(厅字〔2017〕42号),将临床试验申请由批准制改为默认制:在我国申报药物临床试验的,自申请受理并缴费之日起60日内,申请人未收到药审中心否定或质疑意见的,可按照提交的方案开展药物临床试验。

国家药品监督管理局于2018年7月发布《关于调整药物临床试验审评审批程序的公告》[①](2018年第50号,本部分简称《审批程序》),明确药物临床试验审评审批的具体程序。

《审批程序》对临床试验申请的受理与审评审批流程中的操作细节和关键时间点给予明确规定。药审中心在收到申报资料后5日内应完成形式审查。符合要求或按照规定补正后符合要求的,发出受理通知书。临床试验开始时,申请人应在"药物临床试验登记与信息公示平台"进行相关信息登记。对于申报资料符合审评要求,但有相关信息需要提醒申请人的,在受理缴费后60日内通知申请人。申报资料不符合审评技术要求的,药审中心可一次性告知申请人需要补正的全部内容,申请人应在收到通知5日内一次性提交补充资料,补充资料后在该申请受理缴费之日起60日内未收到否定或质疑意见的,可按完善后的方案开展临床试验。

《审批程序》还就新药首次药物临床试验申请之前,召开沟通交流会议事宜进行了详细说明。指出沟通交流会议资料应包括临床试验方案或草案,对已有的药学和非临床研究数据及其他研究数据的完整总结资料。申请人应自行评估现有的研究是否符合申报拟实施临床试验的基本条件,并明确拟与药审中心讨论的问题。在申请人按沟通交流相关要求按时提交完整的资料后,药审中心对资料进行初步审评,在沟通交流会议召开至少2日前,将初步审评意见和对申请人所提出问题的解答意见告知申请人。申请人获知后,应尽快反馈,确定是否需要召开或者取消沟通交流

---

① 国家药品监督管理局药品评审中心.关于调整药物临床试验审评审批程序的公告(2018年第50号)[A/OL].(2018−07−24)[2019−05−27]. http://www.cde.org.cn/policy.do?method=view&id=414.

会议。

（3）国家药品监督管理局发布《医疗器械临床试验检查要点及判定原则》

国家药品监督管理局2018年11月发布《关于印发医疗器械临床试验检查要点及判定原则的通知》[1]（药监综械注〔2018〕45号，本部分简称《原则》），用于加强医疗器械临床试验过程的监督管理，指导监管部门开展医疗器械临床试验监督检查工作。

《原则》规定了临床试验前准备、受试者权益保障、临床试验方案、临床试验过程及临床试验过程记录与报告等环节的现场检查要点，并规定了检查结果的判定原则。

对于临床试验前准备的检查要点规定，临床试验机构应具有开展相关医疗器械产品临床试验的资质，临床试验项目按相关规定备案，临床试验应获得临床试验机构伦理委员会批准，研究者经过临床试验方案和试验用医疗器械使用和维护的培训，临床试验签署临床试验协议/合同等。

对于受试者权益保障的检查要点规定，临床试验方案和知情同意书等文件的修订、请求偏离、恢复已暂停临床试验，应获得伦理委员会的书面批准，伦理审查内容应符合相关规范、指导原则和SOP要求，伦理委员会对已批准的临床试验应进行跟踪监督。此外，临床试验前受试者或者其监护人和研究者均在知情同意书上签署姓名和日期，相关内容应符合相关规范、指导原则和SOP要求，知情同意书内容更新，应再次获得临床试验中受影响的受试者或者其监护人知情同意。

对于临床试验方案的检查要点规定，所有中心研究者和申办者需要确认临床试验方案内容与伦理审查中的临床试验方案一致，注册申请提交的临床试验方案内容应与临床试验机构保存的临床试验方案内容一致。此外，对于多中心临床试验，各中心执行的试验方案应为同一版本。

在临床试验过程中，临床试验相关的医疗决定应由研究者负责，研究者应遵守临床试验的随机化程序。此外，暂停或者终止临床试验时，受试者应得到适当治疗和随访，并且申办方对临床试验实施监察。

对于检查结果的判定，《原则》指出，如果存在以下情况，则认为有问题。例如，

---

[1] 国家药品监督管理局. 国家药监局综合司关于印发医疗器械临床试验检查要点及判定原则的通知（药监综械注〔2018〕45号）[A/OL]. (2018-11-19) [2019-05-28]. http://www.nmpa.gov.cn/WS04/CL2197/333486.html.

编造受试者信息、临床试验数据等影响了医疗器械安全性、有效性评价;临床试验数据不能溯源;试验医疗器械不真实;瞒报临床试验用医疗器械相关的严重不良事件;注册申请的临床试验报告中数据与临床试验机构保存的不一致;以及其他故意破坏医疗器械临床试验数据真实性的情形等。

此外,对于未发现真实性问题但临床试验过程不符合医疗器械临床试验相关规定要求的,判定为存在合规性问题。

(二)重大疾病的临床医学研究相关政策

本部分筛选国家卫生健康委、国家药品监督管理局等国家机构发布的和重大疾病临床研究相关的政策,涉及肿瘤、心脑血管、精神系统疾病、感染性疾病、罕见病等领域。我国相关学会、协会等科学团体和组织制定的指南和指导原则未纳入本部分内容。

1. 肿瘤

国家卫生健康委医政医管局 2018 年 9 月 21 日发布《新型抗肿瘤药物临床应用指导原则(2018 年版)》(国卫办医函〔2018〕821 号),针对越来越多、越来越受关注的新型抗肿瘤药物(国内已上市的靶向药物及免疫检查点抑制剂)使用,给予指导。

内容涉及 7 种常见肿瘤、42 种常用药物的临床应用指导原则,并涉及新型抗肿瘤靶向药物和大分子单克隆抗体类药物。另外,该指导原则指出,医疗机构应当建立健全抗肿瘤药物临床应用分级管理制度,按照"普通使用级"和"限制使用级"的分级原则,明确各级抗肿瘤药物临床应用的指征,并落实各级医师应用抗肿瘤药物的处方权限。

针对目前上市的抗肿瘤药物尚不能完全满足肿瘤患者的用药需求,药品说明书也往往滞后于临床实践,且一些具有高级别循证医学证据的用法未能及时在药品说明书中明确规定的情况,该指导原则提供了特殊情况下抗肿瘤药物优先使用的采纳根据建议,依次是:其他国家或地区药品说明书中已注明的用法;国际权威学 / 协会或组织发布的诊疗规范、指南;国家级学 / 协会发布的经国家卫生健康委认可的诊疗规范、指南。

该指导原则对医疗机构和医疗服务人员的资质也提出明确要求:二级以上医院按年度对医师和药师进行抗肿瘤药物临床应用知识和规范化管理的培训,按专业技术职称授予医师相应处方权和药师肿瘤药物处方调剂资格，如初级和中级职称的医师具有普通使用级抗肿瘤药物的处方权、副高及以上职称的医师具有限制使用级抗肿瘤药物的处方权。同时限制使用级抗肿瘤药物的临床应用应当加以控制。临床应用限制使用级抗肿瘤药物应当严格掌握用药指征，由具有相应处方权医师开具处方。同时，由具有抗肿瘤药物临床应用经验、具备高级专业技术职称任职资格的抗肿瘤药物临床合理应用专家组审核后使用，抗肿瘤药物临床合理应用专家组可由肿瘤专科医师、抗肿瘤专业临床药师、病理医师等组成。如特殊情况下越级使用了限制使用级抗肿瘤药物，需在 24 小时内进行补办手续，并由具备高级专业技术职称任职资格的医师审核。

2. 心脑血管疾病

2018 年，国家药品监督管理局对心脑血管疾病领域临床试验的指导原则进行修订和更新，先后发布《急性缺血性脑卒中治疗药物临床试验技术指导原则》《急性心力衰竭治疗药物临床试验技术指导原则》《冠状动脉药物洗脱支架临床前研究指导原则》和《冠状动脉药物洗脱支架临床试验指导原则》。

2018 年 2 月，为指导和规范急性缺血性脑卒中治疗药物临床试验，国家食品药品监督管理总局组织制定了《急性缺血性脑卒中治疗药物临床试验技术指导原则》（2018 年第 28 号），旨在为治疗急性脑卒中的化学药物和治疗用生物制品临床试验的设计、实施和评价提供方法学指导，以期通过规范的临床试验评价药物的有效性和安全性，为临床治疗的选择提供证据支持。该指导原则主要适用于急性缺血性脑卒中（急性脑梗死），也可以作为脑出血药物治疗临床试验的参考，但不讨论蛛网膜下腔出血的治疗或短暂性脑缺血发作的复发预防。

2018 年 4 月，国家药品监督管理局发布《急性心力衰竭治疗药物临床试验技术指导原则》[①]（2018 年第 10 号）。这版指导原则内容共 8 个章节，分为 4 个部分，修订了与现今药品临床安全有效性评价不相适应的内容，融入国际药品研发指导原则及国内外临床治疗指南内容，并参考了 ICH 文件内容。该指导原则对治疗急性心力衰竭药物临床试验中的研究人群、用药时间和试验周期、疗效终点指标、临床实

---

① 国家药品监督管理局. 国家药品监督管理局关于发布急性心力衰竭治疗药物临床试验技术指导原则的通告（2018 年第 10 号）[A/OL].（2018-04-13）[2019-05-29]. http://www.nmpa.gov.cn/WS04/CL2138/227801.html.

验设计、安全性评价、特殊人群（老年人）等关键内容进行了阐述，旨在为有关新药的临床试验设计、实施和评价提供一般性的技术指导。

2018年5月，国家药品监督管理局发布了两条关于冠状动脉药物洗脱支架的指导原则——《冠状动脉药物洗脱支架临床前研究指导原则》和《冠状动脉药物洗脱支架临床试验指导原则》[①]（2018年第21号）。前者适用于所含药物属于以降低植入支架后新生内膜增殖引起的再狭窄率为目的的化学药物，以非吸收性金属支架为支架平台的冠状动脉药物洗脱支架的临床前研究；后者适用于需在中国境内进行临床试验的冠状动脉药物洗脱支架，以及所含药物属化学药物，以金属支架为支架平台的冠状动脉药物洗脱支架的临床试验。

3. 精神系统疾病

2018年，在精神性疾病领域，国家药品监督管理局先后制定并发布了《抗抑郁药的药物临床试验技术指导原则》《抗精神病药物的临床试验技术指导原则》《双相障碍治疗药物的临床试验技术指导原则》。

2018年2月，国家食品药品监督管理总局药品审评中心发布《抗抑郁药的药物临床试验技术指导原则》（2018年第39号），主要适用于在我国研发的抗抑郁创新药，着重对临床试验设计的确证性考虑要点提出建议，供药物研发的申办者和研究者参考。该指导原则是中国首个由药品监管部门发布的抗抑郁创新药临床研究技术指南，囊括的基本要点与原则包括抑郁症药的研究目的、受试人群、对照药、评估指标、试验类型、合并人群、特殊人群等。该指导原则强调，参考指导原则的同时，还须同时参考GCP、ICH和其他国内外已发布的相关技术指导原则。

2018年11月，国家药品监督管理局组织制定了《抗精神病药物的临床试验技术指导原则》[②]（2018年第114号），以指导和规范抗精神病药物临床试验。该指导原则主要适用于在我国研发的抗精神病创新药，着重对确证性临床试验设计的考虑要点提出建议，供药物研发的申办者和研究者参考。该指导原则与其他各类创新药研发有共性原则的内容，如临床药理学研究、探索性临床试验、上市后研究的要求

---

① 国家药品监督管理局医疗器械技术审评中心. 国家药品监督管理局关于发布冠状动脉药物洗脱支架临床前研究及临床试验两个指导原则的通告（2018年第21号）[A/OL].（2018-05-04）[2019-05-29]. https://www.cmde.org.cn/CL0055/7997.html.

② 国家药品监督管理局. 关于发布抗精神病药物的临床试验技术指导原则的通告（2018年第114号）[A/OL].（2018-11-06）[2019-05-29]. http://www.nmpa.gov.cn/WS04/CL2182/331864.html.

等，不属于该指导原则的范畴。其中，抗精神病药的整个临床研究计划要设定明确的终极目标与清晰的研究路径，每个具体的临床试验应有明确的研究目的。在每个临床试验结束后，应及时进行阶段性获益与风险评估，以决定终止或继续进行临床研究。临床试验应科学地进行设计、实施和分析，保证试验过程规范、结果科学可靠，并完整真实地呈现在临床试验报告中。在设计抗精神病药临床试验时，建议咨询有临床研究经验的精神科临床专家和统计学专家，讨论确定试验方案。

2018年11月，国家药品监督管理局组织制定了《双相障碍治疗药物的临床试验技术指导原则》[①]（2018年第115号），以指导和规范双相障碍治疗药物临床试验。该指导原则主要适用于在我国研发的创新的双相障碍治疗药物，着重对确证性临床试验设计的考虑要点提出建议，供药物研发的申办者和研究者参考。有关创新药研发共性原则的内容，如临床药理学研究、探索性临床试验、上市后研究的要求等，未涵盖于该指导原则的范畴。

4. 感染性疾病

国家食品药品监督管理总局2018年2月发布《慢性乙型肝炎抗病毒治疗药物的临床试验技术指导原则》[②]（2018年第29号），以指导和规范慢性乙型肝炎抗病毒治疗药物的临床试验。

慢性乙型肝炎抗病毒治疗药物临床试验的目的就是在评价新药的抗病毒疗效基础上，观察其延缓慢性乙型肝炎疾病进展的有效性及安全性，并判断药物治疗对疾病转归和结局 [如减少肝硬化、肝功能失代偿、肝细胞癌及因乙肝病毒（HBV）相关性肝病死亡] 的影响。由于上市前临床试验的周期、受试人群范围和数量存在局限性，在临床试验中以疾病的转归和结局作为主要研究终点难以实现。因此，应根据慢性乙型肝炎的临床治疗学原则和新药的机制选择与理想的主要终点最相关的疗效指标作为临床试验的主要评价指标，并确定足够长的试验疗程，才能对新药的疗效和安全性做出客观的评价。同时，由于现有治疗慢性乙型肝炎药物的长期疗效存在一定的局限性和不足，新机制、新靶点药物的临床研究方法也需要进一步探讨，

---

① 国家药品监督管理局.关于发布双相障碍治疗药物的临床试验技术指导原则的通告（2018年第115号）[A/OL].（2018-11-06）[2019-05-29]. http://www.nmpa.gov.cn/WS04/CL2138/331865.html.

② 国家食品药品监督管理总局.总局关于发布慢性乙型肝炎抗病毒治疗药物临床试验技术指导原则的通告（2018年第29号）[A/OL].（2018-02-05）[2019-05-29]. http://samr.cfda.gov.cn/WS01/CL1278/224588.html.

包括研究人群、应答指标、疗程、研究主要终点、治疗终点、巩固治疗时间、停药后随访、治疗中的耐药监测和联合治疗的方案等。因此,在新药临床试验设计时应对这些问题重点加以考虑。

该指导原则对新药临床试验的设计及需要重点关注的问题进行了讨论,旨在为治疗慢性乙型肝炎新药临床试验的设计、实施和评价提供一般性的技术指导。对该指导原则的理解首先要基于临床试验的一般要求,包括相关法规的规定和《药物临床试验质量管理规范》及业已发布的其他相关临床试验技术指导原则。

5. 罕见病

我国第一份罕见病目录于 2018 年 5 月 22 日正式公布(国卫医发〔2018〕10 号)。这一目录由国家卫生健康委、科技部、工业和信息化部、国家药品监督管理局、国家中医药管理局五部委联合发布。目录将为各地开展罕见病的预防、筛查、诊疗和康复,以及制定相关科研研发、社会保障、医疗救助政策等相关工作提供参考和依据。

同年 10 月,国家药品监督管理局发布《用于罕见病防治医疗器械注册审查指导原则》[①](2018 年第 101 号),指导用于罕见病防治相关用途的医疗器械(含体外诊断试剂)注册及相关许可事项变更申请,以加强医疗器械产品注册管理,鼓励罕见病防治医疗器械研发。该指导原则规定,注册申报的产品应明确其潜在风险,临床前研究要确认风险在可接受范围;必要时应开展细胞试验及动物试验。另外,申报产品还要提供与现有诊疗方法(如有)和已上市同类产品(如有)的比较研究资料,并明确申报产品的优势与患者受益情况。

该指导原则为罕见病防治医疗器械研发和审评指明了方向。合理减免临床试验、以附带条件批准上市等举措,体现了以患者利益为出发点的基本原则,有助于罕见病防治医疗器械可用可及目标的实现。

(三)产品/技术的临床医学研究政策

本部分选择和梳理了国家管理机构对特定医药产品制定的临床医学相关规定和指导原则,涉及植入性医疗器械、中医药、增材制造等领域。

---

① 国家药品监督管理局. 国家药品监督管理局关于发布用于罕见病防治医疗器械注册审查指导原则的通告(2018 年第 101 号)[A/OL].(2018-10-12)[2019-05-29]. http://www.nmpa.gov.cn/WS04/CL2050/331355.html.

1. 国家药品监督管理局发布《无源植入性医疗器械临床试验审批申报资料编写指导原则》

国家药品监督管理局2018年6月发布《无源植入性医疗器械临床试验审批申报资料编写指导原则》(2018年第40号)，针对产品注册、临床评价、临床试验等提出要求，进一步规范无源植入性医疗器械产品的注册申报和技术审评工作。

该指导原则对《关于公布医疗器械注册申报资料要求和批准证明文件格式的公告》(国家食品药品监督管理总局公告2014年第43号)中的试验产品描述、临床前研究资料、临床试验方案部分给予指导。临床试验方案应当符合《医疗器械临床试验质量管理规范》相关要求，并提交证明临床试验方案科学合理性的分析资料，如主要研究终点、对照组选择、样本量、随访时间等的确定依据。该指导原则要求申请人应按照相关要求提供申报资料。

该指导原则虽然为该类产品的临床试验审批申报资料的准备提供了初步指导和建议，但不会限制医疗器械相关管理部门对该类产品的技术审评、行政审批，以及申请人对该类产品临床试验审批申报资料的准备工作。同时，该指导原则也适用于需进行临床试验审批的第三类无源植入性医疗器械。

2. 国家药品监督管理局发布《证候类中药新药临床研究技术指导原则》

证候是对疾病（泛指非健康）发展到一定阶段的病因、病性、病位及病势等的高度概括，具体表现为一组有内在联系的症状和体征，是中医临床诊断和治疗的依据，证候类中药新药是指主治为证候的中药复方制剂新药。

国家药品监督管理局2018年11月发布《证候类中药新药临床研究技术指导原则》[①]（2018年第109号），为证候类中药新药临床试验的开展和有效性、安全性评价提供基础性指导，在证候类中药新药的处方来源、临床定位、证候诊断、临床试验基本研究思路、疗程及随访、有效性评价和安全性评价、试验质量控制与数据管理、说明书撰写等方面着重就有关中医药特殊性的考虑提出了原则性的要求。

对于证候类中药新药临床试验前的基本要求，该指导原则强调了进入临床研究阶段所必需的前提条件，例如，处方应具有充分的人用基础，并在前期临床实践中

---

① 国家药品监督管理局.关于发布证候类中药新药临床研究技术指导原则的通告（2018年第109号）[A/OL].（2018-11-01）[2019-05-29]. http://www.nmpa.gov.cn/WS04/CL2138/331783.html.

通过较为规范的临床观察，提示该证候类中药新药的初步疗效和安全性。鉴于目前中医证候动物模型的开发和药效学研究仍有一定局限性，故证候类中药新药的前期人用数据在证据等级上要优先于单纯的动物实验。

对于证候类中药新药临床试验设计的基本研究思路，该指导原则建议临床试验设计目前可以采取单纯中医证候研究模式、中医病证结合研究模式和以证统病研究模式，鼓励研制者可以根据品种特点自行选择适合的临床研究路径。但是，不论何种研究模式，从评价角度建议对照药应首选安慰剂，并建议证候疗效评价应逐渐从患者主观感受向客观化指标方向过渡发展。通过一些必要的深入研究，阐释清楚中医证候疗效的科学本质，用客观数据去证实中医证候诊治的科学性。

对于证候疗效评价，该指导原则丰富了证候疗效评价的指标，将其分为五大类：一是以目标症状或体征消失率/复常率，或临床控制率为疗效评价指标；二是患者报告结局指标，将患者"自评"与医生"他评"相结合；三是采用能够反映证候疗效的客观应答指标进行疗效评价；四是采用公认具有普适性或特异性的生存质量或生活能力、适应能力等量表，或采用基于科学原则所开发的中医证候疗效评价工具进行疗效评价；五是采用反映疾病的结局指标或替代指标进行疗效评价。无论采用哪一类疗效评价指标，均应当考虑所选评价指标是否与研究目的相一致，评价标准是否公认、科学合理，并应重视证候疗效的临床价值评估。

对于证候类中药新药临床试验的质量控制，该指导原则建议有必要通过一些现代科学技术方法把传统中医的一些主观定性判断通过客观定量的数据去呈现出来。这可使中医临床的实践过程规范化、标准化，确保临床试验数据采集的准确性和客观性，从而提高证候类中药新药临床试验的质量控制水平。

该指导原则为现阶段学术界、工业界及监管部门对证候类中药新药临床研究的基本考虑，后续将根据证候类中药新药研究实践经验的积累及学科进展情况，继续出台相关技术要求细则。

第 3 章 2018 年中国临床医学研究重要进展及成果选编

我国持续加强医药领域的科技布局，针对科技研发促进、创新基地建设、服务产业集成、产学研协同机制建立等进行了系统部署。科技部、药监局等部门以国家科技计划（专项、基金等）为依托，加大对临床医学领域自主创新的支持力度，统筹推进医药产品研发、临床应用、成果转化。为把握中国临床医学研究进展，本章选编了 2018 年中国临床医学研究的部分重要进展和成果。

入选的成果至少满足下列 1 条遴选标准：

①发表于 New England Journal of Medicine（NEMJ）、The Lancet、Journal of the American Medical Association（JAMA）、British Medical Journal（BMJ）等综合医学期刊；Nature、Cell、Science 等系列的顶尖学术期刊；学科领域 1 区期刊（以 JCR 分区为准）的临床医学研究论文。

②促进和推动创新药（1 类新药）和首仿药（3.1 类新药）上市的相关研究。

③具有重大国际/国内影响力，或具有较高临床应用价值和潜力的发明专利、新型产品。

④改写或被收入国际临床指南、国际疾病诊疗规范的研究。

⑤其他具有重要临床价值的新发现、新技术、新产品；能够变革临床诊疗模式或大幅提高诊疗效率的管理方法等。

需要说明，编写组通过 Web of Science 数据库检索、医药卫生领域权威媒体和第三方机构的评述检索等方式进行成果初筛，经专家组评定，遴选收录了 84 条代表性进展及成果，并与相关单位进行了核定。但由于条件和水平有限，部分代表性临床医学研究进展可能有所遗漏，敬请谅解。

一、重大科学发现

中国临床医学基础研究取得较大进展,研究人员深化对于肿瘤、心血管疾病、神经系统疾病、代谢系统疾病的机制研究,筛选出一批具有临床潜在应用价值的分子靶点,推动临床诊断、治疗、康复新方法的研发,重点布局项目初见成效,并在国际顶尖期刊上发表一批优秀论文。

1. PreCar 肝癌早期预警筛查项目先导试验数据公布

国家肝癌科学中心和广州南方医院拟共同牵头开展了国内多中心、前瞻性项目——"肝癌极早期预警筛查"(Prospective suRveillance for very Early hepato Cellular cARcinoma,Pre-Car)。项目计划建立规模达 1 万~1.5 万人的肝癌高危人群随访监控队列,开展为期 3 年的前瞻性队列研究,并通过高通量基因组测序等技术进行肝癌患者中极早期血清预警标志物的筛选、鉴定、应用研究。该项目有助于发展和提升我国肝癌防控水平,改善近亿肝病患者的生存质量,助力健康中国 2030 计划的顺利实施。2018 年 9 月 21 日,国家肝癌科学中心公布了先导试验的成果。数据显示,在 95% 特异性的要求下,肝癌极早期血清预警标志物的检测灵敏度超过了 90%;在 99% 特异性的要求下,灵敏度也达到了 87%。先导试验的结果表明,相较行业前期水平,肝癌极早期血清预警标志物可以多检出约 40% 的早发性肿瘤,同时减少约 80% 的假阳性结果,这一技术为万人规模前瞻性队列研究打下坚实的基础。

2. 发现人体内 PD-L1 溶酶体降解的新途径

上海交通大学仁济医院消化科研究团队发现了肿瘤免疫治疗的靶标程序性死亡配体 -1(PD-L1)的降解途径及相关调控因子 HIP1R。HIP1R 能够直接与 PD-L1 相互作用,并通过溶酶体靶向信号通路将 PD-L1 递送至溶酶体后进行降解。失去 PD-L1 的肿瘤细胞会被体内的 T 细胞杀伤。肿瘤细胞中 HIP1R 缺失将导致 PD-L1 累积,最终抑制 T 细胞介导的细胞毒性并促进肿瘤免疫逃逸。研究团队发现 HIP1R 与 PD-L1 的相互作用依赖于 PD-L1 的结构基序及定向至溶酶体的信号肽。研究团队根据 HIP1R 的作用机制设计了 PD-LYSO 多肽——该人工合成的多肽含有 HIP1R 与 PD-L1 结合的区域,以及将 PD-L1 介导至溶酶体的靶向区域,能够将肿瘤细胞内表达的 PD-L1 靶向递送至溶酶体并进行降解。2018 年 11 月,相关研究成果在线发表

于 *Nature Chemical Biology*[1]。此外，研究团队已经基于 PD-LYSO 多肽申请了相关的发明专利，并进行临床前研究，计划在发现 PD-L1 调控机制的基础上，开发了新的靶向疗法，为肿瘤的免疫治疗提供了新的靶点和策略。

3. 首次发现 cGAS 酶的促癌风险

同济大学医学院、附属肺科医院与生命科学与技术学院、附属第一妇婴保健院合作研究团队首次系统地阐释了 cGAS（环鸟苷酸-腺苷酸合成酶）完全独立于 DNA 识别功能的细胞核内的全新功能。cGAS 是一种 DNA 识别受体，其主要生物学作用是对外界病原微生物及人体细胞质内自身 DNA 进行识别，并促进 I 型干扰素和免疫因子产生，激活免疫应答。对 cGAS 的生理过程研究通常关注其在细胞质内的作用。此次研究团队首次发现 cGAS 的新功能——抑制 DNA 修复、促进肿瘤形成。cGAS 在细胞发生 DNA 损伤时可转位进入细胞核内，并被招募至 DNA 受损的位点，通过干扰 PAPR1/Timeless 复合体形成，抑制 DNA 双链断裂损伤修复，进而增加了基因组的不稳定性并最终增加了肿瘤生成风险。cGAS 对 DNA 修复的抑制作用是一条完全独立于其 DNA 识别功能的通路。cGAS "入核"是发挥 DNA 修复一直作用的关键因素，研究人员认为，如果将 cGAS 定位在胞浆内，阻止其"入核"，可能抑制 cGAS 在细胞核内的作用，这将把 cGAS 的功能研究推向一个崭新的领域，也为开发新型抗肿瘤药物提供了重要的潜在靶点。该成果于 2018 年 10 月发表在 *Nature*[2]，并被 *Nature Reviews Molecular Cell Biology* 作为亮点报道。

4. 发现 lncRNA 介导 T 细胞的肿瘤免疫反应

中山大学孙逸仙纪念医院的研究团队发现，长链非编码 RNA NKILA 能够促使肿瘤特异性 T 细胞被诱导凋亡，并提示一种增强肿瘤特异性 T 细胞免疫能力的途径：在体外敲除 T 细胞中的 NKILA，保证回输到体内的 T 细胞功能，增强肿瘤免疫治疗的效果。研究团队在乳腺癌研究中发现，肿瘤特异 T 细胞中的长链非编码 RNA 会对阻止其对肿瘤细胞的免疫机制。当 T 细胞未被激活时，T 细胞中的 NKILA 呈低表达状态；当 T 细胞被激活时，NKILA 则开始大量表达，后者能够通过抑制

---

[1] WANG H B, YAO H, LI C S, et al. HIP1R targets PD-L1 to lysosomal degradation to alter T cell-mediated cytotoxicity[J]. Nature chemical biology, 2019, 15（1）: 42–50.

[2] LIU H P, ZHANG H P, WU X Y, et al. Nuclear cGAS suppresses DNA repair and promotes tumorigenesis[J]. Nature, 2018, 563（7729）: 131–136.

NF-κB通路，削弱T细胞对肿瘤细胞的免疫反应，降低其对肿瘤细胞攻击的能力。基于对NKILA作用途径的发现，研究团队尝试在体外对T细胞进行修饰，沉默NKILA表达，再将处理过的T细胞回输至患有乳腺癌的小鼠模型体内，发现小鼠体内T细胞的NF-κB通路仍维持在激活状态。动物实验显示，小鼠体内T细胞数量明显增多，被杀伤的肿瘤细胞也相应地增多，肿瘤体积明显缩小。2018年10月，相关研究成果发表于 Nature Immunology[①]。

5. 发现肿瘤干细胞微环境治疗新靶点

中山大学孙逸仙纪念医院研究团队构建了肿瘤微环境异质性的临床模型，运用细胞膜蛋白CD10和GPR77为化疗耐受相关的成纤维细胞亚群贴上"身份标签"。成纤维细胞是肿瘤间质中数量最多的固有细胞成分，与其他炎症细胞不同，成纤维细胞缺乏有效的表面标记物，如何分选和特异靶向不同成纤维细胞亚群成为目前肿瘤微环境研究领域的前沿热点问题。该研究率先采用术前化疗作为研究肿瘤微环境异质性的临床模型，研究人员发现未经治疗的术前穿刺样本中，成纤维细胞数目与术前化疗敏感性无关。但是，经过术前化疗后，耐药样本的成纤维细胞数目明显高于敏感样本。同时，耐药样本分离出的成纤维细胞能诱导共培养的肿瘤细胞产生耐药性，而敏感样本分离的成纤维细胞则不能。研究人员通过对比耐药和敏感样本中成纤维细胞的表达谱，筛选出CD10、GPR77两个差异表达的膜蛋白，鉴定出$CD10^+GPR77^+$的成纤维细胞亚群，并发现这类型的成纤维细胞数目与乳腺癌/肺癌患者的预后和化疗敏感性相关。

此外，研究团队首次阐述了补体分子对炎症转录因子转录后修饰的调控作用。$CD10^+GPR77^+$的成纤维细胞亚群通过IL-6、IL-8途径维持肿瘤干细胞干性，导致肿瘤对于化疗的耐药性，IL-6、IL-8的分泌由持续激活的NF-κB信号调控，然而成纤维细胞亚群中NF-kB的持续激活不依赖IkB的降解。进一步研究发现，肿瘤微环境中的C5a作用于其受体GPR77，使下游RSK-1磷酸化，进而介导了非IKK依赖的p65的Ser536磷酸化。而这一位点的磷酸化是p300介导的p65 lys310乙酰化的基础。p65乙酰化导致p65持续滞留在细胞核内，导致了NF-kB信号的持续激活。

同时为了最大限度地模拟患者的肿瘤微环境，研究团队采用了患者来源异质瘤

---

① HUANG D, CHEN J N, YANG L B, et al. NKILA lncRNA promotes tumor immune evasion by sensitizing T cells to activation-induced cell death[J]. Nature immunology，2018，19（10）：1112−1125.

的动物模型。将富含 CD10$^+$GPR77$^+$ 成纤维细胞的人肿瘤标本移植到小鼠脂肪垫，再使用 GPR77 的阻断抗体进行治疗。结果显示，靶向 GPR77 可以减少肿瘤干细胞的数目和增强肿瘤化疗敏感性，为靶向肿瘤干细胞微环境的治疗提供新思路。2018 年 2 月，相关研究成果发表于 Cell[①]。

6. 鼻咽癌评价体系升级到分子分期

中山大学肿瘤防治中心的研究团队在鼻咽癌领域取得重要进展。他们在全球首次报道了 13 个信使 RNA（mRNA）分子标签，能有效预测局部晚期鼻咽癌转移和临床收益。我国约 70% 的鼻咽癌患者在就诊时已经处于局部区域晚期（无远处转移），而其中又有 20%～30% 的患者在治疗后会出现远处转移，这成为鼻咽癌治疗失败的主要原因。采用传统的肿瘤临床 N 分期方法，远处转移的预测准确性仅为 57%。该研究发现筛选了一组能够预测远处转移的变化基因，这意味着鼻咽癌预后评价体系已从解剖分期升级为分子分期，新发现的分子标签有望指导临床疗法选择。研究团队开展了迄今为止国际最大规模的鼻咽癌分子标志物研究，通过表达谱芯片对接受治疗后有或无远处转移的鼻咽癌组织进行全基因组表达水平的对比分析，从数万个基因中初步锁定 137 个差异表达基因，再利用回归分类器的统计方法筛选 13 个远处转移相关的基因构建分子标签，将患者分为高风险组和低风险组。结果显示，根据 13 个分子标签分组，高风险组患者 5 年远处转移率为 37%，而低风险组仅为 9%。不同患者可以选择适当的治疗方案，低风险组可以从传统化疗中受益，5 年远处转移率从 16% 降低至 5%，而高风险组则需要诱导化疗、联合靶向药物、免疫治疗等手段。此外，研究人员将这 13 个 mRNA 分子标签与 N 分期等临床指标相结合构建鼻咽癌远处转移线列图，并进行敏感性和特异性综合评价，发现能够将远处转移的预测准确率由 57% 提高至 75%。该项研究结果在佛山市第一人民医院、桂林医学院附属医院的患者样本中均得到了验证。2018 年 2 月，相关研究成果发表于 Lancet Oncology[②]。

[①] SU S, CHEN J, YAO H, et al. CD10（+）GPR77（+）cancer-associated fibroblasts promote cancer formation and chemoresistance by sustaining cancer stemness[J]. Cell, 2018, 172（4）: 841-856, e816.

[②] TANG X R, LI Y Q, LIANG S B, et al. Development and validation of a gene expression-based signature to predict distant metastasis in locoregionally advanced nasopharyngeal carcinoma: a retrospective, multicentre, cohort study[J]. Lancet oncology, 2018, 19（3）: 382-393.

7. 首次从细胞水平证明前列腺癌起源的多克隆性

北京医院研究团队在世界上首次从单细胞水平上根据不同前列腺癌 Gleason 评分描绘癌细胞的突变图谱，并发现同一患者不同部位的肿瘤异质性，从单细胞水平证明前列腺癌的起源多样性，前列腺癌既可能是单克隆性也可能是多克隆性。研究团队通过单细胞测序和激光显微切割等技术，逐个分离不同 Gleason 评分的肿细胞和癌旁细胞，在避免其他细胞的干扰的同时获取足够的基因信息。研究人员比较和分析拷贝数变异，发现不同 Gleason 评分的前列腺肿瘤组织中所含的拷贝数变化，而且同一肿瘤的不同位置中同一基因的表达具有空间异质性，为肿瘤的起源异质性提供了依据，进而为前列腺癌内分泌治疗耐药性相关的分子因素提供了理论依据。依据单细胞测序信息，研究人员筛选了 27 个可能作为免疫治疗靶点的突变基因，其中部分突变基因已被证实是癌基因产物或由体细胞突变引发，可用作免疫治疗的潜在靶点。相关研究结果于 2018 年 11 月发表于 *European Urology*[①]。

8. 发现胶质瘤的潜在治疗新靶点

首都医科大学附属北京天坛医院与香港科技大学、北京师范大学的研究团队描绘了 188 例继发胶质母细胞瘤的基因突变全景图。研究发现 MET 扩增、*PTPRZ1-MET* 融合基因及 MET 第 14 外显子跳跃（METex14）这三种 MET 基因相关的分子事件可能促进低级别胶质瘤向继发胶质母细胞瘤进展。*PTPRZ1-MET* 融合基因和 *METex14* 在继发胶质母细胞瘤中的发生率高达 14%。对 *PTPRZ1-MET* 融合基因及 *METex14* 的生物学功能研究将确认其能引发 MET 通路的异常激活，从而促进胶质瘤的恶性进展。

研究团队对 18 例标准治疗失败、*PTPRZ1-MET* 融合基因阳性的复发高级别胶质瘤患者进行伯瑞替尼（PLB-1001）I 期临床实验（NCT02978261），结果显示，PLB-1001 表现出较高的安全性，并使两名化疗耐药的继发胶质母细胞瘤患者的肿瘤缩小，症状缓解。基于上述结果，研究团队认为 *PTPRZ1-MET* 和 *METex14* 两种突变是特异性较高的生物标志物，易于通过生物标志物建立可推广的临床诊断方法。临床试验中的 MET 单靶点抑制剂展现出令人振奋的疗效，这一研究成果如能成功应用，

---

① SU F，ZHANG W，ZHANG D L，et al. Spatial intratumor genomic heterogeneity within localized prostate cancer revealed by single-nucleus sequencing[J]. European urology，2018，74（5）：551-559.

即可在临床上为约14%的继发性胶质母细胞瘤患者提供有效的靶向治疗手段。同时，由于复发的胶质母细胞瘤具有异质性，将来还需要进一步研究伯瑞替尼联合放化疗等综合治疗策略的可行性。相关研究结果于2018年11月发表于 Cell[①]。

9. 揭示胃癌精准治疗新机制

胃癌是一类基因异质性较大的疾病，其组织中肿瘤突变量（TMLs）存在显著差异。天津医科大学肿瘤医院的研究显示，MSI-H或POLE突变的胃癌样本表现为较高的DNA错配修复缺陷（MMR）和TMLs。MUC16是胃癌中最常见的突变基因，但其与肿瘤突变量和患者预后的关系尚未明确。研究人员探索了MUC16突变与TML的关系，以及其是否影响胃癌患者的预后。

研究团队从TCGA数据库中获取了437例胃癌患者的体细胞突变和基因表达数据；从既往的研究中获取亚洲队列患者的临床和特细胞突变数据。针对437例TCGA胃癌的外显子组和转录组数据分析发现，MUC16基因突变与胃癌高突变负荷（OR = 1.87；95% CI：1.49 ~ 2.36；$P < 0.001$）和良好预后相关（HR = 0.61；95% CI：0.42 ~ 0.89；$P = 0.01$）；MUC16突变的胃癌样本出现了免疫反应通路的激活和上调。

该研究充分发挥天津医科大学肿瘤医院的生物信息学优势，整合与利用TCGA和已发表的胃癌测序数据，系统阐述了MUC16基因突变、肿瘤突变负荷与胃癌患者预后的关系，为精准医学和今后胃癌的免疫治疗提供更多的理论基础。相关研究结果于2018年12月发表于 JAMA Oncology[②]。

10. 开展21种神经内分泌肿瘤体细胞突变的泛癌分析

上海交通大学医学院附属瑞金医院的研究团队通过泛癌分析研究了21种神经内分泌肿瘤类型的体细胞突变，确定了86个候选驱动基因。进一步分析这些基因的药理和面板测序为神经网络提供了潜在的诊断和治疗靶点。突变特征和突变基因在良性和恶性神经内分泌肿瘤（NETs）中有所不同；一些候选驱动基因在一种肿瘤类型中是高度特异的，而另一些则在整个网络中很常见。新发现的86个候选驱动基因的

---

① HU H M，MU Q H，BAO Z S，et al. Mutational landscape of secondary glioblastoma guides MET-targeted trial in brain tumor[J]. Cell，2018，175（6）：1665-1678.

② LI X C，PASCHE B，ZHANG W，et al. Association of MUC16 mutation with tumor mutation load and outcomes in patients with gastric cancer[J]. JAMA oncology，2018，4（12）：1691-1698.

进一步测序分析能够为 NETs 提供了潜在的诊断和治疗目标。2018 年 5 月，相关研究成果发表于 *Cell Research*[①]。

11. 揭示硝酸甘油耐受的表观遗传学调控新机制

硝酸甘油是经典的抗心肌缺血药物，在临床上应用长达 150 年，因其起效快速，效果显著，目前仍是冠心病患者急诊处置的首选。然而持续使用 24～48 h 后即出现药物耐受，这极大地限制了其长程疗效。因此，研究硝酸甘油耐受的机制并找到干预措施是长期以来心血管研究领域亟待解决的问题之一。

中南大学湘雅医院研究团队率先将表观遗传学理论和技术引入硝酸甘油耐受研究，运用经典的硝酸甘油耐受模型并结合临床和细胞学证据，发现硝酸甘油耐受时，内皮细胞内 miR-199 明显升高；miR-199 通过干扰花生四烯酸正常代谢，使花生四烯酸通路中的缩血管路径占优势，从而导致耐受现象；COX1 抑制剂、前列环素模拟物和血栓烷素受体拮抗剂可逆转硝酸甘油耐受。研究团队揭示了 miR-199 异常升高所致的前列环素合酶（PTGIS）失活是硝酸甘油耐受的关键机制，并发现吲哚美辛、伊洛前列素、SQ29548 能逆转硝酸甘油耐受。该研究结果不仅对硝酸甘油耐受现象提供了新解释，而且为逆转硝酸甘油耐受提供了可行的治疗措施。2018 年 7 月，相关研究结果于发表于 *Circulation*[②]。

12. 发现急性主动脉夹层的新的诊断标志物

首都医科大学附属北京安贞医院的研究团队通过回顾性分析和前瞻性验证，发现可溶性 ST2（sST2）可作为急性主动脉夹层（Actue Aortic Dissection，AAD）的诊断标志物，为临床上早期鉴别诊断该疾病提供了科学依据。

急性主动脉夹层（Actue Aortic Dissection，AAD）是高致命性的临床急症，未经治疗情况下，每小时会增加 1%～2% 的死亡风险，及时的早期诊断至关重要。然而，AAD 早期诊断的巨大挑战之一是如何与其他突发性剧烈胸痛进行区分，如急性心肌梗死（Acute Myocardial Infarction，AMI）、肺栓塞（Pulmonary Embolism，

---

① CAO Y A, ZHOU W W, LI L, et al. Pan-cancer analysis of somatic mutations across 21 neuroendocrine tumor types[J]. Cell research, 2018, 28（5）: 601-604.

② BAI Y P, ZHANG J X, SUN Q, et al. Induction of microRNA-199 by nitric oxide in endothelial cells is required for nitrovasodilator resistance via targeting of prostaglandin I2 synthase[J]. Circulation, 2018, 138（4）: 397-411.

PE）等。若将 AAD 误诊为 AMI 或 PE，抑或溶栓药物使用不当，往往会导致大出血或 AAD 恶化，因此临床诊疗急需一种能够准确诊断早期 AAD 的生物标志物。

ST2 是白介素 −1 受体家族成员，包括跨膜部分（ST2L）和可溶性亚型（sST2），其中 sST2 可分泌到血液循环系统中，且在多种炎症疾病和心脏疾病中增高。研究团队测定了 1360 名患者的 sST2 血浆浓度以分析其与 AAD 发病的关系，其中包括 1027 名回顾性研究对象和 333 位初步怀疑 AAD 的患者，后者被纳入前瞻性验证队列。研究团队在回顾性研究中发现，在症状出现的 24 h 内 AAD 患者的 sST2 水平高于疾病对照组的 AMI 患者或 PE 患者；在前瞻性验证队列中证实，AAD 患者 sST2 升高幅度最大，而 AMI、PE 和心绞痛患者 sST2 变化幅度相对较小。此外，AAD 患者 ROC 曲线下面积与急诊科 24 h 内对照患者对比后发现，急诊疑似 AAD 患者的 sST2 总体诊断性能优于 D− 二聚体或肌钙蛋白 I（cTnI），后者被证实在 AAD 患者诊断中具有临床意义。

本研究首次建立了 sST2 与 AAD 的关联，提出 sST2 可作为 AAD 的鉴别诊断标志物，对 sST2 进行多角度的综合预测分析，推荐了可应用于临床诊断的临界值，量化了鉴别诊断过程中的灵敏度和特异度等评估指标，提出 sST2 与 D− 二聚体联合的诊断方案，有助于临床上早期确诊 AAD，减少患者死亡率。相关研究结果于 2018 年 1 月发表于 *Circulation*[1]。

13. 发现人工血管再生机制，推动可降解人工血管构建

人工血管、冠脉支架、心脏瓣膜等植入人工材料，已广泛应用于心血管疾病治疗。但是，小口径人工血管由于再狭窄发生率高，目前还没有成功的临床应用。南开大学与英国伦敦大学国王学院的联合研究团队，在上述设想的关键环节——人工血管再生机制研究方面取得突破性进展，首次揭示了 DKK3 通过与血管祖细胞表面的 CXCR7 受体结合激活下游相关信号通路，从而诱导血管祖细胞迁移的机制。

研究人员通过学科交叉展开联合攻关，利用一种在血管再生重构中具有关键作用的蛋白 Dickkopf 3（DKK3），构建了具有递送 DKK3 功能的人工血管，并通过体内血管移植模型考察 DKK3 在诱导血管祖细胞定向迁移和促进组织再生方面的重要

---

[1] WANG Y, TAN X, GAO H, et al. Magnitude of soluble ST2 as a novel biomarker for acute aortic dissection[J]. Circulation, 2018, 137（3）: 259−269.

作用。2018年8月，相关研究成果发表于 Circulation Research[①]。

14. 评估新版美国高血压指南对我国的心血管病防控的应用效果

2017新版美国高血压指南下调了高血压诊断的切点，将血压130～139/80～89 mmHg定义为1级高血压。依照新标准，我国高血压患者数量将大幅增加，而这血压水平对人群心血管风险的影响程度也需要数据支撑。

首都医科大学附属北京安贞医院对中国人群血压水平与心血管风险进行了分析验证。基于北京市心肺血管疾病研究所牵头的人群队列项目，研究团队分析21441人的20年随访数据，发现对于中青年（35～59岁）居民而言，与血压＜120/80 mmHg者相比，新定义的1级高血压患者的总心血管病风险发病增加78%，冠心病风险增加77%，脑卒中风险增加79%，心血管病死亡风险增加1.5倍；13.4%的心血管事件及26.5%的心血管死亡归因于1级高血压；中青年居民血压在130～139/80～89 mmHg者在15年后有65%血压进展为≥140/90 mmHg，其心血管病风险比血压仍＜130/80 mmHg者增加了2.01倍，即使血压在15年间维持在130～139/80～89 mmHg，其风险也增加了1.28倍。而对于≥60岁居民，与＜120/80 mmHg相比，130～139/80～89 mmHg这一血压水平的风险未见明显升高，只有血压≥140/90 mmHg时风险才显著增加。

通过这一研究，提示我国中青年人群早期控制血压具有重要意义，而老年人群中将130～139/80～89 mmHg诊断为高血压并将血压降至130/80 mmHg以下尚需谨慎。相关研究结果于2018年9月发表于 Journal of the American College of Cardiology[②]。

15. 发现血清三甲胺N-氧化物浓度与高血压患者首发卒中正相关

南方医科大学南方医院的研究人员基于中国脑卒中一级预防试验（n=20 702），组织进行了一项纳入622例首发脑卒中病例及622例匹配对照的巢式病例对照研究。结果显示，首发脑卒中风险随血清三甲胺N-氧化物（TMAO）水平的增加而增高。

---

① ISSA BHALOO S，WU Y，LE BRAS A，et al. Binding of dickkopf-3 to CXCR7 enhances vascular progenitor cell migration and degradable graft regeneration[J].Circulation research，2018，123（4）：451–466.

② QI Y，HAN X Y，ZHAO D，et al. Long-term cardiovascular risk associated with stage 1 hypertension defined by the 2017 ACC/AHA hypertension guideline[J].Journal of the American college of cardiology，2018，72（11）：1201–1210.

TMAO 的自然对数 log 值每增加 1，首发脑卒中风险可增加 22%（OR=1.22，95% CI：1.02～1.46）。与 TMAO 水平处于最低三分位组（＜1.79 μmol/L）者相比，TMAO 水平处于第二、三分位组（TMAO≥1.79 μmol/L）及最高三分位组（≥3.19 μmol/L）者的首发卒中风险均显著增加，OR 值分别为 1.34（95% CI：1.00～1.81）和 1.43（95% CI：1.02～2.01）。研究人员还发现，血清视黄醇水平与高血压患者的首发脑卒中发生风险呈显著负相关；与血清视黄醇位于最低四分位水平的患者相比，位于第二至最高四分位的患者脑卒中风险显著下降 36%（OR，0.64，95% CI：0.46～0.88）。在基线同型半胱氨酸水平较低人群，血清视黄醇与首发脑卒中发病风险具有更强的负向关联。

该研究首次证实了 TMAO 和视黄醇与脑卒中发生风险的显著关联，将为脑卒中的防治提供新的治疗靶点和策略。2018 年 9 月，相关研究成果发表于 *Stroke*[①]。

16. PURE 研究揭示过多睡眠以增加心血管疾病风险

中国医学科学院阜外医院研究团队基于覆盖 21 个国家的 11.6 万人的"前瞻性城乡对照流行病学"（Prospective Urban Rural Epidemiology，PURE）研究，分析并提出睡眠时长与主要心血管事件、全因死亡之间的 J 型关联性。研究团队将所有参与者的每日总睡眠时间分为≤6 h、6～8 h、8～9 h、9～10 h、＞10 h 共 5 组，经年龄、性别、心血管危险等因素调整后，发现 6～8 h 总睡眠时间的人死亡与心血管事件复合终点率最低，而≤6 h、8～9 h、9～10 h、＞10 h 的复合终点率分别增加了 9%、5%、17%、41%。基于大规模队列分析结果，研究团队认为过长的睡眠可能意味着潜在的疾病或危险因素，并建议医生在心血管疾病患者的临床问诊中详细询问患者的睡眠情况。同时研究人员也指出，针对过多睡眠等不良生活模式是否需要采取干预调整措施，相关问题还有待进一步的医学研究论证。相关研究结果于 2018 年 12 月发表于 *European Heart Journal*[②]。

---

① NIE J, XIE L L, ZHAO B X, et al. Serum trimethylamine N-oxide concentration is positively associated with first stroke in hypertensive patients[J]. Stroke, 2018, 49（9）：2021-2028.

② WANG C, BANGDIWALA S I, RANGARAJAN S, et al. Association of estimated sleep duration and naps with mortality and cardiovascular events：a study of 116 632 people from 21 countries[J].European heart journal, 2019, 40（20）：1620-1629.

17. 冠脉狭窄的人工判读结果差异较大

中国医学科学院阜外医院发布了"中国冠心病医疗结果评价和临床转化研究"（China PEACE）的最新分析结果，发现与计算机辅助的定量冠脉造影（QCA）相比，临床医生通过目测判读（PVA）倾向于高估冠脉的狭窄程度，且医院间及医生间判读差异较大。

研究随机选择了35家医院的1295例住院接受经皮冠脉介入治疗（PCI）的冠心病患者，其中689例为非急性心梗患者，606例为急性心梗患者。患者的冠脉造影影像资料分配至中美两个采用计算机辅助的QCA的核心实验室，由有经验QCA判读人员在盲态下（独立于医生目测判读结果）进行再分析。比较结果显示：与QCA相比，PVA对于冠脉狭窄程度高估了约16%，高估的程度约为美国同类研究的两倍。不同医院间PVA高估的狭窄程度为7.6%～21.3%，不同医生之间的差异为6.9%～26.4%。

近10年来，我国PCI手术量激增。冠脉狭窄程度是决定血管重建的重要因素之一，尽管我国已建立PCI准入标准，并对相应机构和介入医生进行系统的培训和质量控制，但在冠脉狭窄程度准确性判读方面，研究有限。目前大部分PCI手术是在冠脉造影后即刻进行的，对狭窄程度的判断更多依赖术者的个人经验，其准确性更加令人担忧。因此，研究人员建议，除QCA外，临床医生应尽可能地采用负荷试验、FFR等功能型评估方法，更客观地选择适合PCI的患者，进而缓解PCI手术压力，这对于当前医疗资源相对不足的发展中国家具有深远意义。2018年2月，相关研究成果发表于 *JAMA Internal Medicine*[①]。

18. 我国"十二五"高血压抽样调查结果公布

中国医学科学院阜外医院国家心血管病中心公布了我国"十二五"高血压抽样调查结果（CHS）公布。CHS研究是国家"十二五"科技支撑计划重点项目资助的重大研究，旨在明确我国高血压患病和治疗现状。研究以多阶段分层随机抽样预先确定调查对象，在2012年10月至2015年12月期间，收集了来自全国31个省（区、市）共计451 755例调查对象的高血压及心血管病相关数据。相关数据于2018年3

---

① ZHANG H B, MU L, HU S, et al. Comparison of physician visual assessment with quantitative coronary angiography in assessment of stenosis severity in China[J]. JAMA internal medicine, 2018, 178（2）: 239-247.

月发表于 Circulation①。Circulation 配发同期评述②，强调了中国庞大的高血压患者群体引人注目。

研究中，高血压定义为收缩压≥140 mmHg和（或）舒张压≥90 mmHg，或近两周内服用降压类药物。正常高值血压的定义是收缩压在120～139 mmHg和（或）舒张压在80～89 mmHg，且未服用降压类药物。结果显示，我国≥18岁成人中约2.45亿（23.2%）患有高血压；高血压的知晓率、治疗率和控制率分别为46.9%、40.7%和15.3%；68.3%的患者在接受单药降压治疗，其中钙通道拮抗剂是最常用的降压药物（占46.5%），31.7%的高血压患者应用了≥2种降压药物；还有4.35亿人（41.3%）处于"正常高值血压"状态。

此外，我国城市与农村高血压患病率差异无统计学意义。地区方面，大中型城市成为高血压患病热点的分布特点，北京、天津和上海居民的高血压患病率较高，分别为35.9%、34.5%和29.1%。

目前我国成年高血压患者中，超过半数高血压患者未测量过血压（知晓率＜50%），血压控制达标率仅为7%～16%。CHS结果显示，联合降压药物使用率仅为20%～30%，而多年来大量随机对照临床试验和临床实践调查已证实，70%确诊的高血压患者需同时使用2种及以上降压药物治疗才能将血压控制为＜140/90 mmHg。心血管病为全因死亡构成中第一病因，这意味着目前临床高血压的治疗亟须理念更新和策略改进。

19. 干细胞的神经组织模块构建及神经损伤修复研究取得突破性进展

大多数脊髓损伤患者即使髓并没有被完全切断，但躯体仍从损伤部位以下都瘫痪。南通大学、美国波士顿儿童医院和布莱根妇女医院的研究团队对上述情况取得新发现，并证实当全身给药时，一种小分子化合物能够激活瘫痪的小鼠中的这些神经回路，从而恢复它们的行走能力。这是基于干细胞的神经组织模块构建和神经损伤修复研究中的突破性进展，引发再生微环境与神经损伤修复的相关性讨论。

研究人员从基于硬膜外电刺激（Epidural Electrical Stimulation）的策略中得到启

---

① WANG Z W, CHEN Z, ZHANG L F, et al. Status of hypertension in China results from the China hypertension survey, 2012—2015[J]. Circulation, 2018, 137（22）: 2344–2356.

② CAMPBELL N R C, ZHANG X H, Hypertension in China time to transition from knowing the problem to implementing the solution[J]. Circulation, 2018, 137（22）: 2357–2359.

发，将电流施加到脊髓的下部，结合康复训练，能够让一些患者恢复运动。这种策略也是唯一一种对脊髓损伤患者有效的治疗方法。硬膜外电刺激似乎会影响神经元的兴奋性（即放电性）。但是，在刺激停止时，刺激效果就消失了。研究人员尝试提出一种药物方法来模拟这种刺激，并更好地理解其作用模式。

研究人员选取一些已知可改变神经元兴奋性并且能够穿过血脑屏障的化合物，将其通过腹膜内注射到瘫痪小鼠体内。结果发现，一种化合物CLP290表现出显著的效果，让瘫痪小鼠在治疗四至五周后恢复行走能力。在停止治疗两周后，这些小鼠的行走分数评价仍然高于对照组。

受损脊髓中的抑制性神经元对运动功能的恢复是至关重要的，CLP290能够激活细胞膜离子通道蛋白KCC2，脊髓遭受损伤后，受损神经元产生的KCC2显著减少。因此，研究人员发现神经元无法对来自大脑的信号做出正确的反应，实际上，大脑告诉四肢移动的命令不会被传递。

通过使用CLP290或遗传技术恢复KCC2表达，这些抑制性神经元能够再次接收来自大脑的抑制性信号，使脊髓回路转向激发，从而使得神经元对来自大脑的输入信号更加敏感，最终能够使因脊髓损伤失去功能的脊髓回路恢复。

研究人员将继续研究其他KCC2激动剂，这些药物或恢复KCC2的基因疗法，可与硬膜外电刺激相结合，最大限度地提高患者在遭受脊髓损伤后的功能。2018年7月，相关研究成果发表于 *Cell* [①]。

20. 发现控制排尿的关键神经机制

陆军军医大学西南医院、重庆西南医院、中科院上海神经研究所的研究团队首次发现运动皮层中300多个神经元是控制排尿的关键枢纽，鉴定了皮层排尿环路，在排尿控制的基础研究领域取得较大突破。

排尿过程是个非常复杂的活动，它包含储尿期和排尿期，其间需要膀胱和尿道的精密协同，其中中枢神经调控扮演至关重要的角色。传统观点认为排尿过程中脑桥排尿中枢发出指令，向下调节脊髓等，最后至膀胱尿道。然而，除控制排尿转换的神经机制是否需要接受皮层回路的高级控制，这个问题还未得到明确回答。研究团队利用病毒追踪、在体光纤光度法、光遗传学等技术，在运动皮层中鉴定出初级

---

① CHEN B, LI Y, YU B, et al. Reactivation of dormant relay pathways in injured spinal cord by KCC2 manipulations[J]. Cell, 2018, 174（3）: 521-535.

运动皮层中的第 5 层神经元的 300 多个神经元活动与小鼠的排尿过程紧密相关,通过光遗传技术发现激活这些神经元能够引起膀胱收缩,并通过对脑桥排尿中枢的投射引发排尿,沉默相关神经元会损害排尿并导致尿液滞留。

2018 年 10 月,相关研究成果发表于 *Nature Neuroscience*[①]。*Nature Neuroscience* 发表点评,对团队工作给予高度赞扬:该研究不仅为解析排尿控制的神经机制提供了新的理论基础,也为排尿功能障碍相关疾病的治疗提供了新的切入点。

21. 发现抗精神病药疗效个体差异的新型易感基因

北京大学第六医院的研究团队牵头设计组织的 CAPOC(Chinese Antipsychotics Pharmacogenomics Consortium)研究,旨在评价抗精神病药治疗精神分裂症急性期疗效个体差异的遗传机制。该研究对质控后 2413 例精神分裂症患者随机入组 7 种常见抗精神病药物治疗组,采用 Illumina 中华 8 全基因组 SNP 芯片检测,以治疗后阳性与阴性症状量表(PANSS)减分率为主要结局指标。发现多种药物存在共同的非多巴胺拮抗机制的新型靶基因,如在神经发育过程中有重要调节作用的表皮生长因子样蛋白(MEGF10,5q23.2)及原钙黏蛋白(PCDH7,4p15)。上述发现在第二阶段 1379 例独立验证样本中获充分验证,且不同种类抗精神病药有特异性易感基因,如利培酮疗效与 SLC1A1 基因及 GRIN2B 基因、奥氮平疗效与 CANCA1C 基因、阿立哌唑疗效与 CNTN4 基因及 PCDH7 基因等关联。

该研究突破经典药物基因组学研究只寻找单个易感位点的思路,纳入多基因风险对药物疗效预测的判别分析并取得较好预测效度。2018 年 4 月,CAPOC 主要研究成果于发表于 *Lancet Psychiatry*[②]。

22. 揭示蛋白激酶 PKMζ 是抑郁症发生的潜在分子基础

北京大学第六医院的研究团队发现了蛋白激酶 PKMζ 介导的抑郁样行为的调节作用及对抗抑郁药的反应。内侧前额叶皮层(mPFC)的神经元萎缩和突触结构和功能的改变被认为与抑郁症的发病机制有关,但其分子机制仍不明确。蛋白激酶

---

① YAO J W, ZHANG Q C, LIAO X, et al. A corticopontine circuit for initiation of urination[J]. Nature neuroscience, 2018, 21 (11): 1541-1550.

② YU H, YAN H, WANG L F, et al. Five novel loci associated with antipsychotic treatment response in patients with schizophrenia: a genome-wide association study[J]. Lancet psychiatry, 2018, 5 (4): 327-338.

Mζ（PKMζ）是脑内一种特异性非典型蛋白激酶，对维持长时程增强和储存记忆非常重要。研究人员在慢性不可预见性应激和习得性无助两种抑郁症动物模型中，发现慢性应激能够降低 mPFC 中 PKMζ 的表达，过表达 PKMζ 分子能够逆转慢性应激诱导的抑郁样和焦虑样行为，抑制 mPFC 中的 PKMζ 可以在亚慢性应激中诱导出抑郁样行为。

此外，慢性应激导致的突触蛋白缺失及树突棘密度和 mEPSC 的频率减少也能被 PKMζ 过表达逆转，并且在亚慢性应激大鼠中抑制 PKMζ 还能引起突触结构的改变和功能的降低。传统抗抑郁药氟西汀和地西泮及新型抗抑郁药氯胺酮均可增加 PKMζ 的表达，并且 PKMζ 介导了氯胺酮的抗抑郁作用。

研究结果证明了前额叶皮层的蛋白激酶 PKMζ 分子可以通过调节树突棘的结构、突触相关分子的表达及突触可塑性，从而参与抑郁样行为的发生及传统和新型抗抑郁药的功能，进而揭示前额叶皮层 PKMζ 是抑郁症发生的分子基础，为开发新型抗抑郁药提供了潜在的靶标。相关研究结果于 2018 年 9 月发表于 *Molecular Psychiatry*[①]。

23. 提出基于 NMDA 受体 2B 亚基的快速抗抑郁作用新理论

北京大学第六医院的研究团队创新性地提出了基于 NMDA 受体 2B 亚基的快速抗抑郁作用新理论，发现特异性抑制死亡相关蛋白激酶 1（DAPK1）与 GluN2B 亚基的相互作用能产生快速而持久的抗抑郁效果。

以往研究表明 NMDA 受体拮抗剂具有快速抗抑郁效果，尤其是氯氨酮对于难治性或有自杀倾向的抑郁症或双相情感障碍患者有良好效果，但是其快速抗抑郁作用机制目前尚不清楚。该研究发现，慢性应激导致前额叶皮层的星形胶质细胞失调、细胞外谷氨酸蓄积并溢出到突触外、激活突触外含 GluN2B 亚基的 NMDA 受体。在这个过程中细胞 DAPK1 的持续活化及其与 GluN2B 亚基的结合增加并磷酸化 GluN2B 亚基第 1303 位的丝氨酸是导致含 GluN2B 亚基的 NMDA 受体激活的关键因子。通过药理学或基因干预手段抑制 DAPK1 或给予特异性阻断 DAPK1 与 GluN2B 亚基结合的干扰肽均能产生快速而持久的抗抑郁作用，并且逆转前额叶皮层中慢性应激引起的分子改变和突触蛋白缺失。NMDA 受体 GluN2B 亚基的选择性拮抗剂艾

---

① YAN W, LIU J F, HAN Y, et al. Protein kinase Mζ in medial prefrontal cortex mediates depressive-like behavior and antidepressant response[J]. Molecular psychiatry，2018，23（9）：1878-1891.

芬地尔也能产生快速抗抑郁作用，且没有成瘾性。

由此，研究团队提出了突触外 DAPK1 与 NMDA 受体 2B 亚基相互作用介导快速抗抑郁作用的新假说，为研发新一代快速抗抑郁药物提供了理论依据和候选靶标。2018 年 3 月，研究结果于发表于 *Molecular Psychiatry*[①]。

24. 发现孤独症诊断标准的遗传学依据

温州医科大学联合中南大学湘雅医院/生命科学学院、中国科学院北京生命科学研究院等联合研究团队，首次从遗传学角度分析孤独症不同亚型的相似性与差异性，为第 5 版孤独症分型与诊断标准提供了证据。

美国精神病学会制定的精神障碍诊断与统计手册第 4 版，根据孤独症的临床表型将孤独症分为 3 个亚型：典型孤独症、广泛性发育障碍、阿斯伯格综合征。然而最新的第 5 版不再对孤独症进行亚型分类，统称为孤独症谱系障碍。这一变化引起一定的学术争议。

该项研究中，研究人员通过分析入组的 1628 例典型孤独症患者、1564 例广泛性发育障碍患者、276 例阿斯伯格综合征患者及 2299 例对照人群，从新发突变、致病基因、脑表达模式和生物学通路等方面，解析孤独症 3 种亚型的遗传相关性。结果显示，典型孤独症患者和广泛性发育障碍患者共享大量的新发突变、致病基因、脑表达模式及生物学通路，但是阿斯伯格综合征患者表现出更多的特异性。

研究人员认为，该研究从遗传学的角度拓展了学界对孤独症的理解，并印证了第 5 版指南将亚型合并的合理性。典型孤独症、广泛性发育障碍可合并研究，但阿斯伯格综合征患者是否可整合研究还有待进一步探索。2018 年 6 月，相关研究成果在线发表于 *Molecular Psychiatry*[②]。

25. 鉴定出帕金森病新风险基因

中南大学湘雅医院神经内科、国家老年疾病临床医学研究中心、中南大学医学遗传学研究中心的研究团队采用 denovo 突变分析策略结合新一代测序技术在中国帕金森病（Parkinson's Disease，PD）患者人群中鉴定出 PD 新风险基因 NUS1。

---

① LI S X, HAN Y, XU L Z, et al. Uncoupling DAPK1 from NMDA receptor GluN2B subunit exerts rapid antidepressant-like effects[J]. Molecular psychiatry, 2018, 23（3）: 597-608.

② LI J, HU S, ZHANG K, et al. A comparative study of the genetic components of three subcategories of autism spectrum disorder[J]. Molecular psychiatry, 2019, 24（11）: 1720-1731.

研究团队首先采用全外显子组测序（Whole Exome Sequencing，WES）技术对39个早发型帕金森病（Early Onset Parkinson's Disease，EOPD）的核心家系基因进行分析，筛选到12个新候选基因；此后采取了两个阶段的验证：第一阶段，在中国1852例散发PD患者及1565例正常对照中进行验证筛选，发现NUS1基因罕见变异的频率分布存在统计学差异（P=0.03）；第二阶段，在一个包括3237例散发PD患者和2858例正常对照的多中心队列中再次进行验证，发现PD患者携带更多的NUS1基因罕见变异（$P=1.01\times 10^{-5}$，OR=11.3）；再者，研究团队发现NUS1基因的C.691+3dupA变异可导致剪接位点改变，产生loss of function作用，研究人员在NUS1基因表达敲除的果蝇模型中观察到运动减少、多巴胺能神经元丢失、多巴胺递质下降等表型，均提示NUS1基因可能在PD发生发展中起作用。这是在中国PD人群中首次鉴定出PD新风险基因，提出了PD发生发展的新思想，其临床意义在于有助于PD的早期预警、早期诊断与早期干预。2018年11月，相关研究成果发表于 Proceedings of the National Academy of Sciences of the United States of America（PNAS）[①]。

26. 发现帕金森病致病基因前驱期表型新机制

帕金森病是老年人群中最常见的运动障碍性疾病，其遗传基因和相应表型是揭示和了解发病机制的窗口。LRRK2基因是晚发型帕金森病最常见致病基因，证据表明其携带者常较非携带者具有更好的认知功能、嗅觉功能、睡眠节律，同时该人群的疾病进展相对较慢，血、脑脊液炎症因子指标较高，然而目前上述临床特点即基因表型产生的机制尚不能由已知证据解释。

早期研究发现，LRRK2携带者脑内乙酰胆碱能系统功能上调能够解释该亚型的临床特征，同时此乙酰胆碱能递质增加可能与该基因相关的炎症系统激活互为因果。首都医科大学宣武医院的研究团队通过使用胆碱能特异性分子标志物11C-PMP及正电子断层计算机扫描成像对帕金森病最常见致病基因LRRK2携带者进行研究，发现临床前期及临床期的LRRK2携带者大脑皮质、默认网络相关脑区、边缘网络相关脑区及丘脑的乙酰胆碱酶水解速率均明显上升。这意味着LRRK2基因对脑内乙酰胆碱能递质具有上调作用。经年龄校正，LRRK2携带者脑内乙酰胆碱能活性上

---

① GUO J F，ZHANG L，LI K，et al. Coding mutations in NUS1 contribute to Parkinson's disease[J]. Proceedings of the national academy of sciences of the united states of america，2018，115（45）：11567-11572.

调依然存在。

该研究是目前唯一的帕金森病基因携带者非多巴胺能前驱期研究一部分，确定了 LRRK2 携带者脑内乙酰胆碱能系统较特发性帕金森病患者反常上调，该上调可能解释了疾病亚型的临床特点，并可能与乙酰胆碱在炎症调节中的重要作用相关，同时对于炎症和免疫在帕金森病发病中的作用提供了一定证据。对于帕金森病的早期预警预测，分子分型及相应的精准干预具有一定意义。2018 年 2 月，相关研究结果发表于 Lancet Neurology[①]。

27. 发现可调控人体胆固醇吸收新基因

中国科学院大学、武汉大学、新疆医科大学附属第一医院、上海科技大学和中科院上海生命科学研究院的联合研究团队合作，发现一个可调控人体血液中胆固醇说的新基因突变。研究团队通过流行病学调查发现，新疆维吾尔自治区哈萨克族部分人群体内存在基因变体，基因突变携带者除胆固醇水平降低外，身体各项指标健康。研究人员选取了哈萨克族一个家系，分析 508 个家系成员的基因组 DNA，最终在血脂低的人群体内发现一个新的突变位点，位于 LIMA1 基因区域中，这个变异与他们身上胆固醇浓度低相关。研究团队的深入研究发现，具有较低血液 LDL-C 水平的人携带 LIMA1 基因突变，而那些没有携带 LIMA1 基因突变的人具有正常的血液 LDL-C 水平。这意味着 LIMA1 蛋白可能是 LDL-C 的一种调节剂。小鼠实验显示，LIMA1 蛋白在小鼠小肠中表达。通过分子水平的研究，研究团队发现 LIMA1 介导小肠胆固醇吸收的功能和作用机制。该研究为降胆固醇提供了新的药物研发靶点，还有助于理解为什么哈萨克族人虽然食用较多牛羊肉，但心脑血管疾病患病率低于汉族人群。此外，合成 LIMA1 蛋白，有望帮助人们开发出降低人体内的胆固醇水平的药物，降低心血管疾病的患病风险。2018 年 6 月，相关研究成果发表于 Science[②]。

28. 发现改善 2 型糖尿病新策略

上海交通大学研究团队发现高复合膳食纤维选择性富集出的肠道细菌可改善 2

---

① LIU S Y, WILE D J, FU J F, et al. The effect of LRRK2 mutations on the cholinergic system in manifest and premanifest stages of Parkinson's disease: a cross-sectional PET study[J]. Lancet neurology, 2018, 17 (4): 309-316.

② ZHANG Y Y, FU Z Y, WEI J, et al. A LIMA1 variant promotes low plasma LDL cholesterol and decreases intestinal cholesterol absorption[J]. Science, 2018, 360 (6393): 1087-1092.

型糖尿病。研究团队进行了一项非盲、平行对照的临床研究，把 43 例 2 型糖尿病患者随机分成两组，一组患者是常规治疗组，接受 2013 年版中国糖尿病学会患者教育和膳食指南的指导；一组患者接受一种高膳食纤维的营养干预。

结果显示，从第 28 天起，实验组的糖化血红蛋白（HbA1c）下降的幅度更大，干预结束时，实验组中达到充分血糖控制（HbA1c＜7%）的人数比例显著高于对照组。与对照组相比，实验组志愿者的体重和血脂水平下降显著。此外，研究人员将同一名患者干预前后的肠道菌群移植到无菌 C57BL/6J 小鼠中，发现，移植了干预后的肠道菌群的小鼠比移植干预前肠道菌群的小鼠能更好地控制血糖。

为了确定增加膳食纤维后肠道菌群的变化情况，研究人员收集了实验组和对照组的 172 个粪便样品并进行了 Shotgun 宏基因组测序，形成了肠道菌群的基因目录。结果显示，实验组组患者肠道中富集了一组特定的短链脂肪酸产生菌，而其他具有产生短链脂肪酸遗传潜力的细菌或没有发生变化，或显著下降。这组高膳食纤维富集的短链脂肪酸产生菌的丰度和多样性提高，能够增加胰高血糖素样肽-1 的分泌，使受试者糖化血红蛋白得以改善。富集这些短链脂肪酸产生菌能够减少损害代谢健康物质的细菌，以恢复这些短链脂肪酸产生菌为目标的营养干预，为 2 型糖尿病提供新的基于生态学原理的防控方法。2018 年 3 月，相关研究成果发表于 Science[①]。

29. 发现吸烟增加患 2 型糖尿病风险

中国医学科学院、英国牛津大学和北京大学研究团队合作调查了吸烟/戒烟与患糖尿病风险之间的关联性。这是一项涉及中国 10 个地区（5 个城市和 5 个农村地区）的 500 000 成年人的大型全国性研究。研究历时 9 年，在这期间，受访的 13 500 人患上了 2 型糖尿病。

在排除年龄、社会经济地位、饮酒、体育活动和肥胖等影响后，研究人员发现，"经常吸烟的人"比"从不吸烟的人"患糖尿病的风险高出 15%～30%。男性中，肥胖程度与吸烟相关的糖尿病风险更大。与那些从不吸烟的人相比，正常体重的（BMI＜25 kg/m^2）每天吸 30 根以上烟的男性患糖尿的风险高出 30%，肥胖的（BMI≥30 kg/m^2）每天吸 30 根以上烟的男性患糖尿的风险高出 60%。

---

① ZHAO L P, ZHANG F, DING X Y, et al. Gut bacteria selectively promoted by dietary fibers alleviate type 2 diabetes[J]. Science, 2018, 359（6380）: 1151-1156.

平均而言，吸烟者比不吸烟的人更瘦，这可能反映了与吸烟有关的食欲抑制和静息代谢率升高。然而，与轻度吸烟或不吸烟的人相比，重度吸烟者具有更多的腹部肥胖情况，大大增加了糖尿病的风险。该研究还指出，尽管吸烟在中国女性中并不常见，但在相同吸烟量的情况下，女性吸烟者比男性吸烟者拥有更高的糖尿病风险，这可能由于她们的身体脂肪比例高于男性。2018 年 3 月，相关研究成果发表于 Lancet Public Health[①]。

30. 揭示糖化血红蛋白与中国糖尿病患者心血管疾病及死亡率的关系

在 2 型糖尿病患者中，血红蛋白 A1c（HbA1c）是微血管并发症的预测因子，2 型糖尿病导致的视网膜病变和神经病变的发病率随着 HbA1c 的升高而呈曲线上升。然而，临床医生对于大血管并发症的最佳糖化血红蛋白标准没有达成共识。在不同人群中，强化降糖治疗的治疗效果仍然各有差异。

上海交通大学医学院附属瑞金医院的研究团队完成了糖化血红蛋白与中国糖尿病患者心血管疾病及死亡率的关系研究。这是第一个全国性的前瞻性中国糖尿病队列，探讨了糖化血红蛋白和糖尿病患者结果之间的关系。该研究自 2011 年开始至今，在中国不同地理区域建立了 20 个人群队列，全程完整入组 193 846 名 40 周岁以上研究对象，经过长达 8 年的随访研究。研究结果证明了对于中国中老年人群，若糖化血红蛋白 > 8.0%，则患者的心血管疾病风险、全因死亡率和心血管疾病死亡率会相应增加。国家健康和营养检查调查的结论与其相似：糖化血红蛋白 > 8.0% 的糖尿病患者（65 岁）与糖化血红蛋白 < 6.5% 的糖尿病患者相比，全因死亡率和病因特异性死亡率增加。HbA1c 增高或初始 HbA1c 水平较高，都与长期合并症、死亡风险增加相关，与之相比，HbA1c 适度增加的糖尿病患者（平均 8.5%）的心血管疾病风险和死亡风险并没有显著增加。因此，更好的血糖控制（HbA1c < 8.0%）对降低心血管疾病患病率和死亡率十分重要。相关研究成果于 2018 年 10 月以 "Relationship of High-Density Lipoprotein-Associated ArylesteraseActivity to Systolic Heart Failure in Patients with and without Type 2 Diabetes" 为题在第二十九届长城国际心脏病学会议

---

① LIU X, BRAGG F, YANG L, et al. Smoking and smoking cessation in relation to risk of diabetes in Chinese men and women: a 9-year prospective study of 0.5 million people[J]. Lancet public health, 2018, 3（4）: e167–e176.

上进行报告并作为会议论文发表于 *Journal of the American College of Cardiology*[①]。

31. 揭示二甲双胍改善代谢新机制

首都医科大学附属北京朝阳医院与北京大学医学部研究团队合作阐述了二甲双胍改善代谢的新机制。研究团队发现初诊的 2 型糖尿病患者使用二甲双胍治疗后肠道菌群发生了重塑，脆弱拟杆菌的丰度下降，而结合型胆汁酸－甘氨熊去氧胆酸（GUDCA）含量升高。进一步的机制研究揭示，二甲双胍通过抑制脆弱拟杆菌产生的胆汁酸水解酶（BSH）活性增加 GUDCA 水平，后者是人法尼醇 X 受体（FXR）的内源性拮抗剂。肥胖人群中特异性抑制肠道 FXR 可降低肠上皮来源的神经酰胺产生、增加脂肪组织解偶联蛋白－1（UCP-1）表达及白色脂肪棕色化，明显改善糖脂代谢紊乱及胰岛素抵抗。该研究整体揭示了二甲双胍通过调节肠道菌群－胆汁酸－肠 FXR 轴改善胰岛素抵抗及其相关代谢异常的作用。2018 年 11 月，相关研究成果发表于 *Nature Medicine*[②]。

32. 发现肝脏甘油三酯代谢紊乱新机制

随着肥胖及其相关代谢综合征全球化流行，非酒精性脂肪性肝（NAFLD）现已成为欧美等发达国家和我国富裕地区慢性肝病的重要病因。普通成人 NAFLD 患病率 10%～30%，除可直接导致失代偿期肝硬化、肝细胞癌和移植肝复发外，NAFLD 还可影响其他慢性肝病的进展，并参与 2 型糖尿病和动脉粥样硬化的发病。对于脂代谢相关机制的研究，有望为 NAFLD 的治疗提供新靶点，具有重要的临床转化意义。

北京医院研究团队利用动物模型和人体肝脏组织，通过 miRNA 芯片筛选、RNA 免疫沉淀、Northern Blot、RNA 荧光原位杂交及小鼠尾静脉注射技术等方法，联合体内体外实验，首次揭示了超保守元件 uc.372 通过抑制 miR-195/ miR-4668 成熟，进而减弱其对下游靶基因表达的负调控，最终促进肝脏脂质蓄积的新机制。该研究首次探讨了超保守元件在 NAFLD 中的作用及调控机制，所报道的 uc.372 有

---

① CHANG L，WANG X Q. Relationship of high-density lipoprotein-associated arylesterase activity to systolic heart failure in patients with and without type 2 diabetes[J]. Journal of the American college of cardiology，2018，72（16）：C169-C169.

② SUN L，XIE C，WANG G，et al. Gut microbiota and intestinal FXR mediate the clinical benefits of metformin[J]. Nature medicine，2018，24（12）：1919-1929.

望成为治疗 NAFLD 的潜在治疗靶点。相关研究结果及成果于 2018 年 2 月发表在 *Nature Communications*[①]。

33. 鉴定支气管哮喘新靶标

上海中医药大学的研究团队在抗哮喘靶标发现和针灸效应物质基础研究方面取得重大进展，确认了 Transgelin-2 蛋白可作为支气管哮喘新生物标志物，这是我国科研工作者发现并验证的首个支气管哮喘新靶标。

研究人员基于临床应用的针刺抗哮喘治疗方法，发现针刺大椎、风门、肺俞等穴位后可显著改善哮喘患者呼吸功能，并提高金属硫蛋白-2（MT-2）蛋白含量。小鼠实验发现，MT-2 基因敲除后小鼠哮喘模型气道阻力显著增高，而再次给予 MT-2 重组蛋白可以有效改善哮喘模型的呼吸功能，证明了 MT-2 在哮喘发病中起关键作用。利用"pull down"方法和质谱技术，研究人员发现 MT-2 蛋白在气管平滑肌细胞上的作用受体是肌动蛋白结合蛋白-2（Transgelin-2）。二者的相互作用在放射受体分析、激光共聚焦、RNA 干扰、表面等离子共振、基因敲除动物模型等实验中得到了确认和验证。研究还证明了 Transgelin-2 的作用机制，Transgelin-2 受体活化后能够通过"钙敏化"途径舒张气管平滑肌。

Transgelin-2 蛋白是我国研究人员发现并验证的首个支气管哮喘新靶标。上海中医药大学的研究团队还进一步与中国科学院上海药物研究所合作，从 6000 个化合物中筛选可以特异性结合针刺抗哮喘靶标 Transgelin-2 的小分子，并通过细胞生物学和哮喘模型，验证并确认"类针刺"舒张气管平滑肌作用的先导化合物 TSG12 是具有良好临床应用前景的潜在抗哮喘新药物。2018 年 2 月，相关研究成果发表于 *Science Translational Medicine*[②]。

34. 临床研究成果证实太极拳运动可改善肺功能

广州医科大学附属第一医院的研究团队发现太极拳这种柔缓的、循序渐进的运动方式可作为一种成本更低、更易实行的康复锻炼方式，针对慢阻肺患者功能状态方面，具有与传统肺康复锻炼相当的改善效果。研究团队采用膈肌肌电、呼吸中枢驱动

---

① GUO J, FANG W W, SUN L B, et al. Ultraconserved element uc.372 drives hepatic lipid accumulation by suppressing miR-195/miR4668 maturation[J]. Nature communications, 2018, 9 (1): 612.

② YIN L M, XU Y D, PENG L L, et al. Transgelin-2 as a therapeutic target for asthmatic pulmonary resistance[J]. Science translational medicine, 2018, 10 (427): pii: eaam8604.

性、股四头肌肌力等技术,证实太极对呼吸耗氧量、潮气量及股四头肌肌力均有改善作用。在此基础上,研究纳入120名未使用过支气管舒张剂的慢阻肺患者,在给予所有患者茚达特罗治疗后将他们随机分成两组,分别接受传统肺康复锻炼和太极拳锻炼。结果显示在正式康复锻炼结束时,两组患者的圣乔治呼吸问卷评分改善程度相近,而在康复锻炼结束后第3个月,采用太极拳锻炼的试验组的生活质量量表、六分钟步行距离、呼吸困难量表、股四头肌肌力表现出更好的恢复效果。基于队列研究结果,研究人员认为太极拳是一种传统肺康复锻炼合适的替代方法,甚至可能获得更好的远期收益。相关研究结果于2018年5月发表于 *Chest*[1],并作为期刊重要成果配以述评和向全球200多个媒体同步推荐,为我国慢阻肺防治方案的制定提供了最新的科学依据。

35. 首次明确我国慢阻肺流行病学形势

中日友好医院的研究团队于2018年4月在 *Lancet*[2] 发表了"中国成人肺部健康研究"首项成果——《中国慢阻肺患病率与危险因素》。研究首次明确,我国慢阻肺患者人数约1亿人,慢阻肺已经成为与高血压、糖尿病"等量齐观"的慢性疾病,构成重大疾病负担。

研究团队采取严格的多阶段分层整群随机抽样的流行病学调查方法,对具有全国代表性的10个省市5万余名城乡居民,进行细致的现场调查及严格的肺功能检查,结合我国2015年人口调查数据,准确反映我国慢阻肺等呼吸疾病的流行状况、患者数与患病影响因素,为制定防治方略和卫生政策提供科学依据。结果显示,我国20岁及以上成人的慢阻肺患病率为8.6%,40岁以上则达13.7%,60岁以上已超过27%,年龄越高,慢阻肺患病率越高。男性患者数为女性的2.2倍。全国总患者数为9990万,近1亿人。此外,我国慢阻肺知晓率及肺功能检查普及率极低。研究的受访者中,仅约10%知道慢阻肺这一疾病;不足10%的受访者曾接受过肺功能检查。在所有慢阻肺患者中,不到3%的患者知道自己患有慢阻肺;近90%此前从

---

[1] POLKEY M I, QIU Z H, ZHOU L, et al. Tai Chi and pulmonary rehabilitation compared for treatment-naive patients with COPD a randomized controlled trial[J]. Chest, 2018, 153(5): 1116-1124.

[2] WANG C, XU J Y, YANG L, et al. Prevalence and risk factors of chronic obstructive pulmonary disease in China (the China Pulmonary Health [CPH] study): a national cross-sectional study[J]. Lancet, 2018, 391(10131): 1706-1717.

未得到明确诊断。

研究结果充分说明我国慢阻肺流行状况的严峻性，亟须政府、卫生界及公众大力提高对慢阻肺防控的重视度，尽早采取综合性防控策略以降低慢阻肺对人群健康的影响。推动控烟工作是包括慢阻肺在内的慢病防控的重中之重。同时，早诊早治是慢阻肺防控的关键，应积极落实在40岁以上人群中普及肺功能检查的国家政策，此举刻不容缓。研究结果对全球慢阻肺防控方略制定已有重要意义。*The Lancet* 同期发表欧洲呼吸学会前主席 JørgenVestbo 教授述评，指出"中国慢阻肺流行状况数据对于全球流行病统计具有重要影响"，"提示世界其他国家亟须开展同类调查研究以更新相关数据"。

36. 中药方剂现代化研究提出治疗性血管增生的新机制

海军医科大学研究团队联合上海和黄药业有限公司、复旦大学附属华山医院等医疗、科研机构合作，将系统生物学与生物信息学的技术方法引入中药复方现代化研究，发现麝香保心丸在治疗性血管增生方面的新证据，从分子水平阐明了其多成分、多靶点、多途径的药效物质基础和分子作用机制，发现麝香保心丸的 22 种入血成分和 8 种代谢产物分型。

分子研究已经证明了麝香保心丸的多种成分对心血管系统的保护作用，如其中的肉桂醛能够刺激人脐静脉内皮细胞的增殖、迁移和血管形成，增加人脐静脉内皮细胞中血管内皮生长因子（VEGF）的分泌。

本研究构建了基于系统生物学和生物信息学的现代中药方剂研究模式，并以此为指导开展了 40 余种中药复方的系统研究，揭示了中药的物质基础和作用机制，开展临床循证研究及生产全链条控制，对于规范行业发展和研发中药新药具有重要借鉴意义。通过整体观研究，研究人员阐述了麝香保心丸具有治疗性血管新生的作用机制，也就是"药物搭桥"，这是一种无创的理想治疗方法。另外，该药不但能扩张血管、减少心肌氧耗、增强心肌收缩力，还能抑制炎症、稳定血管内斑块等多种对冠心病的治疗作用。2018 年 6 月，相关研究成果发表于 *Laboratory Investigation*[①]。

---

① YUAN X, HAN L, FU P, et al. Cinnamaldehyde accelerates wound healing by promoting angiogenesis via up-regulation of PI3K and MAPK signaling pathways[J]. Laboratory investigation, 2018, 98（6）: 783-798.

37. 发现中药成分厚朴酚衍生物具有潜在抗抑郁效果

中国科学院昆明植物研究所的研究团队从传统中药厚朴中发现厚朴酚对抑郁相关受体（褪黑素受体）具有一定的激动作用，可用于新型抗抑郁药物的研发。

褪黑素的分泌异常或对应受体的表达和活性改变，会引发抑郁症、睡眠障碍等一系列精神疾病。利用褪黑素受体的体外筛选模型，研究人员从厚朴中发现厚朴酚对受体具有一定的激动作用。为了发现高活性的化合物，研究团队对厚朴酚进行结构修饰与优化，合成系列衍生物。通过体外活性测定，发现厚朴酚葡萄糖苷（7c）活性最强，较厚朴酚对褪黑素受体的激动作用增强 2.5～7.5 倍。同时，体内药效评价结果也表明，化合物 7c 可通过影响小鼠脑内神经递质水平，发挥潜在抗抑郁作用。随后，研究人员对化合物 7c 进行了体内代谢产物研究和初步安全性评价，表明该化合物具有较好的安全性，具有开发成新型抗抑郁药物的潜在应用前景。这项成果已在学科领域顶尖刊物 European Journal of Medicinal Chemistry 上发表[1]，并申请了"厚朴酚 -4-O-β-D- 葡萄吡喃糖苷在制备治疗中枢神经系统疾病药物中的应用"和"厚朴酚衍生物在制备治疗中枢神经系统疾病药物中的应用"两项中国专利。

38. 流行病学研究显示中国孕产妇死亡率大幅降低

四川大学华西第二医院全国妇幼卫生监测研究团队使用积累了 20 多年的妇幼卫生数据及区县水平反映社会经济文化的相关数据，采用大数据挖掘技术首次估计了中国 2852 个区县 1996—2015 年的孕产妇死亡率（与经济、妇女受教育程度等关键因素有关的潜在孕产妇发生风险）及其变化趋势，系统地评估了我国各个区县及 25 个少数民族地区实现千禧年发展目标 5（MDG5）的进程和公平性，为我国政府在可持续发展目标时代持续降低孕产妇死亡率提供了有针对性的干预路线图。

孕产妇死亡率是世界公认的衡量国民健康水平与社会进步的三大综合指标之一。2000 年联合国 189 个成员国和 23 个国际组织达成千禧年共识并形成了千禧年发展目标（MGDs），其目标之一是要求各成员国以 1990 年为基准，最迟在 2015 年实现孕产妇死亡率降低 3/4，即 MDG5。中国虽然在国家层面已提前实现 MDG5，但由于社会经济地域发展不平衡，孕产妇健康地域差异较为明显，缺乏资料说明区县之

---

[1] YANG T H, MA Y B, GENG C A, et al. Synthesis and biological evaluation of magnolol derivatives as melatonergic receptor agonists with potential use in depression[J]. European journal of medicinal chemistry, 2018, 156（8）: 381-393.

间的孕产妇健康状况的差异，中国各个区县孕产妇死亡风险的变化趋势及MDG5实施进程仍值得讨论。

研究发现，中国99.8%的区县达到了实现MDG5所需的孕产妇死亡率年平均下降速率（5.5%）。自我国实施"降消"项目以来，中国大部分区县的孕产妇死亡率下降速度加快，并且无论是在少数民族地区还是那些经济不发达地区，都保持了同样的加速下降趋势。中国在经济不发达的地区且在资源有限的情况下成功实现了孕产妇死亡率的快速降低，为全球孕产妇死亡高发国家在2030年之前达到可持续发展目标提供了极好的范例。同时，该研究指出中国要在所有区县实现可持续发展目标仍然面临挑战。改善农村地区医疗保健的可及性和质量，提供更多的接受过更好的教育和培训的助产士，是未来几十年改善中国孕产妇健康的重要因素。2018年12月，相关研究成果发表于 Lancet[①]。

39. 人类卵母细胞发育调控研究取得重要进展

解析人类卵泡发育与卵母细胞成熟过程中的基因表达调控机制，对于寻找新的促进卵泡发育潜能及卵母细胞成熟的方法至关重要。北京大学第三医院的研究团队在国际上首次绘制了人类卵泡发育过程的高精度单细胞转录组图谱。通过单细胞转录组分析揭示了人卵泡发育过程的卵母细胞及颗粒细胞转录组变化，系统地解析了人类卵泡发育过程中转录组动态全景图及其卵母细胞—颗粒细胞相互作用过程中基因表达规律。

研究团队的发现如下。

①卵母细胞及颗粒细胞整体基因表达模式有显著差异。随着卵泡发育，卵母细胞减数分裂相关基因表达水平上调，而颗粒细胞有丝分裂相关基因表达水平呈上调趋势。

②卵泡发育过程中，卵母细胞与颗粒细胞存在阶段特异表达基因。

③Insulin、GnRH、Neurotrophin和mTOR信号通路相关基因在初级卵泡的卵母细胞和颗粒细胞中均显著上调，可能参与原始卵泡到初级卵泡阶段的激活调控。

④颗粒细胞可能通过KITLG-KIT信号通路调控卵母细胞发育，卵母细胞可能通

---

① LIANG J, LI X H, KANG C Y, et al. Maternal mortality ratios in 2852 Chinese counties, 1996-2015, and achievement of Millennium Development Goal 5 in China: a subnational analysis of the Global Burden of Disease Study 2016[J]. Lancet, 2019, 393 (10168): 241-252.

过NOTCH信号通路调控颗粒细胞增殖和分化。

⑤人和小鼠卵母细胞发育调控基因表达模式存在异同，其中，POUF5、GJC1、TEAD2及BMP15等基因具有不同的表达模式，HAS3、HTR5A、SNPH及NRAP等基因具有相似的表达模式。

这是该研究团队在人类生殖细胞发育领域的重要进展，相关研究结果于2018年12月在线发表于 *Molecular Cell*[①]。此外，加大了具有临床转化潜力的研究成果与新技术的探索，前期针对卵母细胞等生殖细胞的冷冻保存技术，研发了新型辅氨酸冷冻保护液，提高了冷冻技术安全性。

40. 首次揭示我国儿童肾脏病的疾病负担和流行规律

为提供我国急、慢性儿童肾脏病的疾病负担和流行规律数据，南方医科大学南方医院与多家儿童医院及综合医院儿科合作，对1月龄～18岁住院儿童进行了一项大规模流行病学研究。通过对94.8万例住院儿童的分析，首次揭示了我国住院儿童急性肾损伤的发病率和危险因素，证实腹泻与感染是社区获得儿童急性肾损伤的主要危险因素；先天性心脏病／心脏手术是住院获得的儿童急性肾损伤的主要原因；不适当应用质子泵抑制剂是院内发生儿童急性肾损伤的重要危险因素。此外，南方医科大学南方医院还调查938家医院共7962例经肾穿刺活检的患儿，完成了中国儿童肾活检疾病谱的横断面调查研究，评价2004—2014年不同性别、不同年龄、不同地区儿童肾小球疾病谱的变化情况，这是全球样本量最大的儿童肾活检研究。相关研究结果分别于2018年7月和12月两度发表在 *Clinical Journal of the American Society of Nephrology*[②③]。

41. 发现治疗肾脏纤维化潜在的药物干预靶点

慢性肾纤维化是终末期肾衰竭（尿毒症）的共同病理途径。研究表明，TGF-β刺激造成Smad3蛋白磷酸化是肾组织纤维化的关键环节，动物实验显示抑制Smad3

---

① ZHANG Y Y, YAN Z Q, QIN Q Y, et al. Transcriptome landscape of human folliculogenesis reveals oocyte and granulosa cell interactions[J]. Molecular cell, 2018, 72（6）: 1021-1034.

② NIE S, HE W J, HUANG T, et al. The spectrum of biopsy-proven glomerular diseases among children in China a national, cross-sectional survey[J]. Clinical journal of the American society of nephrology, 2018, 13（7）: 1047-1054.

③ XU X, NIE S, ZHANG A H, et al. Acute kidney injury among hospitalized children in China[J]. Clinical journal of the American society of nephrology, 2018, 13（12）: 1791-1800.

蛋白磷酸化可以有效延缓慢性肾脏病进展，探寻抑制 Smad3 蛋白磷酸化的新靶点是创建临床防治策略的第一步。

南方医科大学南方医院的研究团队通过高通量筛选在 TGF-β 诱导下肾小管上皮细胞中差异表达的长链非编码 RNA，发现 lnc-TSI 表达在 TGF-β 刺激下显著增加，lnc-TSI 通过特异性抑制 Smad3 的磷酸化负向调控 TGF-β/Smad3 信号通路，将人类 lnc-TSI 转入到小鼠肾脏可以有效防治小鼠肾纤维化的发生发展。在慢性肾脏病患者的肾脏活检组织中，lnc-TSI 的表达水平与肾间质纤维化的严重程度呈负相关。

在一组长期随访、接受重复肾活检的慢性肾脏病患者中，首次肾活检时肾脏 lnc-TSI 表达较低的患者 4 年后肾纤维化和肾功能减退较 lnc-TSI 表达较高者更为严重。该研究提示长链非编码 RNA 可作为细胞内信号转导通路的"关键节点分子"调控疾病的病理生理过程，其中，lnc-TSI 可作为潜在的药物干预靶点应用于减缓肾脏纤维化的发生发展。相关研究结果于 2018 年 10 月发表在 *Science Translational Medicine*[①]。

42. 人类早期胚胎表观遗传调控研究取得新突破

DNA 甲基化和染色质状态是哺乳动物胚胎发育过程中表观遗传调控的关键形式，人类胚胎植入前发育阶段发生表观遗传重编程，对这一过程的正确认识将有助于阐明胚胎发育机制，为不孕不育相关疾病的诊疗和辅助生殖技术的进步提供理论依据和新的方向。

北京大学第三医院的研究团队利用国际上先进的高通量测序技术，首次在单细胞水平绘制了人类植入前胚胎发育过程中的全基因组 DNA 甲基化和染色质状态图谱，系统地描绘了人类植入前胚胎发育过程中多个关键阶段表观基因组不同层面的动态变化；首次发现植入前胚胎发育过程中 DNA 去甲基化和从头加甲基化的动态平衡、父本和母本基因组 DNA 甲基化与染色质状态的不平衡分布，阐明了同一胚胎内不同细胞的表观遗传异质性；首次定量比较了人类和小鼠胚胎的染色质状态，发现了物种保守性及特异性的表观遗传学特征，明确了利用小鼠作为模式生物的优势和局限性。该研究为探索临床上胚胎发育阻滞、着床失败、反复流产等发生机制

---

① WANG P, LUO M L, SONG E W, et al. Long noncoding RNA lnc-TSI inhibits renal fibrogenesis by negatively regulating the TGF-beta/Smad3 pathway[J]. Science translational medicine, 2018, 10（462）: pii: eaat2039.

及诊治策略提供了新的思路和研究方法。相关研究结果分别于 2018 年 1 月和 10 月发表在 *Nature Genetics*① 和 *Nature Cell Biology*②。

43. 揭示老年精神疾病的发病机制

精神分裂症（Schizophrenia，SCZ）、双相情感障碍（Bipolar Disorder，BD）等常见精神疾病均是由多个基因调控、具有很高的遗传度（为 70%～90%）的遗传性疾病。这些疾病的大多数遗传风险位点位于非编码区域，提示基因表达调控、可变剪切与精神疾病发病机制的重要联系。

中南大学湘雅医院的研究团队根据 PsychENCODE 项目的 1695 个人脑 RNA 测序数据，利用基因共表达网络分析等方法在全基因组范围内研究基因表达调控与精神分裂症、双相情感障碍发病机制的关系，发现人脑转录组有超过 25% 的成分在疾病和正常对照中存在差异表达或差异剪切的情况，且转录水平的变化对致病影响最大；基因共表达网络分析发现了疾病类型特异性的与神经元、小胶质细胞、星形胶质细胞相关的，以及与干扰素应答相关的共表达模块；疾病风险位点可能通过顺式基因表达调控而作用于疾病。

研究团队整合分析了由 394 个样本组成的 3 套不同的人脑转录组数据，在全基因组范围内构建 miRNA 和 mRNA 共表达网络，并发现了一个与疾病相关的基因共表达模块。该模块与胶质细胞和神经元的生成和分化相关，还富集了携带罕见变异的 SCZ 风险基因。转录因子 POU3F2 是该模块的关键调控因子，可以调控模块内的 miRNA 和其他 mRNA 的表达。该调控关系在 PsychENCODE BrainGVEX 等转录组数据，以及体外细胞实验中得到了验证。

研究团队基于 PsychENCODE BrainGVEX 的 259 例和 Developmental Capstone 的 37 例的正常成人脑和发育脑的 RNA 测序数据，在全基因组范围内研究 SCZ 风险相关的 10 个 CNV 缺失区域内的长链非编码 RNA 对 SCZ 风险的作用。研究人员在两套数据里发现了一个共有的、与神经功能相关的长链非编码 RNA（lncRNA）共表达模块。该模块包含了一个位于 22q11.2 CNV 区域内的 lncRNA DGCR5，以及一些与 SCZGWAS 信号、新发突变、差异表达相关的蛋白质编码基因。通过体外实验

---

① ZHU P, GUO H S, REN Y X, et al. Single-cell DNA methylome sequencing of human preimplantation embryos[J]. Nature genetics，2018，50（1）：12-19.

② GAO S, YAN L Y, WANG R, et al. Tracing the temporal-spatial transcriptome landscapes of the human fetal digestive tract using single-cell RNA-sequencing[J]. Nature cell biology，2018，20（6）：721-734.

验证了 DGCR5 可以调控 CNV 区域外的多个 SCZ 相关基因的表达。相关研究结果于 2018 年 12 月在 *Science*[1] 和 *Science Translational Medicine*[2][3] 发表 3 篇文章。

44. 发现与哺乳动物衰老相关的 RNA 氧化标志物

北京医院的研究团队建立了一系列从 RNA 氧化角度认识衰老及疾病发生的技术体系和研究平台，开发了一批具有自主知识产权的创新性研究成果，对衰老及衰老相关疾病发病机制的认识形成特色优势。研究团队发现，RNA 氧化可以导致阿尔茨海默病重要标志物"淀粉样蛋白 Aβ"数量增高和种类增多。这可能是一种新的阿尔茨海默病的发病机制，揭示了随年龄增加的 RNA 氧化损伤是衰老相关疾病共同的发病基础。

研究团队首先构建了一种基于超敏荧光素酶 Gluc（Gussia Luciferase）的报告基因检测系统，成功捕捉到由 RNA 氧化损伤引起的翻译错误导致的微量变异蛋白；基于二代测序技术平台建立了 mRNA 超微量变异检测体系，测定了人类细胞中 8- 氧化鸟嘌呤（8-oxoGsn，最易受活性氧攻击的碱基类型）引起 mRNA 变异的含量，并阐明了细胞内 8-oxoGsn 引起的 mRNA 变异与变异蛋白质产生的关系。在此基础上，研究人员利用 8-oxoGTP 刺激高表达 APP 蛋白的细胞株，观察到阿尔茨海默病重要标志物——淀粉样蛋白 Aβ 含量明显升高。相关研究结果于 2018 年 4 月发表在 *Proceedings of the National Academy of Sciences of the United States of America*（*PNAS*）[4]。

二、新技术新方法

医疗机构和医务人员采用的以诊断和治疗为目的的医疗技术临床应用需经过临

---

[1] GANDAL M J, ZHANG P, HADJIMICHAEL E, et al. Transcriptome-wide isoform-level dysregulation in ASD, schizophrenia, and bipolar disorder[J]. Science 2018，362（6420）：pii: eaat8127.

[2] CHEN C, MENG Q T, XIA Y, et al. The transcription factor POU3F2 regulates a gene coexpression network in brain tissue from patients with psychiatric disorders[J]. Science translational medicine，2018，10（472）：pii: eaat8178.

[3] MENG Q T, WANG K L, BRUNETTI T, et al. The DGCR5 long noncoding RNA may regulate expression of several schizophrenia-related genes[J]. Science translational medicine，2018，10（472）：pii: eaat6912.

[4] DAI D P, GAN W, HAYAKAWA H, et al. Transcriptional mutagenesis mediated by 8-oxoG induces translational errors in mammalian cells[J]. Proceedings of the national academy of sciences of the United States of America，2018，115（16）：4218-4222.

床研究论证,明确其安全性、有效性。2018 年,我国研究机构开发了若干临床医学的新技术新方法,为重大疾病的诊断治疗提供了新选择。精准医疗和体外诊断技术为肿瘤诊疗提供了新方法,医学影像设备研发取得突破,人工智能技术开始融入临床医学领域。

1. 新型检测技术有助肺癌 EGFR 突变分型

分子影像技术能在动物及临床患者身上实现表皮生长因子受体(EGFR)突变状态的实时、定量成像检测,可用于非小细胞肺癌(NSCLC)患者的 EGFR 分子分型,筛选 EGFR 分子靶向治疗优势人群,指导优化临床靶向用药方案,并在分子水平对肺癌患者预后进行判断。哈尔滨医科大学分子影像研究中心的研究团队基于分子影像技术成功构建了一种 18F 标记的小分子 PET 成像分子探针(18F-MPG)。这一分子影像探针能与 EGFR 蛋白位于胞内段的突变酪氨酸激活域特异性结合。利用 PET 分子成像技术,研究者可以在活体状态下捕捉到该分子成像探针的结合位置、数量,从而判断肺癌的 EGFR 突变分型状态,以及动态变化情况。细胞及动物实验表明,18F-MPG 分子成像探针具有 EGFR 突变蛋白的高亲和性和靶向性,能有效实现 EGFR 突变蛋白的精准检测。同时,研究团队率先实现了基础研究的临床转化,开展了 102 例肺癌临床受试者研究(最终入组 75 例)。PET/CT 成像与定量分子实验结果表明,18F-MPG 可有效实现肺癌 EGFR 突变分型患者的检测和筛选,且敏感性达 86.49%,特异性达 81.82%,准确率达 84.29%。18F-MPG 的 PET/CT 分子成像可作为肺癌 EGFR 分子分型的一种有效方法,同时能提供肺癌原发病灶、转移病灶的发生位置、形态、比邻关系等影像解剖学信息,既解决了分子靶向治疗敏感性的判定问题,又对开展分子靶向药物治疗过程中的疗效给出实时判断和预后评价。2018 年 3 月,相关研究成果发表于 Science Translational Medicine[①]。

2. 验证克唑替尼精准治疗晚期非小细胞肺癌的疗效

广东省人民医院的研究团队发表了一项针对东亚人群的 II 期临床研究结果,发现,对于具有 ROS1 基因融合阳性的晚期非小细胞肺癌(NSCLC)东亚患者而言,使用克唑替尼效果明显且反应持久,有效率高达 72%,且 13% 的患者肿瘤完全消

---

① SUN X L,XIAO Z Y,CHEN G Y,et al. A PET imaging approach for determining EGFR mutation status for improved lung cancer patient management[J].Science translational medicine,2018,10(431):pii: eaan8840.

失,总体耐受性良好,未观察到新的不良事件发生。这是迄今为止克唑替尼用于 ROS1 基因融合阳性 NSCLC 治疗样本最大的 II 期临床研究。

ROS1 融合是继 EGFR 基因突变、ALK 基因融合之后,又一明确的非小细胞肺癌驱动基因,其阳性率约为 2%。该研究为 ROS1 基因融合阳性 NSCLC 患者的靶向治疗补充了有力的数据。

2013 年起,在中国胸部肿瘤协作组的主导下,广东省人民医院及来自日本、韩国、中国的 37 家医院历时 3 年,从 1000 多名患者中严格筛选出 127 名 ROS1 基因融合阳性且 ALK 基因阴性的局部晚期或转移性 NSCLC 患者。经治疗后,超过 50% 的患者维持疾病不恶化时间长达 16 个月,目前有超过 1/3 的患者仍在接受治疗。另外,使用国产诊断试剂作为伴随诊断是该研究的一大特点,日本、韩国在批准克唑替尼用于 ROS1 基因融合阳性 NSCLC 患者治疗时,同时将我国生产的诊断试剂盒作为伴随诊断批准上市,这为我国诊断试剂的研发和走向国际树立了标杆,有望在 NSCLC 方面实现药物和诊断试剂全部国产化。2018 年 4 月,相关研究发表于 *Journal of Clinical Oncology*[①]。

3. 揭示左侧肺癌根治术 4L 区淋巴结清扫的重要性

左侧肺癌 4L 区淋巴结位于主动脉弓下,气管与左主支气管交界处,与主动脉弓、左肺动脉、左侧喉返神经、食管及胸导管毗邻,解剖结构相对复杂。4L 区淋巴结的清扫有一定的难度和风险,因此一些胸外科医生在左肺癌的手术中不清扫 4L 区淋巴结,因而缺少大样本的临床资料来证实 4L 区淋巴结清扫的重要性。

天津医科大学肿瘤医院肺部肿瘤的研究团队回顾性地分析了 657 例原发性肺癌患者,其中,139 例行 4L 区淋巴结切除、518 例未接受 4L 区切除,应用倾向评分加权法(Propensity Score Matching,PSW),比较两组患者的无病生存期和总体生存期。结果显示,4L 区淋巴结的转移率为 20.9%,并且 4L 区淋巴结的转移和 10 区淋巴结转移相关。4L 区切除组的预后明显优于未切除组(5 年 DFS:54.8% vs 42.7%,$P=0.0376$;5 年 OS:58.9% vs 47.2%,$P=0.0200$),COX 分析显示 4L 区淋巴结切除是独立的预后因素。经 PSW 计算后,4L 区淋巴结切除仍然有较好的生存获益。

---

① WU Y L,YANG J C,KIM D W,et al. Phase II study of crizotinib in east asian patients with ROS1-positive advanced non-small-cell lung cancer[J]. Journal of clinical oncology,2018,36(14):1405-1411.

虽然左侧4L区淋巴结清扫具有一定难度，但是对患者的预后有明显的提高作用。随着微创技术的发展，医疗人员能够更清楚地观察一些特殊部位，有利于进行合格的左侧4L区淋巴结清扫。基于上述研究结果，研究团队建议胸外科医生在临床工作中重视左侧4L区淋巴结清扫，以提高患者的治疗效果和生存期。2018年8月，相关研究成果发表于 Journal of Clinical Oncology[①]。

4. 建立基于外周血分子分型的肺癌个体化诊疗体系

肿瘤组织中的EGFR突变是确定患者是否能从EGFR酪氨酸激酶抑制剂治疗中获益的金标准，使用循环性肿瘤DNA（ctDNA）的检测方法也具有肿瘤诊断的潜力。目前，国际上缺乏基于血液无创基因突变检测指导靶向治疗的前瞻性循证医学证据。中国医学科学院肿瘤医院的研究团队牵头开展的前瞻性临床研究（BENEFIT），旨在评估血液ctDNA检测EGFR突变结果能否决策吉非替尼临床疗效。

BENEFIT是一项在中国15个中心进行的多中心、单组、Ⅱ期临床试验，旨在检测年龄18～75岁的Ⅳ期转移性肺腺癌患者ctDNA中的EGFR突变，并给予口服吉非替尼250 mg每日1次作为一线治疗。主要终点是实现客观反应，次要终点包括中位无进展生存期和安全性。使用168基因组的新一代测序（NGS）对基线血液样品进行遗传分析。在有至少一次基线后肿瘤评估的患者中进行意向治疗来完成主要疗效分析。在接受至少一剂研究药物治疗的所有患者中进行安全性分析。该试验在ClinicalTrials.gov数据库注册，编号为NCT02282267。

该研究共筛选426例晚期肺腺癌患者，188例ctDNA中检测出EGFR敏感的患者接受了吉非替尼一线治疗，客观缓解率为72.1%，中位无疾病进展时间为9.5个月。在167名有可用血样的患者中，147名（88%）在第8周时ctDNA中的EGFR突变清除，这些患者的中位无进展生存期比20名第8周时EGFR突变持续的患者更长（11.0个月 [95% CI 9.43～12.85] vs 2.1个月 [1.81～3.65]；风险比 [HR] 0.14，95% CI 0.08～0.23；$P<0.0001$）。

根据179名患者的基线NGS数据，研究确定了3个亚组：只有EGFR突变的患者（$n=58$）、EGFR和肿瘤抑制基因突变的患者（$n=97$），以及EGFR和癌基因突变的患者（$n=24$）。这些亚组的中位无进展生存期分别为13.2个月（95% CI

---

① WANG Y N, YAO S, WANG C L, et al. Clinical significance of 4L lymph node dissection in left lung cancer[J]. Journal of clinical oncology, 2018, 36（29）: 2935-2942.

11.5~15.0)，9.3个月（7.6~11.0）和4.7个月（1.9~9.3）。最常见的3级或4级不良事件是肝功能异常（n=24）。17名（9%）患者报告了严重不良事件。试验过程中没有发现吉非替尼的意外安全事件。

这一结果与利用组织EGFR检测决策的疗效相当，证实了利用血液无创检测基因突变指导靶向治疗的可行性，是临床可简单操作的有效手段。该项研究为血液基因检测指导肺癌靶向治疗提供了高级别循证医学证据，主要研究结果于2018年9月发表在 Lancet Respiratory Medicine[①]。国际知名肺癌专家Rafael Rosell教授同期发表述评：BENEFIT研究开辟了一个新的利用血液ctDNA筛查治疗EGFR突变肺腺癌患者的研究思路。

5. 首个晚期非小细胞肺癌三线治疗的研究获得成功

为了满足非小细胞肺癌的三线临床治疗需求，上海交通大学附属胸科医院和天津医科大学肿瘤医院共同牵头开展安罗替尼用于晚期NSCLC三线治疗的一项全国多中心随机对照Ⅲ期研究。安罗替尼是我国正大天晴药业集团股份有限公司自主研发的1.1类新药，是一种新型的、针对肿瘤血管生成和增殖信号通路的多靶点酪氨酸激酶抑制剂。

这项全国多中心、随机、双盲、安慰剂对照Ⅲ期研究，共有31家三甲医院的439名患者入组，结果显示，与对照组相比，安罗替尼可以有效控制耐药肿瘤发展，延长患者生存时间、提高生活质量。安罗替尼的中位总生存期比对照组更长（9.6个月 vs 6.3个月），中位无进展生存期也更长（5.4个月 vs 1.4个月），安罗替尼打破了晚期、耐药肺癌的困境，为中国晚期NSCLC患者三线及三线以上的后续治疗提供一个新的选择，有望改写晚期肺癌的临床治疗指南。2018年11月，相关研究成果发表于 JAMA Oncology[②]。

在临床应用中，研究人员将研究安罗替尼的联合用药方式，尤其是和免疫药物

---

① WANG Z J，CHENG Y，AN T T，et al. Detection of EGFR mutations in plasma circulating tumour DNA as a selection criterion for first-line gefitinib treatment in patients with advanced lung adenocarcinoma (BENEFIT): a phase 2, single-arm, multicentre clinical trial[J]. Lancet respiratory medicine，2018，6（9）：681-690.

② HAN B H，LI K，WANG Q M，et al. Effect of anlotinib as a third-line or further treatment on overall survival of patients with advanced non-small cell lung cancer the ALTER 0303 phase 3 randomized clinical trial[J]. JAMA oncology，2018，4（11）：1569-1575.

联用。大分子抗血管生成药（如安维汀）和免疫药物联用已经取得了一些积极效果，安罗替尼这种小分子抗血管生成的药物，是否也能进一步提高免疫疗法效果，提高受益患者比例，值得进一步研究。

6. 肝癌经肝动脉灌注化疗栓塞术个体化治疗取得进展

经肝动脉栓塞化疗术（Transcatheter Arterial Chemoembolization，TACE）是早期不可切除肝癌及中期肝癌的推荐治疗。由于患者群体异质性较大，中位生存时间低至13个月，高至43个月，因此建立专门针对TACE适用人群的危险分层模型尤为重要。既往模型多采用分类或分级形式，在个体化预测方面精确度有待提高。

空军军医大学第一附属医院的研究团队牵头完成"TACE标准适用人群个体化预测及危险分层模型的建立"多中心临床研究。研究纳入24家协同中心医院的1604例接受TACE治疗的患者，并建立了基于肿瘤负荷的"Six-and-Twelve"预测模型。利用此模型可以实现TACE标准适用人群的个体化生存预测，并可依据肿瘤负荷进行危险分层，筛选出接受TACE治疗预后较差的患者，从而辅助临床决策。相关研究结果于2019年1月发表在 *Journal of Hepatology*[①]。

7. 建立甲状腺癌人工智能诊断新系统

超声检查是甲状腺结节诊断及评估最常用的手段，它具有经济、便利、相对易于推广的特点。然而超声检查对影像医师的技术和经验要求较高，个体检查耗时长。基于深度学习的人工智能影像学分析是当前国际的前沿研究，人工智能对CT、MR和B超等医学图像的分析准确率可以媲美经验丰富的影像医师，具有快速及可重现的特点。

天津医科大学肿瘤医院的研究团队在回顾性、多中心诊断研究的基础上，开展了基于深度学习算法分析超声图像实现甲状腺癌人工智能诊断研究。此研究以国家恶性肿瘤临床医学中心收集的30余万张甲状腺超声图像作为训练集模型开发人工智能系统，用3个独立数据集作为验证；并与2位具有10年经验和4位具有20年经验的甲状腺B超诊断医生进行系统比较。本研究是迄今为止甲状腺超声人工智能领

---

① WANG Q H, XIA D D, BAI W, et al. Development of a prognostic score for recommended TACE candidates with hepatocellular carcinoma: a multicentre observational study[J]. Journal of hepatology, 2019, 70（5）: 893-903.

域研究中囊括图像最多的研究。分析结果发现，该模型在识别甲状腺癌的敏感性和特异性可以媲美经验丰富的影像医师（敏感性：93.4% vs 96.9%，特异性：86.1% vs 59.4%）。

新系统有望减少不必要的细针抽吸活组织检查，但其准确性仍需要在随机临床试验中进一步评估。目前，该人工智能系统还有一定局限性——系统无法考虑其他临床参数，虽然系统不能完全取代甲状腺癌的人工诊断，但可以辅助增强甲状腺影像医师在甲状腺癌诊断中的能力。此项人工智能系统有助于改善基层医疗机构甲状腺超声诊疗水平，为各级医疗机构提供一种快速、准确和便利的甲状腺癌超声诊断工具，有望解决我国城乡医疗资源不均衡的问题。2018年12月相关研究结果在线发表于 *Lancet Oncology*[①]。

8. 新型CT造影剂精准定位骨肿瘤

复旦大学附属华山医院影像团队联合华东师范大学研究团队，合作开发了一种新型能谱CT造影剂，实现了对骨肿瘤的精准影像诊断。该新型造影剂利用镥基稀土上转换发光材料（NaLuF4：Yb/Er），其中，Lu^{3+}赋予了造影剂极佳的能谱CT性能。研究人员系统分析了镥基造影剂在能谱CT各项参数中的性能，实现了相似衰减系数物质的物质分离。新型造影剂不仅可以在所有高密度物质信号均被抑制的单能图像上保持高量信号，进行肿瘤的精准定位，而且可以在物质分离图的水基图上与周围正常骨组织产生强烈的信号对比，最终实现骨肉瘤的精准定位。2018年8月，相关成果发表于 *Advanced Functional Materials*[②]。

9. 建立了消化系统癌前疾病全链条诊治体系平台

首都医科大学附属北京友谊医院着重建设消化系统早癌及癌前疾病全链条诊治体系平台，并进行关键技术推广应用。医院团队建立了消化系统早癌及癌前疾病登记随访平台，充分结合国内外既往相关数据库的优势，系统登记患者初诊、治疗随访等各阶段信息，为临床医学研究提供系统的证据支持和资料。配合登记注册平

---

① LI X C, ZHANG S, ZHANG Q, et al. Diagnosis of thyroid cancer using deep convolutional neural network models applied to sonographic images: a retrospective, multicohort, diagnostic study[J]. Lancet oncology, 2019, 20（2）: 193-201.

② JIN Y Y, NI D L, GAO L, et al. Harness the power of upconversion nanoparticles for spectral computed tomography diagnosis of osteosarcoma[J]. Advanced functional materials, 2018, 28（33）: 1802656.

台，首都医科大学附属北京友谊医院完善了消化疾病生物样本库。目前，本样本库共建分库76个，储存各类型样本总计46.21万份；截至2018年12月，消化系统疾病（癌前疾病、肿瘤及消化系统其他疾病）相关样本分库24个，累计病例18 487例，血液样本192 662份，组织样本14 792份；其中2018年度新增病例2551例，血液样本37 392份，组织样本3452份。

消化系统癌前疾病库作为北京生物银行分库之一，基于大规模样本，开展消化道早癌液体活检技术研发5项（包括CTC、cfDNA、外泌体等），发现新型早期消化道肿瘤标记物12个，已申报发明专利1项。此外，依托消化系统早癌及癌前疾病平台，进行了人工智能对早癌的诊治探索，整合分析胃镜图像13 794例，搭建消化系统早癌及癌前疾病内镜AI影像诊断平台，综合诊断准确性达90%。

10. 超导质子医疗设备研发取得突破

2018年11月，中国科学院合肥物质科学研究院合肥综合性国家科学中心在超导回旋质子治疗系统取得突破，其核心部件之一"±185度旋转机架"工程成功调试完成，关键参数指标完全满足治疗需求，大力推进了质子治疗设备的国产化。质子和重离子放疗是当前国际前沿的先进抗癌技术之一，通过"精准辐射"肿瘤来提高治疗效果。近年来，中国科学院合肥物质科学研究院与俄罗斯联合核子研究所签署合作协议，成立中俄超导质子联合研究中心，共同开展超导回旋质子癌症治疗装置的研发及产业化。质子医疗的重要优势是"精准定位"人体肿瘤。高旋转精度旋转机架是精确控制治疗系统束流从不同角度照射病灶的关键技术。经过多轮技术攻关，研发团队先后解决了大型回转设备高精度高稳定性驱动系统、大跨度支撑下保证变形小于1 mm等关键技术难题，采用大型齿圈加双主动齿轮进行驱动方式，实现了旋转机架驱动系统精度0.1度水平运行状态平稳。测试结果优于该领域国际标准和质子碳离子审查指导原则要求。

11. 创建基于脑脊液循环DNA的脑干胶质瘤检测新方法

首都医科大学附属北京天坛医院的研究团队通过捕获脑脊液循环DNA（ctDNA）后进行深度测序，实现了安全、便捷、精准的脑干胶质瘤分子病理诊断，使患者免于有创检查并获得精准治疗。

脑干胶质瘤是一组高度异质性疾病，目前的临床诊断和分期方法：无法在外科干预前获得肿瘤的分子病理信息；难以反映肿瘤的空间异质性；手术风险高。为克服上述问题，研究团队设计了针对脑肿瘤的分子病理诊断试剂盒（包含68个脑肿瘤相关基因），对脑干胶质瘤患脑脊液中的游离肿瘤DNA捕获后进行深度测序。检测结果显示：97.3%肿瘤组织中存在突变的患者可以在其脑脊液ctDNA中检测出突变信息，一致比例高达83%。

新技术具有极高的检测灵敏度，利用脑脊液ctDNA深度测序技术，无须外科干预下即可进行肿瘤的分子病理诊断。研究人员甚至在部分患者的脑脊液ctDNA中发现了肿瘤组织内无法检出的突变，提示脑脊液ctDNA可以克服单一位点取样的局限性，更加全面地反映肿瘤的异质性。此外，研究团队还对比了血浆与脑脊液中ctDNA的敏感性，发现只有38%的患者可以通过血浆ctDNA检测出肿瘤的基因突变信息，这意味着在脑干胶质瘤的液体活检中，脑脊液优于血浆。相关研究结果于2018年11月在线发表在 *Acta Neuropathologica*[①]。世界神经外科联合会教育委员会主席、脑干肿瘤著名专家Helmut Bertalanffy表示，这一成果具有里程碑意义，"通过对脑脊液中的ctDNA进行测序来获取肿瘤的分子病理特点，意味着患者可以免于接受风险较高的立体定向穿刺活检，罹患脑干胶质瘤的患者可以从该研究中获得巨大的帮助"。

12. 完成国内首例小儿到成人腹腔内六脏器联合移植手术

空军军医大学第一附属医院与南京鼓楼医院密切合作，主刀完成了国内首例小儿到成人腹腔内六脏器（肝、胰腺、胃、十二指肠、小肠和结肠）联合移植手术。此例患者曾经接受胰十二指肠切除术，随后发生全小肠和部分结肠坏死，消化道严重缺损。由于长期的肠外营养，患者逐渐进展为严重肝功能衰竭。

经过移植手术后，患者已经健康存活9个月，移植器官功能良好，这例手术为晚期腹腔多器官衰竭的患者带来了新希望。作为国内重要的小肠移植中心，空军军医大学第一附属医院小肠移植工作仍在加速发展。2018年研究团队完成自体小肠移植1例、亲属捐献的活体小肠移植5例、腹腔多器官簇移植1例，所有患者均存活良好。其中，自体小肠移植的患者患有肠系膜根部肿瘤，手术涉及胰十二指肠切除和小肠移植。此例患者的手术分为两期进行，一期行自体小肠移植，待确保移植小

---

① PAN C C, DIPLAS B H, CHEN X, et al. Molecular profiling of tumors of the brainstem by sequencing of CSF-derived circulating tumor DNA[J].Acta neuropathologica, 2019, 137（2）：297-306.

肠存活之后，再行胰十二指肠切除以去除肿瘤，降低了术后致命性并发症的风险，是在以往手术方式基础上的一项创新。

13. 基于乳牙干细胞创建牙髓再生术

近一半的儿童在童年时遭受牙齿损伤。如果这种损伤影响到未成熟的恒牙，会阻碍血液供应和牙根发育，从而导致"死"牙。目前标准的治疗方法是通过根尖诱导形成术促进牙根发育，但这种方法并不能替换因牙齿损伤而失去的组织，即便在最佳情况下，仍会导致牙根异常发育。

空军军医大学口腔医院联合美国宾夕法尼亚大学通过模拟牙发育原理，建立基于干细胞自组装的细胞聚合体技术，利用脱落乳牙干细胞成功实现了全牙髓组织的功能性再生，成功开展国际首个全牙髓再生的临床研究。该技术从患者脱落的乳牙中获取牙髓干细胞，经过体外培养，将形成的干细胞聚合体植入患者所需的牙髓腔里，使得牙齿神经血管再生，完全恢复牙齿原有功能，特别是对于牙齿正在发育的年轻患者，能使牙齿发育到正常状态。

这项在中国开展的Ⅰ期临床试验招募了40名儿童患者，30名儿童患者接受人乳牙牙髓干细胞（Human Deciduous Pulp Stem Cell，hDPSC）治疗，剩下的10名儿童患者接受对照治疗，即根尖诱导形成术。这种治疗方法可以让儿童患者恢复牙齿的感觉，即使牙齿产生冷热感知。研究人员根据已有的2～3年的随访数据，发现接受hDPSC治疗的儿童患者具有更健康的牙根发育情况和更厚的牙本质，而且其中的血流量也有所增加。此外，在研究多种免疫系统组分后，研究人员未发现安全问题存在的证据。

研究人员还发现这些植入的干细胞能够再生牙髓的不同组分，包括产生牙本质、结缔组织和血管的细胞。这意味着hDPSC具有更广泛的临床应用。相关研究结果于2018年8月发表在 *Science Translational Medicine*[①]。

14. 首创痰湿体质在治未病及慢病防控中的应用及技术方案

把痰湿体质应用于治未病及慢病防控，对疾病预防及早期诊断和早期治疗具有重要意义。北京中医药大学的研究团队开展了中医痰湿体质在治未病及慢病防控中

---

① XUAN K, LI B, GUO H, et al. Deciduous autologous tooth stem cells regenerate dental pulp after implantation into injured teeth[J]. Science translational medicine, 2018, 10（455）: pii: eaaf3227.

的系列研究，首先提出中医痰湿体质及调控理论，并应用数据库、临床流行病学、分子生物学、系统生物学技术等研究痰湿体质诊断标准、临床干预技术及方法，系统、科学评价了痰湿体质在治未病及在国家公共卫生服务和慢病防控中的应用及技术方案，完善和发展了中医体质学说。该研究发现与中医痰湿体质相关基因6个，初步提出中医痰湿体质血清代谢标记物，有关技术及方案进入国家公共卫生服务政策体系及多个专业指南。

15. 创建高透明度单细胞组织成像技术

四川大学华西口腔医院的研究团队联合美国得克萨斯A&M大学共同研发新型PEGASOS组织透明化技术，以进一步促进及推广深度三维成像的应用与发展。该技术首次在高度保留荧光信号的同时，使软组织和硬组织均获得较高透明度，完成单细胞水平的三维重建。PEGASOS技术在脑、骨及牙颌面研究领域均具有较大突破。研究团队首次进行了脊柱内神经纤维追踪、股骨内部神经动脉网络、全脑神经元成像；首次重建了小鼠全头血管网络、完成了小鼠磨牙牙周及牙髓神经血管网络的三维重建，并对化疗药物作用下小鼠切牙成体干细胞的抑制作用进行了空间三维分析。2018年8月，相关成果发表于 *Cell Research*[1]。

此外，研究团队利用构建的PEGASOS成像技术，通过在小鼠的四肢骨和颅骨的骨骼干细胞内表达人源$G\alpha_s$激活突变体$G\alpha_s^{R201C}$，建立了具有组织特异性、四环素可调控性的骨纤维结构不良的小鼠模型。该模型可在四环素的诱导下，快速建立典型的骨纤维结构不良病变[2]。

16. 开发定量血流分数的冠心病诊断系统

上海交通大学科研团队联合博动医学影像科技（上海）有限公司自主研发了定量血流分数（QFR）测量系统，并获得国家药品监督管理局批准上市。QFR测量系统是首个获国家认证的无导丝血流储备分数（FFR）技术。

FFR技术是目前世界公认的冠心病功能学评估金标准，可反映心肌缺血程度，

---

[1] JING D, ZHANG S W, LUO W J, et al. Tissue clearing of both hard and soft tissue organs with the PEGASOS method[J]. Cell research, 2018, 28（8）: 803-818.

[2] ZHAO X, DENG P, IGLESIAS-BARTOLOME R, et al. Expression of an active $G\alpha_s$ mutant in skeletal stem cells is sufficient and necessary for fibrous dysplasia initiation and maintenance[J]. Proceedings of the national academy of sciences of the United States of America, 2018, 115(3): E428-E437.

但该技术由国外垄断,手术所需一次性耗材压力导丝费用超过1万元;手术过程复杂且需要注射血管扩张药物,耗时长且易增加患者治疗风险,导致该技术在中国的应用率仅为1%,多数患者只能进行常规冠脉造影检查。

新研发的QFR测量系统是一项无须导丝,也无须额外手术和药物的FFR技术。它通过影像数据对冠状动脉进行三维重建和血流动力学分析,实现冠状动脉病变的快速功能学评估,尤其对于临界病变和多支血管病变分析可提供更客观的指标。对比目前临床常规使用的冠脉造影诊断方法,QFR诊断心肌缺血的准确度提高了33%。多项国际多中心临床研究显示,QFR诊断的准确度与目前的金标准结果一致,有望成为世界冠心病诊断技术"新标准",预期将显著降低冠心病医疗开支并提升患者预后。

17. 双联抗血小板治疗可减少静脉血管不良事件

上海交通大学医学院附属瑞金医院心外科团队牵头一项多中心临床研究(DACAB),首次证实,与单用阿司匹林治疗相比,替格瑞洛联合阿司匹林的双联抗血小板治疗,可显著提高冠状动脉搭桥术后1年的大隐静脉桥血管通畅率,并具有减少主要心血管不良事件的潜在趋势。

冠状动脉搭桥术是治疗严重冠心病的主要手段,桥血管的通畅与否关系着患者术后的生活质量和长期生存,而抗血小板治疗则是保障桥血管通畅的药物治疗基石。DACAB研究共有国内6家心脏外科中心参与,经过历时近4年的科学设计、严格实施、高质量随访、独立统计分析,设立替格瑞洛联合应用阿司匹林、单用替格瑞洛和单用阿司匹林3种治疗组,比较3组受试者冠状动脉搭桥术后1年的大隐静脉桥血管通畅率差异。结果显示,在搭桥术后1年,替格瑞洛联合阿司匹林的组合疗法将减少30%~40%的静脉桥血管病变风险,并具有减少主要心血管不良事件的潜在趋势。2018年4月,相关研究成果发表于 Journal of the American Medical Association(JAMA)[①]。

18. 优化脑血管病急性期诊疗技术规范化应用

首都医科大学附属北京天坛医院开展的"脑血管病急性期诊疗技术规范化应用

---

① ZHAO Q, ZHU Y P, XU Z Y, et al. Effect of Ticagrelor plus Aspirin, Ticagrelor alone, or Aspirin alone on saphenous vein graft patency 1 year after coronary artery bypass grafting a randomized clinical trial[J]. Journal of the American medical association, 2018, 319 (16): 1677-1686.

和医疗质量评价与持续改进技术研究",是国际首个脑血管病医疗质量改进的大型整群随机对照临床研究。研究通过多重质量改进干预工具和质量反馈技术,实现了缺血性卒中患者医疗质量综合指标提升3.4%,使患者1年复发风险相对下降28%,致残风险相对下降26%。研究团队发现:多重质量改进干预工具和质量反馈,可改进缺血性卒中医疗服务质量;建立全国性的缺血性卒中病种医疗质量评价和改进信息平台,将有助于实现与临床路径和操作规范等相结合的持续反馈和改进;医院在接受医疗质量改进的干预措施后,可改进医疗质量,并改善缺血性卒中患者短期和长期结局。在不增加医疗花费的前提下,通过多种干预措施在全国的推广并提高医疗服务质量,有望降低3%的1年卒中复发,测算每年可节省直接住院医疗费用超过10亿元人民币。基于研究结果,研究人员建议在脑卒中临床诊疗中应注重转化医学研究的水平和临床实践,落实临床指南是保障医疗质量和患者安全研究的重要落脚点。相关研究结果于2018年7月发表在 *Journal of the American Medical Association*[①]。

19. 先进诊疗设备结合物联网技术在代谢病防治中应用

流行病学数据显示,我国糖尿病的患病率已达到11.6%,而糖尿病前期的患病率亦高达50.1%,这为预防和诊疗带来很大挑战。2018年,上海交通大学医学院附属瑞金医院牵头在全国新建了128家"标准化代谢病管理中心"(MMC);截至2018年年底,全国范围内已完成300余家MMC的建设任务。该项目依托已建立的代谢性疾病队列研究(涵盖45万人群)、大数据的饮食分析、肠道菌群的基础和临床研究,以及"代谢人""代谢舱"等一系列创新性研究,提出新型的代谢病管理模式,以"一个中心,一站服务,一个标准"为理念,通过先进的诊疗设备与物联网技术相结合,为糖尿病等代谢病患者打造线上线下、院内院外数据互联、多重获益的代谢性疾病全病程管理模式。

2018年4月,由上海交通大学医学院附属瑞金医院组织专家委员会审定通过了第一批400多个标准作业程式(Standard Operating Procedure,SOP),涵盖了MMC分中心在诊断、治疗、管理各个方面的临床操作规范;2018年8月推出了"代谢一

---

① WANG Y L, LI Z X, ZHAO X Q, et al. Effect of a multifaceted quality improvement intervention on hospital personnel adherence to performance measures in patients with acute ischemic stroke in China a randomized clinical trial[J].Journal of the American medical association,2018,320(3):245-254.

体机（第2版）"，2018年10月正式发布瑞宁知糖、代谢指数、MMC医家和MMC管家APP、远程会诊系统、人工辅助决策系统等多种代谢病及并发症诊断和管理的创新产品，以上产品以发明专利、软件著作权和著作权等方式完成了对市场的保护。截至2018年年底，MMC及其分中心已覆盖全国30个省（区、市）的10万人群，所管理的患者空腹及餐后血糖、血脂、体重等代谢指标获得显著改善，这一举措的有益探索也为中国医院慢病管理提供了新思路。

20. 建立胎儿超声结构异常病例的分子遗传学诊断技术体系

中国医学科学院北京协和医院产前诊断团队针对超声结构异常的胎儿率先开展一项新型分子诊断技术的遗传学诊断研究。与采用传统核型分析的技术相比，染色体芯片技术的产前诊断率提高了6.8%。其中，对于胎儿骨骼系统异常、肾脏结构异常、先天性心脏病及颅内神经系统异常、NT增厚/胎儿水肿及重复发生的胎儿结构异常等特殊类型病例，利用核型分析｜全外显子测序的方法可以实现60%的诊断率。协和医院产前诊断团队利用基因测序与超声诊断相结合的分子遗传学诊断技术体系，已显著超越国外同领域相关研究的诊断水平。

三、临床转化与产品

2018年，中国临床医学领域硕果累累。首个具有自主知识产权的抗肿瘤药物呋喹替尼宣布成功；心血管疾病、手术机器人等临床专科领域产出一批新颖的医疗器械并开始进入临床应用。

1. 抗结直肠癌新药呋喹替尼自主研发成功

呋喹替尼是一类靶向血管细胞内皮生长因子受体（VEGFR）小分子抑制剂，是首个由中国本土药企和记黄埔医药（上海）有限公司最先研发的、在中国本土启动临床研究的、具有完全知识产权的1.1类新药。全国28家医院参与了呋喹替尼用于转移性结直肠癌治疗的Ⅲ期关键性临床研究（FRESCO），共筛选出416名年龄在18～75周岁、二线或以上标准化疗失败的转移性结直肠癌患者。结果表明，呋喹替尼组患者的中位总生存期为9.3个月，较对照组延长2.7个月。既往各病程患者均从呋喹替尼组获益，且呋喹替尼展现出良好的安全性，尤其是3～4级肝脏毒性与安慰剂组没有差异。结果还显示，对既往没有接受过抗癌转移治疗的人群，呋喹替尼组患者的总生存期中位数可延长至 10.4 个月，死亡风险降低 32%；对癌基因野生型（未突变）患者，总生存期中位数延长至 10.7 个月，较对照组延长近 5 个月；对突变型患者，死亡风险降低 25%。2018 年 6 月，关于 FRESCO 的研究成果发表于 *JAMA*[①]。

2. 优化磁控胶囊胃镜的临床应用

海军军医大学第一附属医院与上海安翰医疗技术有限公司合作在胶囊胃镜的检查技术改进及临床应用推广等方面进行深入研究。研究团队首创改良了胃镜检查前的准备方案；率先开展口服祛泡剂结合重复体位改变的方法，显著提高了胃黏膜检查的清晰度及可视度；首次明确体外磁控可显著易化胶囊内镜通过幽门，提高小肠检查的完整性。

在前期研究基础上，研究团队采用自身对照的方法，明确磁控胶囊胃镜对早期胃部肿瘤及患者的诊断效能分别达 91.7% 及 100%；开展了一项针对全国 99 家体检中心、3000 余例进行磁控胶囊胃镜检查的无症状人群研究，其中胃溃疡的检出率为 5%，而 50 岁以上人群胃癌检出率甚至高达 0.74%，证实了磁控胶囊胃镜可安全有效应用于大规模人群的胃癌筛查，尤其是无症状人群的胃癌筛查，为我国胃癌筛查的临床实践及指南制定提供数据支持。此外，海军军医大学第一附属医院还牵头制定了《磁控胶囊胃镜系统医疗质量控制技术规范》，进一步规范其临床应用。

2018 年，磁控胶囊胃镜入藏国家博物馆，成功入选《创新医疗器械产品目录（2018）》，获"独墅湖杯"中国最具临床价值创新医疗器械奖。海军军医大学第一附属医院牵头长三角消化道肿瘤筛查医联体正式构建完善，已建立起以磁控胶囊胃镜为纽带，连接三甲医院、二甲医院和基层体检机构的消化道肿瘤筛查医联体，有效实现消化道肿瘤筛查关口前移。目前，磁控胶囊胃镜已广泛应用于国内，并计划出口英国、德国、西班牙和匈牙利等国。

3. 血液透析中空纤维膜滤过器研发成功

由成都欧赛医疗器械有限公司牵头，四川大学高分子科学与工程学院主持的

[①] LI J, QIN S K, XU R H, et al. Effect of fruquintinib vs placebo on overall survival in patients with previously treated metastatic colorectal cancer the FRESCO randomized clinical trial[J]. Journal of the American medical association, 2018, 319（24）: 2486-2496.

"十三五"国家重点研发计划"新型血液净化材料及佩戴式人工肾关键技术研发及产业化"取得重要进展。新开发的中空纤维膜血液透析滤过器完成了生物学检验、注册检验、临床试验，并结合"十三五"国家重点研发项目申请医疗器械优先审批，取得医疗器械产品注册证（国械注准20183450207），成为首个国产中空纤维膜血液滤过器。新产品建成了具有自主知识产权和核心技术的年产200万支的聚醚砜纺丝生产线，产品性能与国外同类产品指标相当；研发的高效抗体吸附柱中试生产线性能稳定；完成透析型佩戴式人工肾原型机的研制。

该项目已完成小型透析器和小型滤过器组件（包括外壳、端盖、密封圈）模具的设计与制备，并利用医用级聚碳酸酯小批量试制出样品——高通量聚醚砜中空纤维膜血液透析器（国械注准20173454667）和低通量聚醚砜中空纤维膜血液透析器（国械注准20163451682）。样品的尺寸和性能满足使用要求，通过整丝装壳、灌封、切头等工艺分别将"高通量透析器"的中空纤维透析膜和"滤过器"的中空纤维滤过膜灌封固定在小型壳体中，制得小型血液透析器和小型滤过器样品。该项目构建了国际领先的血液透析材料，开创佩戴式人工肾产业化的先河，全面提升了我国在血液净化领域的自主能力、创新能力和竞争能力，对肾衰竭疾病治疗有重大意义。

4. 新型预装式心脏介入瓣膜系统研发达到国际先进水平

杭州启明医疗器械股份有限公司承担的"新型预装式介入心脏瓣膜系统的研制与开发"项目成功研发了新型预装式介入瓣膜系统。该系统是由预装瓣膜和输送系统两部分组成的经导管介入瓣膜产品，用于经皮介入治疗心脏瓣膜类疾病，产品采用先进的瓣膜改性处理及复合交联处理技术，降低瓣膜材料厚度并赋予其褶皱自平复功能，实现瓣膜从现有非预装模式到预装模式的突破性进步，从而缩短手术时间，大幅降低手术风险，扩大适用人群。同时采用先进基团封端技术和可回收功能等技术，大幅提高瓣膜材料抗钙化能力和实现瓣膜术中回收、重新定位释放的功能，实现了瓣膜与输送系统一体化预装，达到国际一流水平。目前拥有专利申请38项，产品计划于2021年上半年上市。

5. 首次成功应用第三代全磁悬浮人工心脏

中国医学科学院阜外医院研究团队与苏州同心医疗器械有限公司、苏州大学等单位合作研发了具有完全自主知识产权的第三代全磁悬浮人工心脏。该产品以人道主义豁免形式通过伦理审批，已应用于救治 3 例危重患者。第 1 例患者已经携带人工心脏正常生活 10 个月；第 2 例患者植入人工心脏后第 192 天成功接受了心脏移植，生活完全恢复正常；第 3 例患者携带人工心脏生存逾 5 个月，目前已经撤除了装置。

人工心脏能够利用机械手段暂时或永久地代替心脏完成泵血功能，推动血液循环。第三代的"全磁悬浮人工心脏"直径 5 cm，厚 2.6 cm，对其他器官压力更小；利用磁场让叶轮悬浮，其磁悬浮无接触轴承的特点能够解决生物相容性问题，安装后可以和天然心脏一起工作，有效降低血栓的形成风险。

2018 年 12 月，经国家药品监督管理局评审，该产品获批开展临床试验。相比于国外同类产品动辄上百万元的高昂价格，国产自主人工心脏的研发和评价工作不仅填补了我国在这一高端医疗器械领域的空白，提升了产业竞争力，更大幅降低了治疗成本，为国内超过 60 万重症心衰患者及其家庭带去希望。苏州同心医疗器械有限公司的全磁悬浮人工心脏产品——"创新医疗器械——植入式左心室辅助系统"（受理号 QL1800001）已进入国家创新医疗器械特别审批"快通道"。

6. 研制国内首台无牙颌种植专用手术机器人

颅颌面部无牙颌种植手术的空间狭窄、位点精确度要求高、术区毗邻重要解剖结构，需要十分精准以尽可能避免严重并发症。医用智能机器人可以完成定位、操作双精准的目的。

上海交通大学医学院附属第九人民医院的研究团队开展医工交叉项目"面向狭窄空间精准颧种植手术的机器人机构设计及实时导航关键技术研究"，研发了具有自主知识产权的口腔种植专用机器人，研制了口腔导航专用配准标记、无源式参考架等硬件，通过多源环境感知技术实现导航系统对机器人精确控制，并通过智能控制技术实现了机器人动态跟踪。突破人工配准误差限制，结合临床需求，提出 AI 自动识别配准标记物，将配准误差降至 0.37 mm，大幅提高配准效率与精度。基于前期工作基础，研制国内首台无牙颌种植专用手术机器人与颧种植导航系统术前规划软件，并对种植体植入术的安全性、精准性和有效性进行分析，通过医工合作，优化双系统间通信、智能机器人系统之实时性与研制专用工作终端，按术前最优路径预备种植窝，使植入误差控制在 2.34 ± 0.79 mm。

7. 自主研发椅旁无牙颌印模数字辅助技术系统

牙列缺失（全口牙齿缺失）严重影响了患者的生活质量。无牙颌印模制取是困扰全口义齿修复的难题，其中个别托盘是关键。基于手工雕塑制作的个别托盘制取无牙颌印模，操作烦琐、经验依赖性过强且效率低下。北京大学口腔医院数字修复团队在"基于面下 1/3 软组织全貌虚拟预测的全口义齿数字化设计"等项目支持下，自主研发完成无牙颌印模三维扫描技术、个别托盘 CAD 技术和 FDM 打印工艺，建立了国际首创的"椅旁无牙颌印模数字辅助技术系统"，在国际上首次实现了无牙颌个别托盘的快速设计与 FDM 三维打印。与传统手工法相比，该技术系统数字设计制造的个别托盘制取印模的精度更加可控，明显提高临床效率效果，且成本低廉利于推广。采用专利技术设计的组织终止器能够显著降低边缘整塑的操作难度，基于独创 FDM 打印工艺实现了更加优良的印模材料结合强度。2018 年，研发团队在"椅旁无牙颌印模数字辅助技术的建立及临床评价"等项目支持下，进一步提升了系统软硬件性能，并建立了椅旁应用流程，减少了患者就诊。

目前，研究团队已经完成了上述成果的产业化转化，协议金额 310 万元。在国内 4 家医疗单位示范应用，临床病例应用达 200 例以上。

四、临床标准规范与推广

2018 年，我国医疗机构制定并发布了一系列重要的临床指南和行业标准，公布《慢性阻塞性肺疾病药物临床试验规范》、《中国慢性肾脏病矿物质和骨异常诊治指南》等标准、指南，特发性肺纤维化、呼吸道传染病等领域的研究成果被国际临床指南采用，更新艾滋病治疗的"中国方案"，构建西部多民族老年自然人群队列、中国心房颤动注册研究队列等队列。此外，神经系统疾病、肿瘤、心血管疾病的研究项目获国家科学技术进步奖。

1.《慢性阻塞性肺疾病药物临床试验规范》发布

广州医科大学附属第一医院呼吸系统疾病研究团队联合国内 34 家分呼吸中心专家及国家药品监督管理总局药品审评中心（CDE）制订发布了《慢性阻塞性肺疾病药物临床试验规范》（以下简称《规范》），详细内容于 2018 年 2 月 27 日在《中华医学杂志刊》刊出，同期还刊发了《慢阻肺临床试验常用评价指标及相关统计分析方法的应用》。《规范》主要包括 5 个部分：慢阻肺的定义、严重度及临床分期；临床试验的给药途径和常用药物；药物临床试验的基础，如设计原则、试验分期和分类、试验人群分组、受试者入选和排除标准、样本量设计、统计学分析方法、疗效观察指标、主要和次要疗效终点设置、安全性评估、试验时相、总结报告、质量监控及研究注意事项等；慢阻肺药物临床试验设计和实践密切相关的主要问题。《规范》的发表旨在为我国慢阻肺治疗药物的临床研究设计、实施和评价提供方法学指导，适用于治疗慢阻肺创新药物的临床研究，也可为已上市药品的再评价或开发新适应证的药物临床试验所参考。《规范》的发表将更好地促进我国慢阻肺药物临床试验的开展，有望提高药物临床试验的规范性和研究效率。

2. 编写我国中国慢性肾脏病矿物质和骨异常诊治指南

东部战区总医院（原南京总医院）肾脏疾病研究团队在 2013 年《慢性肾脏病矿物质和骨异常诊治指导》的基础上，组织撰写并发布了 2018 年《中国慢性肾脏病矿物质和骨异常诊治指南》（以下简称《指南》）。撰写专家组基于专业规范的文献评价，制定了严格的文献纳入标准，对相关文献进行了全面系统的检索。《指南》共纳入 746 篇文献，其中我国文献 111 篇，包括 45 篇英文文献，反映了我国肾脏病学者在慢性肾脏疾病上的贡献。《指南》的制定和推广应用，将有利于进一步提高我国慢性肾脏疾病的管理水平，改善慢性肾脏病患者的生活质量和临床预后。

3. 制定儿童急性肾损伤诊断新标准

急性肾损伤（AKI）是住院患儿常见的危急重症，显著增加患儿死亡率和慢性肾脏病的风险，是备受关注的全球公共健康问题。既往儿童 AKI 完全参照成人 AKI 的标准（包括 KDIGO 和 pRIFLE）进行诊断，导致过度诊断和治疗。南方医科大学南方医院研究团队组织全国 25 家中心，分析 156 075 名住院儿童的临床数据，并通过 10 万例无肾脏病儿童的血清肌酐值确定正常儿童血清肌酐值的变化范围（RCV），制定出儿童 AKI 的新诊断标准（pROCK 标准）。

新标准对儿童 AKI 的诊断敏感性、准确性和对死亡等不良后果的预测能力均明显优于目前使用的 KDIGO 和 pRIFLE 标准。尤其对 1 岁以下幼儿，新标准可使 50% 以往被诊断"急性肾损伤"的患儿避免"过度诊断"和不必要的临床治疗。2018 年 9 月相关研究成果发表于 *Journal of the American Society of Nephrology*[①]。

---

① XU X，NIE S，ZHANG A H，et al. A new criterion for pediatric AKI based on the reference change value of serum creatinine[J]. Journal of the American society of nephrology，2018，29（9）：2432-2442.

4. 艾滋抗病毒治疗"中国方案"获进一步优化

依非韦伦是一类非核苷逆转录酶抑制剂，是受WHO推荐在全球发展中国家一线使用的抗艾滋病病毒治疗药。北京协和医院研究团队牵头一项依非韦伦血药浓度与受体体重关系的大样本观察性研究。结果显示，依非韦伦不良反应的发生与其血药浓度有关，且在不同体重患者之间存在差异。研究结论认为，对于中国艾滋病患者尤其体重低于60 kg的患者而言，减少1/3依非韦伦的服用剂量更为安全。

依非韦伦是受WHO推荐、全球发展中国家正在使用的艾滋病抗病毒治疗一线配伍方案中非核苷逆转录酶抑制剂。WHO指南迄今沿用欧美的推荐剂量：600 mg/d。该药从2005年起纳入中国免费治疗目录，2011年开始大规模进入一线方案，目前约有26万中国艾滋病患者正在使用含依非韦伦的治疗方案，数量庞大。通过研究了解依非韦伦对中国患者的个性化的疗效、不良反应及不良反应的发生机制等，对进一步优化艾滋病抗病毒治疗"中国方案"具有重要意义。

北京协和医院研究团队从药动学和药效学（PK/PD）角度观察依非韦伦的血药浓度及其受体重影响程度，在国际上率先揭示了高血药浓度600 mg依非韦伦的毒性不良反应，其与患者体重关联。2012年以来，研究人员以全国7个省（市）455例接受依非韦伦治疗的艾滋病患者为研究对象，分别选取其治疗4周、24周、48周共计1198份血浆标本，使用高效液相色谱－紫外检测法测定依非韦伦血药浓度并进行多因素分析。结果显示，与欧美相比，中国艾滋病患者服用600 mg/d剂量的依非韦伦后血药浓度偏高，约40%的60 kg以上患者血药浓度高于治疗窗浓度（理想治疗浓度）上限（4.0 mg/L），超过50%的60 kg以下患者中血药浓度高于理想浓度上限。根据这一结果，研究团队等建议体重低于60 kg患者的依非韦伦剂量应从600 mg/d减至400 mg/d。

如果减少依非韦伦的每日用量，一方面可以节省大量医疗保险费用，另一方面可以改善患者临床症状，大幅减少因使用依非韦伦导致的肝功能异常、头晕、失眠和血脂升高等毒性反应，提高患者的服药依从性及治疗成功率。"关于依非韦伦推荐剂量调整为400 mg/d"的内容有望写入中国艾滋病治疗指南，中国药厂已制成功仿200 mg规格的依非韦伦，将上市供患者服用。2018年5月，相关研究成果发表于 *HIV Medicine*[①]。

---

① GUO F, CHENG X, HSIEH E, et al. Prospective plasma efavirenz concentration assessment in Chinese HIV-infected adults enrolled in a large multicentre study[J]. HIV medicine, 2018, 19（7）：440-451.

5. 全国肾脏病临床数据平台为我国肾性高血压疾病提供了基础数据

高血压是慢性肾脏病（CKD）患者最常见的并发症，也是促进肾功能恶化和心血管死亡的首位危险因素。中国人民解放军总医院的研究团队牵头组织全国31个省（区、市）的61家三级医院建立全国肾脏病临床信息平台，纳入10 582例有效病例。基于该平台，首次报道了我国慢性肾脏病患者难治性高血压患病率为11.1%，高达52%的肾性高血压患者存在降压药物使用不合理，主要表现在当前指南推荐的肾素－血管紧张素抑制剂（RASI）和利尿剂使用比例过低，以及联合降压药物治疗不充分；针对美国心脏学会2017年指南提出的高血压诊断新标准：BP＞130/80 mmHg，分析发现只有新标准的高血压2级（BP＞140/90 mmHg）才与CKD患者肾功能下降和心脑血管疾病相关，提示更低的高血压诊断标准并不适用于CKD患者；利用数据平台，分析1055例IgA肾病患者血压水平和肾脏功能减退的关系，发现严格的血压控制并不能进一步改善肾脏预后，建议蛋白尿＜1g/d的IgA肾病患者血压控制在＜140/90 mmHg；蛋白尿≥1 g/d的患者血压控制在＜130/80 mmHg。中国人民解放军总医院通过建立的大样本临床数据平台，提供我国肾性高血压的基础数据，发现治疗管理存在问题，提出了解决方案，改进临床诊疗，基于中国数据进行思考和研究，提出适用于我国的肾性高血压管理标准。

6. 我国研究成果首次被全球特发性肺纤维化诊疗指南引用

间质性肺疾病的病因诊断是临床决策的关键环节，关系着治疗方式的选择及预后判断。然而，间质性肺疾病的病因诊断是一大难点，尤其强调肺组织病理诊断对于建立特异性诊断有重要意义，常常需要"临床—影像—病理"多学科诊断才能得以实施。

2018年美国胸科学会（ATS）、欧洲呼吸学会（ERS）、日本呼吸学会（JRS）和拉丁美洲胸科学会（ALAT）的间质性肺疾病（ILD）诊断新指南将不明原因间质性肺疾病患者分为四类：确定普通型间质性肺炎（UIP）、很可能UIP、不确定UIP和其他ILD。对于胸部高分辨率CT表现为很可能UIP、不确定UIP或其他ILD诊断的ILD患者推荐进行外科肺活检，其中引用了广州医科大学附属第一医院的关于电视辅助胸腔镜外科肺活检（VATS）的研究结果。这是中国学者的研究结果首次获得全球特发性肺纤维化诊疗指南引用。

7. 新发突发呼吸道传染病研究成果被国际指南引用

人感染H7N9禽流感、重症H1N1流感等新发突发呼吸道传染病严重威胁人民健康和公共安全。然而，目前有关重症流感发病机制和临床证据严重不足，无法为临床诊疗提供可靠证据。

中日友好医院呼吸感染科团队在病原体快速诊断及动态监测、重症患者及继发感染早期识别、重症流感免疫调节机制和治疗靶点等方面进行了研究。研究团队模拟临床患者发病过程，采用重症甲型H1N1流感感染小鼠模型，探讨联合延迟奥司他韦与西罗莫司用药对重症甲流的治疗作用。研究首次发现联合用药减轻肺损伤的关键信号通路及作用机制，为西罗莫司在临床重症流感患者中的应用提供理论和实验依据，开拓了"老药新用"的新机制。相关研究结果于2018年11月发表于 *PLoS Pathogens*[①]。研究团队的系列研究成果为动态修订我国《流行性感冒诊疗方案（2018年修订版）》提供了有力的技术支撑。

2018年中日友好医院的流感研究成果还被国际权威指南所采用，美国感染病协会（IDSA）《季节性流感诊断治疗预防及暴发处理指南（2018版）》引用的文献中有4篇来自该研究团队的科学发现。

8. 完成大型西部多民族老年自然人群队列

我国少数民族的健康水平状况在我国尚缺乏统一、完整的材料报道，在老年人的健康数据和生物信息方面尤其缺乏。为了解我国民族地区健康现状及衰弱水平，及时发现健康危险因素，做到"早发现、早诊断、早治疗"，四川大学华西医院牵头国家重点研发计划项目"中国西部老年衰弱队列建立级衰弱病因、诊断及干预研究"，联合6家网络单位，建立中国西部多民族老年衰弱队列健康数据库、样本库和信息库，研发适合中国人群的衰弱筛查和评估工具。截至2018年年底，该队列已纳入7533例研究对象，其中汉族2714例、藏族1923例、羌族1349例、新疆维吾尔族617例、彝族272例、傈僳族107例等。西部多民族老年人群生物样本库已初步建立：采集血液标本5000余例、唾液标本3000余例、头发标本3000余例、大便标本2000余例、尿液标本3000余例。该研究全过程采用电子化信息管理平台，并在

---

① JIA X H, LIU B, BAO L L, et al. Delayed oseltamivir plus sirolimus treatment attenuates H1N1 virus-induced severe lung injury correlated with repressed NLRP3 inflammasome activation and inflammatory cell infiltration[J]. PLoS pathogens, 2018, 14（11）: e1007428.

研究设计与实施过程中形成10余项SOP。该研究的实施对于研究中国西部老年人群特别是少数民族老年人群衰弱及其预防具有重大意义。

9. 中国心房颤动注册研究队列取得重要进展

首都医科大学附属北京安贞医院牵头的中国心房颤动注册研究（China Atrial Fibrillation Registry，China-AF）是世界上三大房颤注册队列之一，与多个国际大型房颤注册队列研究接轨。截至2018年12月31日已入组超过26 743例注册患者，长期随访率在80%以上。在此基础上，研究团队开展了一系列临床实效研究和转化医学研究，包括心房颤动导管消融治疗与药物治疗的安全性和有效性比较、传统与新型抗凝药在中国心房颤动人群中的效果比较。通过分析中国人群房颤治疗的数据，为我国房颤的规范化治疗提供重要的依据。该队列目前已发布SCI论文20余篇。其中，华法林和达比加群的患者满意度调查于2018年10月发表于 *Thrombosis and Haemostasis*[1]，研究对China-AF中834例服用华法林或达比加群酯的患者的满意度调查和倾向性比分匹配后发现，中国非瓣膜性房颤患者中口服达比加群酯的患者满意度与华法林无显著差异，但达比加群酯的停药率比华法林更高。针对女性心房颤动患者血栓栓塞发病风险的研究结果于2018年10月发表于 *Journal of American Heart Association*[2]，研究团队对China-AF中6293例未接受抗凝治疗或射频消融术治疗患者进行了Cox风险比例回归模型分析，发现尽管在这样的女性患者中血栓栓塞发病率较男性更高，但在多重变量分析中女性性别并不能构成血栓栓塞的独立风险因素。

10. "脑起搏器关键技术、系统与临床应用"获国家科学技术进步奖一等奖

清华大学研究团队联合首都医科大学附属北京天坛医院研究团队合作开展"脑起搏器关键技术、系统与临床应用"系列研究。脑起搏器通过直接刺激大脑核团，能够显著提升多种脑疾病患者的生活质量，但技术难度大，是典型高端医疗器械。

---

[1] GENG Y P, LAN D H, LIU N, et al. Patient-reported treatment satisfaction with dabigatran versus warfarin in patients with Non-Valvular atrial fibrillation in China[J]. Thrombosisand haemostasis, 2018, 118 (10): 1815–1822.

[2] LAN D H, JIANG C, DU X, et al. Female sex as a risk factor for ischemic stroke and systemic embolism in Chinese patients with atrial fibrillation: a report from the China-AF study[J].Journal of American heart association, 2018, 7 (19): e009391.

该研究通过医工融合自主突破核心技术，打破美国独家垄断，并攻克帕金森病步态障碍治疗、充电安全、电极断裂和远程程控等世界难题，原创变频刺激疗法和变频脑起搏器，解决了帕金森病晚期步态障碍治疗的世界难题；实现体外无线充电的"零灼伤"，全球首次实现脑起搏器10年以上的质保寿命；创新电极技术和手术方法，解决了头颈运动引起电极断裂的临床难题；首创安全可靠的远程程控技术，解决了异地患者术后返诊难题。该研究获2018年度国家科学技术进步奖一等奖。

11. "基于听觉保存与重建关键技术的听神经瘤治疗策略及应用"获国家科学技术进步奖二等奖

上海交通大学医学院附属第九人民医院、首都医科大学附属天坛医院、复旦大学附属华山医院、上海海神医疗电子仪器有限公司等团队联合开展"基于听觉保存与重建关键技术的听神经瘤治疗策略及应用"项目。该项目针对听神经瘤听觉功能障碍这一关键科学问题展开系列研究，专注于听觉功能保存及重建关键技术的创新与实践，揭示了听神经瘤听觉功能损伤新机制，建立了术中听觉功能保存与重建关键技术新体系，制定了听神经瘤临床治疗新策略。研究成果已普及全国所有省市，直接受益患者超万例，推动我国听神经瘤诊疗水平的整体进步，提高疗效及患者的生活质量，获得显著的社会效益。该项目获2018年度国家科学技术进步奖二等奖。

12. "肺癌微创治疗体系及关键技术的研究与推广"获国家科学技术进步奖二等奖

外科切除是根治早中期肺癌的关键，但手术技术亟须提高，手术规范、围术期治疗等方面亟待完善。如何因人制宜制定手术方案，实现精准切除，这是肺癌治疗的关键问题。广州医科大学附属第一医院领衔完成的"肺癌微创治疗体系及关键技术的研究与推广"项目荣获2018年度国家科学技术进步奖二等奖。该项目建立了全链条式肺癌微创根治体系及关键技术，通过技术革新，主要解决了早期肺癌手术中的3个重要技术难题。①因人制宜制定手术方案。首先通过建立4种高选择自主呼吸麻醉模式减少了肌松药物及机械通气的不良反应，然后通过建立7种微创手术切口、6种精准微创切除－重建手术模式，实现了因瘤、因人制宜的精准手术体系。②实现精准切除。首次在国际上规范并细化了早期肺癌3种切除方式的选择标准，同时明确了早期肺癌手术的淋巴结清扫数目，为手术质控提供了关键量化标准，用以指导我国早期肺癌微创手术的临床路径与精准切除。③避免捆绑化疗。研究团队通过研发基于基因表达水平的肺癌术后预后预测芯片和绘制基于临床数据的生存预测列线图，准确对早期肺癌术后患者的复发风险进行分层评估，实现术后精准辅助治疗，改善临床捆绑化疗状况，其中生存预测列线图还被美国国家癌症研究所（NCI）下属 Knight Cancer Institute 评为唯一推荐用于临床的肺癌术后预测工具。研究团队率先实现对国际胸科医生规模化、常态化微创肺癌手术培训，超过 400 名包括欧美发达国家顶级医院的胸科医生前来观摩学习；技术体系在国内 120 余家著名三甲医院推广，培训国内专科医生超 5300 人次。除此之外，该研究团队还主持制定了国内外胸腔镜肺叶切除及肺癌外科手术指南 3 项，参与制定了国际胸腔镜肺叶切除共识被 NCCN 指南引用。

13."基于药物基因组学的高血压个体化治疗策略、产品与推广应用"获国家科学技术进步奖二等奖

中南大学湘雅医院完成了"基于药物基因组学的高血压个体化治疗策略、产品与推广应用"项目，首次证实并系统阐明了抗高血压药物反应种族及个体差异的新遗传机制，开创了我国药物基因组学学科；研发了首个指导高血压个体化用药基因分型的检测试剂盒，制定了基于药物基因组学的高血压个体化治疗策略；建立了"理论研究—产品研制—教育培训—推广应用"的转化医学体系，形成了基于药物基因组学的个体化治疗特色。项目研制产品"高血压个体化用药基因检测试剂盒"成功实现转化，创造利润逾 1 亿元人民币。项目相关系列研究启动了我国以药物基因组学为基础的个体化治疗，使我国药物基因组学研究和应用处于世界领先水平。组建的"个体化治疗协同创新联盟"已吸引了数百家网络成员单位加盟，极大地提高了相关疾病用药的准确性，为社会节约医疗成本逾亿元。2018 年，"基于药物基因组学的高血压个体化治疗策略、产品与推广应用"荣获国家科学技术进步奖二等奖。

第 4 章 2018 年临床医学研究热点浅析——人工智能的医疗应用

人工智能（Artificial Intelligence，AI）是当前科技发展的重要驱动力，依托于深度学习等技术的发展，对各行各业产生了深远的影响，有望对药物治疗、医疗器械和医学影像带来革命性的提升。

人工智能概念产生于 1956 年的达特茅斯会议[①]。作为交叉学科，人工智能理论的发展立足于数学、计算科学、生物学、医学、神经科学、认知科学等领域的基础理论创新，工程实现依托于芯片技术、半导体技术等技术领域的突破。简单地说，人工智能就是要开发与人类智能相关的计算机功能，如推理、学习和自我提高等能力[②]，从而模仿人类的认知与思考，自主执行或辅助人类执行任务。

从人工智能诞生开始，使用计算机模拟人的感知能力一直是学术研究的热门方向，以计算机视觉（视觉学习）为突出代表。计算机视觉的目的是让计算机感知图像信息。计算机视觉的早期研究方向是图像内容的建模，通过计算的方式复原真实世界中的三维场景。引入模式识别和机器学习以后，计算机视觉的应用场景包括简单的文字识别、二维图像的边缘 / 形状提取，发展到图像内容的识别 / 检测 / 分类、动态目标的跟踪、图像分割等，从而为日后在医学影像领域的应用打下了基础。

与计算机视觉类似，使用计算机模拟人的语言能力是人工智能发展的另一重要方向，也称为自然语言处理（Natural Language Processing，NLP）。它的目的是让计算机理解自然语言，进而运用或生成自然语言，最终帮助人类使用自然语言与计算机进行通信。由于文化背景、语气、语境等因素的影响，自然语言广泛存在的各种各样的歧义性或多义性，是自然语言处理面临的主要技术难题，需要自然语言在结

---

① SUSAN KNAPP. Artifical intelligence：past，present and future[EB/OL].（2007−06−24）[2019−10−21]. https://www.dartmouth.edu/~vox/0607/0724/ai50.html.

② A proposal for the dartmouth summer research project on artificial intelligence[EB/OL].（1955−08−31）[2018−10−17]. http://www-formal.stanford.edu/jmc/history/dartmouth/dartmouth.html.

构、语法、逻辑等方面进行改进。自然语言处理在医学领域最典型的应用是对电子病历的处理。

在模拟人的思维方面，人工智能在博弈、决策等过程中也具有巨大的潜力。例如，在国际象棋、围棋、德州扑克等项目上机器人多次战胜人类。目前，以强化学习为代表的技术流派模拟在特定情景下，对计算机的决策给予相应的回报（奖励或惩罚），逐步形成能获得最大利益的策略，达到优化的决策的目的。

在认知方式上，计算机与人类的差异较大。人类一般通过观摩典型示例就能形成多元化的印象和概念。计算机还不具备通过小样本进行有效推理演绎的能力。人工智能的工作过程主要还是基于归纳法，通常需要采集大量的数据进行学习，才能识别新的目标，或预测新的事件。虽然人工智能领域也在推动迁移学习等方法实现小样本学习，但差距依然较大。

深度学习是当前人工智能热潮的主要推动力之一，它的基本原理受传统神经网络启发。传统神经网络计算模型中的输入节点模拟人的神经元，通过阈值决定其输出。深度神经网络首先学习大量训练数据，在输入层之后加入了多层隐藏层，每一层提取的特征由下一层继续学习，从而对数据分布实现更高层的抽象，建立优化的分类器。深度学习由多伦多大学 Geoffrey Hinton 教授首次于 2006 年提出[1]，随即应用在各个领域中，如自动驾驶、人脸识别、机器翻译、AlphaGo 在围棋竞技中的突破等，吸引了国内外，如 Google、Facebook、阿里巴巴、腾讯、百度等产业界巨头将深度学习作为重要战略重心。

人工智能的医疗应用（Artificial Intelligence in Medicine）是指将人工智能技术应用于医学领域，包括图像识别、语音交互与转写、自然语言技术、认知计算等技术，涉及诊断、治疗、医疗流程改进、人群健康管理、药物研发等医学应用场景[2]。人工智能的医疗应用又可分为虚拟分支（Virtual Branch）和物理分支（Physical Branch）两部分。虚拟分支包括用深度学习管理健康信息、控制健康管理系统（电子医疗记录），以及提供决策指导的信息学方法；物理分支是指医疗机器人等物理装

---

[1] HINTON G E, SALAKHUTDINOV R R. Reducing the dimensionality of data with neural networks[J]. Science, 2006, 313（5786）: 504-507.

[2] HE J X, BAXTER S L, XU J, et al. The practical implementation of artificial intelligence technologies in medicine[J].Nature medicine, 2019, 25（1）: 30-36.

置[1]。欧洲从1985年开始设立人工智能医学应用国际会议（Artificial Intelligence in Medicine，AIME），该大会每2年召开一次，每次大会讨论当时的热点主题，经过30年发展，已经成为人工智能医学应用领域的重要国际会议[2]。

人工智能在医疗器械的应用主要在对医学数据的分析处理上，尤其卷积神经网络（Convolutional Neural Network，CNN）作为一种深度学习算法在医学影像特征自动提取上取得了突破。AlexNet[3]作为CNN的一种，在2012年的ImageNet图像识别大赛中横空出世，成为2015年后深度学习与医学影像领域论文数量激增的关键结点。近三年，深度学习已经在肺结节、白内障、眼底疾病、皮肤癌、消化道腺瘤或息肉等疾病的诊断，以及病理诊断、心电图诊断等领域取得了诸多成果；在临床诊疗决策领域有不断的尝试；在肿瘤精准放射治疗，电子病历结构化、集成、共享、语音输入，以及药物研发方面的研究与应用等方面也初露锋芒。

在深度学习技术的推动下，人工智能医疗器械产业目前发展迅速，美国食品药品监督管理局（Food and Drug Administration，FDA）已批准多款人工智能医疗器械产品用于不同临床领域（表4.2）。目前国内外人工智能医疗器械的质量评价和标准规范均处于研究状态，在临床前评价（Bench Test）、临床试验（Clinical Study）方面存在很多开放的问题。在临床前试验中，算法的性能指标、计算方法、测试集样本量与样本分布的选择等考虑因素随产品和预期用途而异。在临床试验设计中，这种差异性同样存在。从表4.1可以看出，FDA批准的产品有一半未经过临床试验，而开展过临床试验的产品大部分采用了多阅片者多病例（Multi Reader Multi Case，MRMC）的试验方法，与传统医疗器械的临床试验设计也有所不同。

本章简要介绍近年来国内外人工智能在医学中的技术突破、临床应用与发展趋势，预期为医学科技领域的政策制定者、研究人员、管理人员、医药工作者、企业家，以及关心中国人工智能医疗应用发展的社会各界人士提供有益参考。

---

[1] HAMET P, TREMBLAY J. Artificial intelligence in medicine[J]. Metabolism-clinical and experimental, 2017, 69 (s): 36-40.

[2] PEEK N, COMBI C, MARIN R, et al. Thirty years of artificial intelligence in medicine (AIME) conferences: a review of research themes[J]. Artificial intelligence in medicine, 2015, 65 (1): 61-73.

[3] KRIZHEVSKY A, SUTSKEVER I, HINTON G E. ImageNet Classification with deep convolutional neural networks[C]//.Advancesinneural Information Processing Systems. San Mateo: morgan kaufmann, 2012.

第4章
2018年临床医学研究热点浅析——人工智能的医疗应用

表4.1 美国已批准的人工智能医疗器械产品

产品名	公司	是否经过临床试验	预期用途	临床试验方法	批准日期
ClearRead Confirm	Riverain Medical Group	是	在X光图像上探测探头位置	MRMC	2012年12月27日
Parascript Accudetect6.1.0	Parascript	是	乳腺检测	MRMC	2013年8月22日
NeuroReader Medical Image Processing Software	BrainreaderApS	否	脑区分割	N/A	2015年2月4日
ClearRead CT	Riverain Medical Group	是	肺结节检测	MRMC	2016年9月9日
QVCAD System	QView Medical, Inc.	是	乳腺检测	MRMC	2016年11月9日
Arterys CardioDL	Arterys Inc.	否	心血管分析	N/A	2017年1月5日
PowerLook® Tomo, Detection Software	iCAD Inc.	是	乳腺检测	MRMC	2017年3月24日
Cardiologs ECG Analysis Platform	CardioLogs Technologies	否	心电分析	N/A	2017年6月26日
QuantX	Quantitative InsightsInc.	是	乳腺检测	MRMC	2017年7月19日
Arterys Oncology DL	Arterys Inc.	否	肺结节与肝脏病灶检测	N/A	2018年1月25日
ContaCT	Viz.AI Inc.	否	脑卒中辅助分诊	N/A	2018年2月13日
icobrain 3.0	icometrix NV	否	脑区分割	N/A	2018年3月8日
PowerLook Density Assessment Software	iCAD Inc.	否	乳腺密度分类与测量	N/A	2018年4月5日
IDx-DR	IDx llc.	是	糖网辅助诊断	非MRMC	2018年4月11日
Viz CTP	Viz.AI, Inc.	否	组织灌注与血容量分析	N/A	2018年4月20日
OsteoDetect	Imagen Technologies, Inc.	是	骨折辅助诊断	MRMC	2018年5月24日

续表

产品名	公司	是否经过临床试验	预期用途	临床试验方法	批准日期
HealthCCS	Zebra-Medical	否	冠状动脉钙化检测	N/A	2018年6月13日
EchoMD Automated Ejection Fraction Software	Bay Labs Inc.	是	心输出量测量	非MRMC	2018年6月14日
Workflow Box	Mirada Medical Ltd.	否	图像分割与配准	N/A	2018年7月10日
BriefCase	Aidoc Medical Ltd.	是	脑出血辅助分诊	非MRMC	2018年8月1日
Arterys MICA	Arterys Inc.	否	图像分割与测量	N/A	2018年10月17日
Accipiolx	MaxQ-AI Ltd.	是	脑出血辅助分诊	非MRMC	2018年10月26日
icobrain 4.0	icometrix NV	是	脑区分割	非MRMC	2018年11月6日
SubtlePET	Subtle Medical Inc.	否	优化PET图像重建	N/A	2018年11月30日

一、国内外发展情况

人工智能技术在医学领域中发展迅速,预期用途也在不断扩展。从临床应用和需求的角度来看,目前较为活跃的方向包括计算机辅助诊断/检测、动态数据分析、临床辅助决策支持、医学成像过程优化与图像重建、辅助引导放疗及药物开发等医药领域。本章对相关的算法发展情况进行简介,然后对上述几个方向的临床应用发展情况进行简要的探讨。

(一)算法发展概况

21世纪初,以主成分分析、支持向量机等为代表的传统机器学习算法开始应用于医学影像领域。2001年美国FDA批准了第一款计算机辅助探测产品上市,用于在胸部X光片上探测结节。2009年,用于识别眼底出血的国际算法竞赛在美国举行。2015年是深度学习的"元年",以CNN为代表的深度学习辨识模型在网络结构和损失函数两个方面不断进步,陆续出现了残差网络(ResNet)、区域卷积神经网络(R-CNN)、FCN 和 U-net[1]等基于 CNN 的模型及框架,分别在影像的分类、检测和分割方面取得突破,在处理静态的医学数据方面得到了应用。

在动态医学数据的评估与分析问题(视频、时间序列等)上,递归神经网络(Recurrent Neural Network,RNN),也被称为循环神经网络的应用较为常见。它是根据"人的认知是基于过往的经验和记忆"这一观点提出的一种深度学习的神经网络。RNN 是深度学习领域中一类特殊的内部存在自连接的神经网络,与深度神经网络和卷积神经网络不同的是,它不仅考虑前一时刻的输入,而且赋予了网络对前面内容的一种记忆功能,具有描述动态时间变化相关性行为的动力学特性。RNN 网络中节点(神经元)的连接形成沿时间序列的有向图,可以使用其内部的状态来处理和预测序列数据,即神经元在某时刻的输出可作为输入再次输入到神经元,这种串联的网络结构非常适合于时间序列数据,可以保持数据中的依赖关系,是一类用于处理序列数据的神经网络。

RNN 的研究最早由 John Hopfield 提出(Hopfield Network)[2],RNN 拥有很强的计算能力和联想记忆功能。现有的 RNN 模型大多由 David Rumelhart 等在 1986 年提出的循环神经网络框架[3],其概念由简单循环网络(Simple Recurrent Network,SRN)基础上衍生而来。RNN 及其变体网络已经被成功应用于多种任务,尤其是当数据中存在一定的时序依赖性时就会显示特定的优势,如用于处理声音、视频数据、时间序列(传感器)数据或书面自然语言等序列数据,并且能够从这些序列数据中,预测出未来的发展变化。

人工智能还有一类算法用于"生成"新的数据,以生成对抗网络(Generative Adversarial Network,GAN)为代表。它是深度学习的新热点,是医学影像重建和过程优化方面常用的共性技术。与其他深度学习框架不同的是,GAN 一般由生成网络

---

[1] RONNEBERGER O P,FISCHER,BROX T. U-Net:Convolutional networks for biomedical image segmentation[J]. Medical image computing and computer-assisted intervention,2015(9351):234-241.

[2] HOPFIELD J J. Neural networks and physical systems with emergent collective computational abilities[J]. Proceedings of the national academy of sciences of the United States of America-Biological sciences,1982,79(8):2554-2558.

[3] RUMELHART D E,HINTON G E,WILLIAMS R J. Learning representations by back-propagating errors[J]. Nature,1986,323(6088):533-536.

与判别网络组成。生成网络用于把多种多样的输入映射到真实样本空间,生成能模拟真实数据的样本;判别网络用于分辨生成样本的真伪。两个网络相互对抗、不断调整参数,最终目的是使判别网络无法判断生成网络的输出结果是否真实。

GAN 的研究最早由 Ian Goodfellow 提出[①],在图像处理领域、医学影像领域被不断应用和优化。GAN 及其后续演化已经被成功应用于多种任务。在数据扩增领域,GAN 可以用于生成相同条件下的训练数据、模拟生成其他模态的数据(根据计算机断层成像推测核磁共振影像)、模拟生成不同厂家设备采集的数据等,从而支持小样本训练。在预期用途方面,GAN 可以用于医疗器械的重建算法、过程优化、图像分割等环节。

人工智能的逻辑推理也是医学领域比较关注的方向,其作用一般是提供临床决策支持。在世界范围内,临床决策支持系统(Clinical Decision Support System,CDSS)最早始于 20 世纪 50 年代,早期基于确定性逻辑推理相关理论主要是美国的大学提出,如斯坦福大学的 MYCIN 系统、犹他大学的 HELP 系统和 ILIAD 系统等。1971 年上线使用的 Leeds 系统对急性腹痛的诊断正确率达 91.8%,超过医生 79.6% 的诊断正确率。1974 年的 Internist-I 系统不再使用统计模型而是利用存储在数据库中的 570 种疾病描述通过排序和分区算法来诊断,是第一个真正意义上的临床决策支持系统。1980 年以 Internist-I 为基础建立的 QMR 系统则是第一个商业化的 CDSS。

此后,CDSS 系统作为计算机技术在医学领域应用的重要研究方向,研究者不断尝试将医学知识通过各种数据抽象技术进行形式化和结构化的表示,如添加反绎推理、模糊数学、概率、贝叶斯模型等来构建规则集或者专家知识库,但由于计算能力和算法技术的限制,能够在临床得到大范围良好应用的系统不多。

2011 年美国 IBM 公司推出了 Watson 系统,其基于问答系统的思路进行研究,利用自然语言处理、基于循证的自动回答、基于用户反馈的自学习和系统优化等技术,Watson 系统在肿瘤诊断中取得了较高的准确率,并通过了美国的医生考试,成为标志性的 CDSS 系统。随着使用的深入,Waston 系统来源于病历的数据较少,数据来源以学术文献为主等不足也逐渐凸显出来,导致不能在全科医疗中应用,只能

---

① GOODFELLOW I J,POUGETABADIE J,MIRZA M,et al. Generative adversarial nets[C]. New York:Neural Information Processing Systems,2014:2672-2680.

用在肿瘤等专科领域，并且如何处理系统发生判别错误的病例还是存在争议。

(二) 计算机辅助探测与诊断

1. 研究热点

计算机辅助探测与诊断是人工智能在医学影像发展最早的应用，受计算机视觉的影响较大。按预期用途主要分为三类：分类问题、检测问题和分割问题。分类问题是对输入的医疗图像或局部医疗图像进行分析和判断，给出分类信息(疾病状态、疾病分类、严重程度等)；检测问题是对目标（器官、组织、病灶、细胞器等）进行检索；分割问题是在像素或体素水平上明确目标的位置和覆盖范围。基于深度学习的计算机辅助诊断与探测的思维方式与医生的静态诊断不完全相同，前者以黑盒方式抽象地学习医学影像抽象特征，以统计学习的方式对像素、区域和整个病例同时或单独做出分类判断，以实现分割、检测和分类的目的，而后者一般包含病灶检测、病灶分割、病例分类和后续诊断、预后决策的完整流程。

计算机辅助探测与诊断在医学影像的各个分支发展都很快，以下列举几个在不同疾病中的应用实例，它们也代表了在相关领域的研究热点。

①眼科疾病。近年的大量研究显示，深度学习技术对多种眼科疾病，如糖尿病视网膜病变、青光眼、白内障、年龄相关黄斑变性、早产儿视网膜病变、屈光不正等具有相当高的诊断准确性。谷歌研发人员2016年发表在 *Journal of the American Medical Association*（*JAMA*）[1]的文章使用近13万张来自美国与印度医院的视网膜眼底照片，通过训练 Google Inception V3[2]卷积神经网络对无病变或轻度糖尿病性视网膜病变、中度或更严重的糖尿病性视网膜病进行分类，并在另外两个数据集上分别验证模型的高准确率，曲线积分面积（Area Under Curve，AUC）达91%。该文章使用超大规模数据进行模型训练，探究数据量对模型效果的影响同时帮助医生克服资源短缺困难，为更多的患者做出更专业的诊断。英国的 Deepmind 公司（已

---

[1] GULSHAN V, PENG L, CORAM M, et al. Development and validation of a deep learning algorithm for detection of diabetic retinopathy in retinal fundus photographs[J]. Journal of the American medical assciation, 2016, 316 (22): 2402–2410.

[2] SZEGEDY C, VANHOUCKE V, LOFFE S, et al. Rethinking the inception architecture for computer vision[C]. 2016 IEEE Conference on Computer Vision and Pattern Recognition（CVPR），2016: 2818–2826.

被 Google 收购），使用深度学习算法进行眼科光学相干层析图像的形态特征分割与分类，可以辅助医生判断患者是否需要转诊，准确率达 94% 以上，超过了一般医生的诊断水平，相关成果在 *NatureMedicine* 上发表[1]。国外人工智能在眼科疾病领域研究起步早、技术成熟、范围广、成果多，相比之下国内的相关研究尚处在起步阶段。虽然国内人工智能研究起步较晚，目前已经有越来越多的中国临床注册研究在进行中，有些研究已经完成入组。这些临床试验的研究内容涉及青光眼、罕见眼科疾病、儿童视敏度、先天性白内障等多个方向。从 2016 年开始，仅中山大学眼科中心一家单位就已经完成了 3 项临床研究，且目前仍有 3 项研究在研究过程中。2019年 3 月中山大学眼科中心在 *EClinicalMedicine* 上发表了全球首个医疗 AI 医生诊断先天性白内障的多中心随机对照研究，结果显示 AI 在真实临床门诊中对先天性白内障的诊断准确率为 87.4%，与前期报道的临床前测试的准确率 98.87% 有一定差距，也低于人类专科医生的诊断水平[2]。结果表明 AI 在临床前实验阶段的结果并不能完全代表其真正的诊断能力，也说明了 AI 医疗器械进行临床试验的必要性。

②癌症识别。斯坦福大学工程学院和医学院的合作团队在 2017 年年初在 *Nature* 上发布了基于深度学习的皮肤癌领域新突破[3]。斯坦福大学的团队使用 Google Inception V3 网络训练了包含 2032 种不同疾病的 129 450 张皮肤表面图片。研究人员将深度学习网络模型与 21 位皮肤科医生进行了两轮比较：第一轮比较常见皮肤癌识别，第二轮比较致命皮肤癌识别，神经网络模型在这两轮识别中表现均与专家相仿。除此之外，该团队还期望在智能移动端如智能手机上检测皮肤癌，以大幅降低医疗检查费用。

③心理疾病。2017 年来自北卡罗来纳大学教堂山分校的精神病学专家 Heather Hazlett 和其团队利用深度学习算法预测 2 岁前的自闭症高危儿童（有家族病史的儿童）是否会在 2 岁之后被诊断为自闭症。相较于准确率只有 50% 的传统行为问卷调

---

[1] DE FAUW J, JOSEPH R, LEDSAM A, et al. Clinically applicable deep learning for diagnosis and referral in retinal disease[J]. Nature medicine, 2018. 24（9）：1342–1347.

[2] LIN H, LI R, LIU Z, et al. Diagnostic efficacy and therapeutic decision-making capacity of an artificial intelligence platform for childhood cataracts in eye clinics: a multicentre randomized controlled trial[J]. EClinicalMedicine, 2019（9）：52–59.

[3] ESTEVA A, KUPREL B, NOVOA R A, et al. Dermatologist-level classification of skin cancer with deep neural networks[J]. Nature. 2017, 542（7639）：115–118.

查法，其准确率高达88%。这一结果刊登在 Nature 上[1]。

④快速分诊。大型医院急诊部门对就诊患者的快速疾病分类与病情评估，是使患者得到及时、正确处置的前提。近年来，美国FDA批准了若干具有急诊场景快速分诊功能的医疗器械产品，为急诊场景的分诊需求提供解决方案。例如，Viz.AI产品用于分析在急诊场景下所获得的大脑的CT血管造影图像，判断大血管闭塞的风险并向神经血管专科医生建议优先检查的患者，不用于代替完整的患者评估或依赖于进行或确认诊断。需注意的是，快速分诊与计算机辅助诊断与探测在算法方面比较相似，但分诊结论的作用与后者不同，因此监管思路和风险等级也不同。

⑤胸部X线影像的辅助诊断。美国国家肺筛查试验（National Lung Screen Trial，NLST）表明，低剂量CT（Low Dose Computed Tomography，LDCT）筛查可显著降低当前高危吸烟者和前吸烟者的总体死亡率20%。然而，在NLST研究中，96.4%的肺结节是非肿瘤性的。利用人工智能在LDCT中检测肺结节并准确判别良恶性一直是人工智能辅助诊断在该领域的研究热点。2017年，阿诺德基金会（Arnold Foundation）为自动肺癌检测和诊断挑战奖资助了100万美元的奖金。挑战赛提供了来自国家癌症研究所（NCI）的数千张带有标注的胸部CT图像供参赛者训练和验证他们的模型，获胜者必须公开他们的网络模型。所有的顶级团队都使用CNN来自动检测和诊断病变，获胜的团队报告了较高的模型性能（$\log_{loss}$= 0.339）。尽管结果令人鼓舞，但值得注意的是，获胜的网络应用模型需要在临床环境中进行更详细的评估。此外，本次挑战赛的胸部CT中有50%的恶性结节发生率，显著高于筛查人群4%的发生率。因此，在这些模型应用于临床之前，很可能需要进行重大的调整。在CinicalTrials.gov数据库共有5项注册在研的人工智能辅助肺结节检测与诊断的前瞻性单臂或随机对照临床试验。

计算机辅助诊断技术在胸部X线影像的辅助诊断中也有较多的研究发表。2018年张康教授及其团队利用深度学习算法建立了一个可用于儿童肺炎诊断及细菌、病毒性肺炎的鉴别诊断工具[2]。研究者利用了迁移学习的方法在已经训练完成的眼科

---

[1] HAZLETT H C, GU H, MUNSELL B C, et al. Early brain development in infants at high risk for autism spectrum disorder[J]. Nature, 2017, 542（7641）: 348-351.

[2] KERMANY D S, GOLDBAUM M, CAI W, et al. Identifying medical diagnoses and treatable diseases by image-based deep learning[J]. Cell, 2018, 172（5）: 1122-1131.

光学相干层析图像诊断网络的基础上，通过5232张儿童胸部X线图片（2883张肺炎图片及1349张正常图片）作为训练，624张图片（234张正常图片及390张肺炎图片）作为验证，经过100次迭代后建立了预测模型。该模型对肺炎的诊断准确性高达92.8%，对细菌性和病毒性肺炎的鉴别诊断准确性也达90.7%。此外，斯坦福大学一个团队开展了一项研究，比较人工智能和放射科医生分别对肺炎、胸腔积液、肺肿块、肺气肿等14种不同的胸部疾病的诊断准确性[1]。研究者利用CNN建立了CheXNeXt网络，通过对ChestX-Ray8数据库进行学习训练，CheXNeXt可以同时对14种不同的胸部疾病进行诊断。与9位经验丰富的放射科医生相比，CheXNeXt除了对心肌肥大、肺气肿和食管裂孔疝3种疾病的诊断准确性略差外，对于其余11种疾病的诊断准确性均已达到甚至超过了专家的诊断水平，且CheXNeXt的诊断速度是放射科医生的160倍。未来，人工智能算法有望填补医疗资源的短缺，减少医生因为疲劳而导致的诊断错误。

⑥内镜辅助诊断。人工智能用于结肠镜辅助诊断已在初步研究中显示出令人振奋的效果。来自台湾三军总医院的研究团队基于神经网络构建的AI辅助诊断系统（DNN-CAD）在鉴别结直肠增生性与肿瘤性微小息肉（≤5mm）的阳性预测值和阴性预测值分别达89.6%和91.5%，与内镜医生相比准确率更高、速度更快，相关结果于2017年发表在 Gastroenterology 上[2]。来自加拿大等国的团队于2017年发表在 Gut 上的研究[3]使用了223个结肠内镜窄带成像术（Narrow Band Imaging）视频共计60 089个画面，通过训练CNN鉴别结直肠增生性与腺瘤性微小息肉，准确率达94%。2019年，来自四川省人民医院的刘晓岗教授团队联合美国科研团队进行的一项随机对照试验显示，利用卷积神经网络构建的实时AI辅助的结肠镜检查系统比常规结肠镜检查的腺瘤检出率提高了近50%（29.1% vs 20.3%），增生性息肉检出数

---

[1] PRANAV R, JEREMY I, ROBYN L B, et al. Deep learning for chest radiograph diagnosis: a retrospective comparison of the CheXNeXt algorithm to practicing radiologists[J]. PLoS medicine, 2018, 15（11）: e1002686.

[2] DE FAUW J, LEDSAM J R, ROMERA-PAREDES B, et al. Clinically applicable deep learning for diagnosis and referral in retinal disease[J]. Nature medicine, 2018, 24（9）: 1342-1350.

[3] BYRNE M F, CHAPADOS N, SOUDAN F, et al. Real-time differentiation of adenomatous and hyperplastic diminutive colorectal polyps during analysis of unaltered videos of standard colonoscopy using a deep learning model[J]. Gut, 2019, 68（1）: 94-100.

第 4 章
2018 年临床医学研究热点浅析——人工智能的医疗应用

也显著提高（114 vs 52），这一结果于 2019 年年初刊登在 Gut 上[①]。这是首次在临床试验中证明人工智能辅助诊断可以提高腺瘤检出率这一核心临床指标。既往研究显示，结肠腺瘤检出率每提高 1%，致命性大肠癌风险可降低 5%。因此，利用人工智能提高腺瘤检出率有望成为结直肠癌早诊、早治的有效措施。

此外，来自武汉大学人民医院的于红刚教授团队于 2019 年年初发表在 Gut 上的一项随机对照试验显示[②]，其基于卷积神经网络开发的实时胃镜质量改善系统—WISENSE 系统，与常规胃镜检查相比能够显著降低胃镜检查的盲区率（5.86% vs 22.46%），有望大幅提高胃镜的检查质量。目前，在 CinicalTrial.gov 注册的已完成或在研的关于人工智能辅助内镜诊断的前瞻性临床研究共有 7 项。

⑦辅助病理诊断。病理辅助诊断是人工智能辅助诊断中十分重要的方面。纽约大学医学院的研究团队于 2018 年在 Nature Medicine 发布了非小细胞肺癌病理诊断模型[③]。该团队利用 1634 张数字化病理切片图像训练 GoogleInceptionV3 卷积神经网络，发现其在区分正常肺组织、肺鳞癌、肺腺癌的 AUC 达 97%，与病理科专家水平相当，且仅需约 20 s。该团队同时利用肺腺癌病理切片训练 GoogleInceptionV3 卷积神经网络，用以预测肺腺癌的基因突变情况，发现模型能够较好地预测 STK11、EGFR、FAT1、SETBP1、KRAS 和 TP53 6 个基因的突变，AUC 为从 0.733 到 0.856。证明深度学习模型能够辅助病理科医生对癌症类型与基因突变的判断，且该团队指出此模型可推广至任意肿瘤类型。

2017 年年底，JAMA 发表了一篇关于自动化乳腺癌转移淋巴结病理诊断的研究者挑战赛（CAMELYON16）的结果[④]。大赛提供了来自两家荷兰医学中心根据免疫组织化学染色确认有无淋巴结转移的 270 例全切片数码图像（其中，110 例有转移、

---

① WANG P, BERZIN T M, GLISSEN J R, et al. Real-time automatic detection system increases colonoscopic polyp and adenoma detection rates: a prospective randomised controlled study[J]. Gut, 2019, 68 (10): 1813–1819.

② WU L, ZHANG J, ZHOU W, et al. Randomised controlled trial of WISENSE, a real-time quality improving system for monitoring blind spots during esophagogastroduodenoscopy[J]. Gut, 2019.

③ COUDRAY N, OCAMPO P S, SAKELLAROPOULOS T, et al. Classification and mutation prediction from non–small cell lung cancer histopathology images using deep learning[J]. Nature medicine, 2018, 24 (10): 1559–1567.

④ EHTESHAMI B B, VETA M, JOHANNES VAN D P, et al. Diagnostic assessment of deep learning algorithms for detection of lymph node metastases in women with breast cancer[J]. JAMA, 2017, 318 (22): 2199–2210.

160例无转移）作为训练集供参赛者构建算法，在截止日期前共有23支来自世界各地的队伍提交了32种算法。随后通过另外129例验证组全切片数码图像（其中，49例有转移、80例无转移）对算法进行评估。最后哈佛医学院、麻省理工学院、麻省总医院、香港中文大学、德国慕尼黑ExB胜出。同时，验证组的相应玻璃切片由11位荷兰病理医生组成专家组进行有时间限制的评估（约2 h完成），模仿日常病理工作流程确定各个切片存在淋巴结转移的可能性；另外1位病理医生无时间限制。参加研究的11位病理医生将其诊断把握评为绝对正常、可能正常、模棱两可、可能肿瘤、肯定肿瘤。

结果发现，无时间限制的病理医生需要大约30 h对129例全切片数码图像进行评定，无假阳性，但是27.6%的转移未被发现，故辨别有无病变的真阳性率为72.4%，进行转移分类的敏感度、特异度、AUC分别为93.8%、98.7%、0.966。有时间限制的病理医生需要72～180 min，进行转移分类的平均敏感度、特异度、AUC分别为62.8%、98.5%、0.810。通过对32种算法的横断面分析，所有人工智能算法的AUC范围为0.556～0.994。最佳算法辨别有无病变的真阳性率为80.7%，平均假阳性率为1.25%，进行转移分类的AUC为0.994，显著高于有时间限制的病理医生。排名居前5位的算法进行转移分类的平均AUC为0.960，与无时间限制的病理医生相似。因此，在挑战赛环境下，通过模仿日常病理工作流程的验证结果显示一些深度学习算法对全切片数字化图像的诊断能力，优于有诊断时间限制的11位病理医生，接近无诊断时间限制的病理专家。结果表明了深度学习算法用于病理诊断的潜力，但是需要在真实临床环境下对其实用性进行评定。

2. 临床应用情况

IDX-DR是美国FDA于2018年4月正式批准的首个人工智能的计算机辅助诊断软件，该产品的定位不再是传统计算机辅助产品的第二读片人角色，而是可用于对糖尿病患者视网膜病变严重程度的独立判断[①]。在IDX-DR上市之后，美国FDA审批通过了另外一款用于探测骨折的深度学习医学影像辅助软件OsteoDetect[②]，加

---

① De novo classification request for IDX-DR[EB/OL]. [2018-01-12]. https://www.accessdata.fda.gov/cdrh_docs/reviews/DEN180001.pdf.

② Evaluation of automatic class Ⅲ Designation for OsteoDetect[EB/OL]. [2019-09-10]. https://www.accessdata.fda.gov/cdrh_docs/reviews/DEN180005.pdf.

快了同类中低风险的基于深度学习算法的医学影像辅助诊断软件的审批速度。

3. 国内发展状况分析

（1）国内技术前沿水平

国内在计算机辅助诊断/探测方面的研究水平整体落后，在顶级会议和医学会议上发表的文章数量总体较低，但趋势是逐年提高。据统计，在2018年北美放射学学会（Radiological Society of North America，RSNA）上，已有约12%的被接受的摘要来自中国学者，如图4.1所示，表明我国在该领域的技术与应用水平正在快速进步。

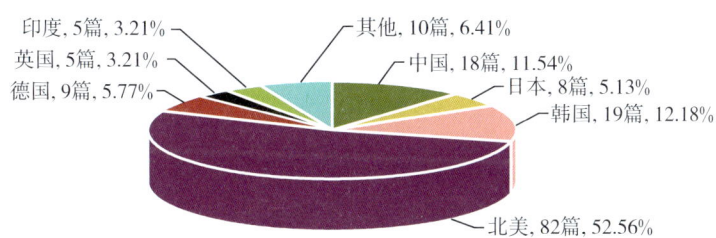

图4.1　各国在RSNA年会的文章发表数量对比

（2）监管水平

国内计算机辅助诊断/探测相关产品的分类界定、检验检测、审评审批、上市后监管和质量体系核查等监管环节都处于研究状态，标准规范与法规体系正在建设中，还没有产品获批上市。质量控制在我国目前还没有形成统一的标准规范，标准化进程刚刚开始。在临床评价方面，国内还未出现公认的试验设计及统计学方法，国外常见的多阅片者多病例（Multi-Reader Multi-Case，MRMC）方法在国内的运用还处于早期阶段。

（3）资源

在公开数据集等资源方面，国外公开数据集数据量明显高于国内的公开数据量。医学影像类开源数据集基本都由美国的研究机构开放，很少见国内的开源数据集。常用的开源数据集有NIH开源的迄今为止最大的多类别、病灶级别标注临床CT图像开放数据集DeepLesion、拥有包含13 000多名患者的53 000多张标记完全的医疗影像[①]的MedPix数据集等。国内尚无大规模公开数据集。

---

① The National Library of Medicine presents MedPix[DB/OL]. https://medpix.nlm.nih.gov/home.

(三)生理事件动态评估与分析

计算机辅助探测与诊断主要使用人工智能处理静态医学数据,如医学图像、问卷等。医学检测与诊断中有很多动态的生理问题同样需要人工智能辅助评估,将使用另一种重要的人工智能方法,即递归神经网络(RNN)。RNN 因其具有丰富的时间动力学特性而得到广泛的应用,一般地在医学领域,RNN 可以用于高维、相对小样本、时序—空间特性变化的数据,下面列举一些在该领域的研究热点。

1. 研究热点

(1) 基于血流储备分数的计算机断层扫描 FFR-CT

利用物理学的流动模拟方法,基于冠状动脉计算机断层扫描血管造影(Coronary Computed Tomography Angiography,CCTA)评估血流储备分数(Fractional Flow Reserve,FFR,即病变远端压力与主动脉压力之间的比值),是一种快速发展的非侵入性技术,由于其较高的阴性预测值而逐渐用于排除冠状动脉疾病(Coronary Artery Disease,CAD)。目前用于计算基于血流储备分数的计算机断层扫描(FFR-CT)的技术方法包括基于全序和降阶计算流体动力学建模算法[1](Full and Reduced-Order Computational Fluid Dynamic Modeling)及人工智能深度机器学习。FFR-CT 评估中的一个难点和不确定因素是每个患者在不同生理病理因素条件下通过自适应机制来调整血流,加之个体的微血管差异,导致个性化边界条件(Personalized Boundary Conditions)各不相同,进而影响对于个体的流体动力学(Fluid Dynamics,FD)计算。基于 AI 的机器学习算法采用不同于传统的流体力学计算方法,模型训练利用来自计算流体动力学模拟生成的冠状动脉解剖结构及其相应的血流动力学状况的大型数据库。基于患者对冠状动脉 CT 血管造影的解剖结构的几何特征,如血管半径、锥度/狭窄角度和分支长度,该算法使用学习的关系来计算基于机器学习的 FFR-CT 值[2],同时可以节省平均计算时间。

---

[1] TAYLOR C A, FONTE T A, MIN J K. Computational fluid dynamics applied to cardiac computed tomography for noninvasive quantification of fractional flow reserve: scientific basis[J]. Journal of the American college of cardiology, 2013, 61 (22): 2233–2241.

[2] ITU L, RAPAKA S, PASSERINI T, et al. A ma- chine-learning approach for computation of fractional flow reserve from coronary computed tomography[J]. Journal of applied physiology (1985), 2016, 121 (1): 42–52.

第 4 章
2018年临床医学研究热点浅析——人工智能的医疗应用

目前的 FFR-CT 算法仅关注患病冠状动脉的非侵入性流动条件。虽然 FFR 定量是临床决策制定中的关键决定因素，但基于 AI 的算法更应该综合 CCTA 中的其他强相关预后因子（如斑块特性、血管重塑等）其他的丰富信息加以利用。未来的发展方向应将重点放在利用深度机器学习方法来全面综合个性化患者的功能和解剖学特征，从 CCTA 检测提示到严重程度评估进一步深入，指导治疗决策、风险管理和预后评估，并且随时能够在不同临床工作流环境中进行整合。

（2）核磁共振成像与功能核磁共振

核磁共振成像（Magnetic Resonance Imaging，MRI）与功能核磁共振（functional MRI，fMRI）[1] 相结合成为探索和理解大脑行为的重要工具。MRI 主要体现脑实质解剖结构改变，而 fMRI 主要体现功能改变。两者的结合可通过神经活动和脑血流动力学明确记录不同的刺激对脑功能的影响，对于理解生理行为、病理状态具有重要意义。

RNN 在 MRI 及 fMRI 的应用目前可以归类为两个方面：一方面是对图像的重建；另一方面为对疾病的诊疗和预后的判断。联合利用 RNN 时间序列的依赖性及传统优化算法的迭代性质，可以实现从高度欠采样的 K- 空间数据中重建高质量的心脏 MRI 图像[2]，体现了 RNN 在图像重构中时空依赖性的优势。在疾病诊疗方面，RNN 在阿尔茨海默病（Alzheimer's disease，AD）[3] 诊疗的应用中逐渐展开。对 AD 患者 MRI 的长期时序性分析对于模拟和测量疾病的诊断与进展尤为重要。利用已知的 AD 患者空间特征并结合 RNN 可以实现纵向时序性的分析的最佳性能。阿尔茨海默病神经影像计划（Alzheimer's Disease Neuroimaging Initiative）研究小组的结果[4] 显示，CNN 与 RNN 联合

---

[1] MRI 的基础是磁共振现象，是指施加一个与原子核自旋具有相同频率的射频脉冲，则处于低能级的原子核会吸收射频脉冲的能量而跃迁到高能级的现象。广义的 fMRI 包括基于血氧水平依赖（BOLD）的 fMRI、弥散加权成像（Diffusion Weighted Imaging，DWI）、灌注加权成像（Perfusion Weighted Imaging，PWI）、弥散张量成像（Diffusion Tensor Imaging，DTI）和磁共振波谱成像（Magnetic Resonance Spectroscopy，MRS）。狭义的 fMRI 指 BOLD-fMRI，是基于血氧水平依赖（BOLD）对比度增强原理实现的，即利用氧合血红蛋白和去氧血红蛋白的磁敏感性不同检测局部脑血流、血流体积和血氧代谢率的改变。fMRI 分为任务态和静息态，任务态有标注数据，静息态无标注数据。

[2] QIN C，SCHLEMPER J，CABALLERO J，et al. Convolutional recurrent neural networks for dynamic MR image reconstruction[J]. IEEE transactions on medical imaging，2019，38（1）：280-290.

[3] AD 是一种不可逆的神经退行性疾病，伴有记忆和其他心理功能的进行性损害。MRI 是 AD 诊断和监测疾病进展的重要手段。

[4] CUI R，LIU M. RNN-based longitudinal analysis for diagnosis of Alzheimer's disease[J]. Computerized medical imaging and graphics，2019（73）：1-10.

的方法对于 AD 与正常对照的分类精度为 91.33%，进展性认知障碍与稳定性认知障碍的分类准确率为 71.71%，证明了其对于图像分析具有良好的性能。此外，有报道显示 RNN 可以用于对恶性脑肿瘤多形性胶质母细胞瘤（GBM）[1] 患者分层和预后分析。目前对于 fMRI 的 RNN 网络架构的分析也逐渐开展，如对自闭症患儿[2]的预测及治疗结果的预后判断。

对于生物学动态因果模型（Dynamic Causal Modelling，DCM）通常用于检验脑因果架构和相关有效连接的假设。fMRI 作为一种大脑随着时间的推移不断变化的功能评估指标，分为任务态（刺激态）和静息态，来解释刺激引起的 fMRI 血氧水平依赖神经活性和脑血流动力学信号。但是随着复杂任务的出现，如书籍阅读和自然电影观看等情况，DCM 无法进行高效准确的分析。为了能够将 fMRI 明确的因果刺激关系、刺激数据时序性和解剖重复结构相结合，DCM 与 RNN 的结合可以对噪声更具鲁棒性，并可能成为分析 fMRI 的重要手段[3]，用以阐明复杂的视觉、听觉感官信息及认知功能状态在大脑中的表现。

（3）手术机器人

计算机视觉（Computer Vision）技术在外科治疗领域应用的成功案例为手术机器人（Robotic-Assisted Surgery），目前主要应用于微创手术中（MIS）"缝合技术"的实施过程。在 MIS 期间进行缝合/打结是一项耗时的任务，目前的解决方案着重于手动编程的轨迹，但是更通用和稳健的方法是使用监督学习来将外科训练轨迹学习并推广。自动执行轨迹编程任务和操作可以大大减少患者的总手术时间，增加手术的成功率。由于缝合中的"打结"通常需要从图像数据中重建开放伤口，并通过解决路径优化问题生成缝合或打结轨迹。因此，使用传统的前馈神经网络或支持向量机来解决的难度极大，而需要利用具有自适应内部状态的递归神经网络（RNN）来优化生成缝合或打结轨迹。报道显示，经过图像训练的 RNN 可以通过从外科医生

---

[1] HAN L, KAMDAR M R. MRI to MGMT: predicting methylation status in glioblastoma patients using convolutional recurrent neural networks[J]. Pacific symposium on biocomputing, 2018, 23: 331-342.

[2] DVORNEK N C, VENTOLA P, DUNCAN J S, et al. Combining phenotypic and resting-state fMRI data for autism classification with recurrent neural networks[C]. International Symposium on Biomedical Imaging, 2018: 725-728.

[3] BARAK O. Recurrent neural networks as versatile tools of neuroscience research[J]. Current opinion in neurobiology, 2017, 46: 1-6.

那里学习事件序列来学习自主打结[1]。深度模仿学习，RNN 和轨迹转移算法可以完全自动化外科手术的某些远程操作任务。

手术机器人深度学习的一个挑战是数据收集。深度模仿学习需要大型训练数据集，但每次鉴于许多外科手术具有细微差别和独特性，因此收集足够数据以进行普遍的外科手术任务较为困难。

（4）**胶囊内镜**（Capsule Endoscopy）

可靠的实时定位功能对于主动控制的胶囊内窥镜机器人来说是至关重要的。将深度学习与内窥镜胶囊机器人的传感器融合可能是解决视频信息和磁控信息相结合的重要方法之一。Mehmet Turan 报道基于 CNN-RNN 架构的融合方法提出了基于深度学习的内窥镜胶囊机器人传感器融合手段，在动物模型中能够实现跨帧和磁数据流的运动动态的同时学习和顺序建模，实现了平移和旋转运动的亚毫米精度。

RNN 在医学视频中的相关应用处于起步阶段，并需要融合多种传统的机器学习模型及基于 CNN 的空间特征信息提取技术，但是已经成为不可或缺的研究方向。

（5）**持续性葡萄糖监测**（Continuous Glucose Monitoring，CGM）

准确的葡萄糖变化趋势预测算法是 CGM 系统的关键组成部分，是预测胰岛素注射剂量的重要指标。以往使用的预测葡萄糖模型多采用线性回归、潜变量模型、自回归（AR）模型、支持向量回归（SVR）、决策树模型和预测葡萄糖算法的神经网络（NNPG）。目前，RNN[2][3] 由于其在时间序列和数据序列上的优势，逐步开始在和已有的机器学习（Machine Learning，ML）模型进行融合，算法模型主要为多层卷积递归神经网络（CRNN）[4]，其针对 CGM、碳水化合物和胰岛素等多维时间序

---

[1] MAYER H，GOMEZ F J，WIERSTRA D，et al. A system for robotic heart surgery that learns to tie knots using recurrent neural networks[J]. Intelligent robots and systems，2006，22（13）：543–548.

[2] MEIJNER C，PERSSON S. Blood glucose prediction for type1 diabetes using machine learning：long short-term memory based models for blood glucose prediction[EB/OL]. [2017–06–01]. https://odr.chalmers.se/bitstream/20.500.12380/251317/1/251317.pdf.

[3] CHEN J，LI K，HERRERO P，et al. Dilated recurrent neural network for short-time prediction of glucose concentration[EB/OL]. [2018–07–25]. http://ceur-ws.org/Vol-2148/paper11.pdf.

[4] LI K，DANIELS J，LIU C，et al. Convolutional recurrent neural networks for glucose prediction[J]. IEEE journal of biomedical and health informatics，2019.

列数据进行端到端的训练；混合模型的非线性模型预测控制器（NMPC）[1]，包括模拟由于进餐引起的葡萄糖对血液的吸收及模拟葡萄糖—胰岛素动力学的神经网络。

（6）心电图（Electrocardiogram，ECG）

ECG 是一种广泛用于心血管疾病诊断和监测的无创测量方法。它反映了心脏电信号去极化和复极化过程。任何心率失常或形态模式的改变都是心律失常的一种表现。目前各种自动 ECG 分类方法主要包括特征提取和分类两部分，包括高阶统计量、基于独立分量分析（ICA）的特征、Hermite 变换系数、小波变换特征和时间特征等。然而，这些手工提取的特征可能不代表 ECG 波形的基本特征并限制了其性能，且多数是基于小型数据集的提取。随着深度学习的出现，利用 CNN[2] 进行特征提取和分类取得了良好的效果，但它不利用心脏搏动之间的信息。因此，将心脏搏动进行时序性分析的 RNN[3] 与 CNN 的组合成为重要的方向。其中，双向递归神经网络（BiRNN）、门控 RNN、深度双向 LSTM 网络的小波序列模型（DBLSTM-WS）等的研究均显示了良好的应用前景。

2. 临床应用

美国 FDA 在 2014 年以从头设计（de novo）路径将 FFR-CT 产品 HeartFlow 分为 II 类医疗器械。作为非侵入式诊断技术，它在建立个性化的心脏和冠状动脉模型后，使用计算机视觉算法采用血管特异性专用架构对血管进行分析，模拟血流动力学参数，利用颜色标识显示 FFR，辅助发现冠状动脉阻塞。其采用上万例冠脉 CTA 分析其解剖结构及相应的 CFD 仿真得到的 FFR 值，使用深度学习预测 FFR-CT 值，其诊断精度可达到 83.2%，相关系数为 0.729。HeartFlow 的应用有望使 60% 的患者可以避免使用血管造影（传统的侵入性方法），为医院和诊所节省高达 25% 的运营成本。

---

[1] ZARKOGIANNI K, MOUGIAKAKOU S G, PROUNTZOU A, et al. An insulin infusion advisory system for type 1 diabetes patients based on non-linear model predictive control methods[C]. International Conference of the IEEE Engineering in Medicine and Biology Society，2007：5971–5974.

[2] KIRANYAZ S, INCE T, GABBOUJ M. Real-time patient-specific ECG classification by 1-D convolutional neural networks[J]. IEEE transactions on biomedical engineering，2016，63（3）：664–675.

[3] ZHANG C, WANG G, ZHAO J, et al. Patient- specific ECG classification based on recurrent neural networks and clustering technique[J].Biomedical engineering（BioMed），2017：63–67.

3. 国内发展状况分析

基于 RNN 的人工智能医疗器械产品在我国刚刚起步,处于追赶状态。科亚医疗的冠状动脉生理功能评估软件深脉分数(DeepVessel FFR)在 2018 年进入创新医疗器械特别审批通道。深脉分数采用自主研发的基于血流动力学的 FearureFlow 深度学习技术,结合影像、结构生理特征等信息,计算整个血管树路径上各点的 FFR 值,提供临床所需的定量检测结果。临床研究结果显示,以有创 FFR 为金标准,0.80 为界值,CT-FFR 敏感性 93.4%,特异性 83.8%,准确率 88.9%,AUC 为 0.94,标志着我国 CT-FFR 产品技术指标达到国际先进水平。

(四)医学成像过程优化与医学影像重建

1. 研究热点

医学影像中的成像过程优化与重建,主要目的是通过对成像过程的优化和影像重建方法的改进,使用更低的辐射剂量和更短的时间获取有临床价值的医学影像,从而降低患者辐射剂量,这是放射影像考虑收益与风险的两大要素。在传统医疗器械的设计中,高质量医学图像的采集流程较为烦琐,时间长,患者承受的辐射剂量较多(如 CT 全身成像中,X 射线球管一般需要设置为较大的管电压、管电流和曝光时间),既影响医疗效率,又伴随健康风险。人工智能作为数学上求解优化问题和重建问题的一种思路,在以下具体方面取得了进展。

(1)图像重建与图像合成

在 MRI 方面,Gong 等提出使用深度学习合成影像的方法降低 MRI 造影剂使用的剂量[①]。60 名患者在未添加造影剂、添加 10% 正常剂量造影剂、添加 100% 正常剂量造影剂 3 种情况下进行 MRI 脑部成像,其中未添加造影剂和添加 10% 正常剂量造影剂的图像作为算法训练的输入,而添加 100% 正常剂量造影剂的图像作为金标准。算法采用 Encoder-Decoder 设计,合成 100% 剂量造影剂的图像。该算法使用另外 50 名患者的数据进行了测试,由 2 名放射影像医生对合成图像和真实患者图像进行了判读,结果表明合成图像的质量相对于低剂量图像在结构相似性、峰值信噪

---

① GONG E, PAULY J M, WINTERMARK M, et al. Deep learning enables reduced gadolinium dose for contrast - enhanced brain MRI[J]. Journal of magnetic resonance imaging,2018,48(2):330-340.

比等图像指标上得到了显著提升①。

（2）图像降噪

低剂量 CT 是开展筛查的重要工具，剂量的降低会引起重建逆问题的病态，降低图像质量，因此成为深度学习攻关的热门问题之一。一般的深度学习降噪算法通过求解降噪图像与金标准图像之间的均方误差（Mean Square Error，MSE）达到最优，可以提升峰值信噪比（Peak Signal-to-Noiseratio，PSNR），但同时会降低重要结构细节的能见度。Yang 等提出使用前文介绍的 WGAN 方法实现低剂量 CT 的图像降噪②，其主要思想是把 WGAN 与 VGG 网络的感官损失（Perceptual Loss）相结合，通过 GAN 把数据噪声的分布由强变弱从而实现降噪，通过 VGG 的感官损失来维持图像细节信息不丢失。该方法使用 10 名匿名患者的正常剂量腹部 CT 和模拟的 1/4 剂量 CT 图像进行了训练和验证，结果表明，WGAN-VGG 方法产生的图像在平均 CT 值、图像标准差和视觉印象方面的确优于其他参比方法，如 CNN-MSE。

（3）图像分割

用于图像分割的深度学习算法容易受到原始图像采集设备、流程的影响，在不同医院和地区应用时可能发生鲁棒性方面的问题，这是因为产品训练集的图像域跟实际处理的图像域有区别。图像域变换（Domain Adaptation，DA）方法作为迁移学习（Transfer Learning）的一种，在多种图像域上对算法进行训练，以改善算法在不同图像域上的表现。GAN 与 DA 结合之后，可以在训练样本量缩小的情况下保证训练质量和算法性能，是图像分割领域的进步。

目前，基于 GAN 的图像分割还没有产品获批，但研发活动比较活跃。在大脑影像的分割方面，Kamnitsas 等基于对抗神经网络提出了一种无监督的域转化方法（Unsupervised Domain Adaptation，UDA）③，使用多连接的对抗网络结构，包含由三维全卷积神经网络构成的分割器和由另一个三维全卷积神经网络构成的域判别器。

---

① 李佳戈，王浩，任海萍. 基于 GAN 的医学影像优化技术概述 [J]. 中国药事，2019，33（9）：1022-1025.

② YANG Q，YAN P，ZHANG Y，et al. Low-dose CT image denoising using a generative adversarial network with wasserstein distance and perceptual loss[J]. IEEE transactions on medical imaging，2018，37（6）：1348-1357.

③ KAMNITSAS K，BAUMGARTNER C F，LEDIG C，et al. Unsupervised domain adaptation in brain lesion segmentation with adversarial networks[J]. Information processing in medical imaging，2017：597-609.

分割器的作用是判断各体素是健康组织还是病灶，域判别器的作用是识别输入数据的图像域，对不同图像域启用不同的激活函数。域判别器的梯度反向传播到分割器，形成联合训练。该研究使用了两个不同数量、不同序列、不同机型的来自创伤性脑损伤患者的 MR 数据集进行验证，其中一个作为源数据集，使用 UDA 方法进行训练，另一个作为分割的目标测试集。结果表明，UDA 方法训练后的算法测试结果在 Dice 系数、精确度、召回率 3 个关键指标方面优于其他方法训练出的算法。

GAN 算法的应用还包括基于 CT 的胸部轮廓分割、基于眼底图像的血管/视盘/视杯分割、腹部脏器分割、显微图像分割和超声心动图上的左心室分割等场景[1]。

（4）图像映射

GAN 的另一个重要应用是根据一种模态的图像预测同一物体在另一种模态下的图像，如通过 MRI 图像来推测 CT，这样做的意义是可以减少患者进行 CT 检查的次数，降低辐射剂量。Nie 等提出了一种方法[2]，使用对抗神经网络训练全连接网络，实现由 MRI 图像预测 CT 图像。该方法的损失函数使用了图像的梯度差，以减轻图像合成带来的 CT 模糊问题。为加强 GAN 对图像周境的感知，该方法还使用了自动周境模型（Auto-Context Model，ACM）对 GAN 进行改善。该研究使用了 16 名患者的脑部 CT 与 MRI 图像作为训练集，使用另外 22 名患者的骨盆 CT 与 MRI 图像作为测试集，结果表明，该方法在平均绝对差、峰值信噪比两项主要指标上超过了其他的参比方法。

（5）图像配准

GAN 在图像映射方面展现的技术优势同样可以用于图像配准。Hu 等提出了对抗变形正则化方法[3]，用于将术前 MR 图像和术中经直肠超声图像（Transrectal Ultrasound，TRUS）进行配准。该问题的难点在于手术过程中组织发生形变和位移。该方法通过生物力学有限元分析模拟组织的运动，对于配准网络起到了正则化的作用。训练输入是带解剖学标签的 MR-TRUS 图像配对，对抗生成器损失函数是组织

---

[1] KAZEMINIA S, BAUR C, KUIJPER A, et al. GANs for medical image analysis[M]. arXiv.org, 2018.

[2] NIE D, TRULLO R, LIAN J, et al. Medical image synthesis with context-aware generative adversarial networks[J]. Medical image computing and computer assisted intervention, 2017: 417-425.

[3] HU Y, GIBSON E, GHAVAMI N, et al. Adversarial deformation regularization for training image registration neural networks[J]. Medical image computing and computer assisted intervention, 2018: 774-782.

形变预测值与仿真值之差的散度;判别器网络的作用是将算法预测的组织位移与生物力学有限元分析推测的组织运动进行区分。结果表明,在仅使用前列腺作为解剖学标签的情况下,该方法的配准误差显著小于其他参比方法。

2. 临床应用

2018年11月,美国FDA以510(k)(上市前许可)形式批准了Subtle Medical公司生产的SubtlePET™图像处理软件,这是人工智能用于医学图像降噪的里程碑产品。该产品适用于氟去氧葡萄糖、淀粉状蛋白的PET图像(包括PET/MR、PET/CT),使用残差学习技术根据图像像素生成周边像素的灰度值,推测噪声模式和图像结构特征,最终将噪声与有用信号分离,达到降噪的目的。该产品的质量评价包括软件测试、模拟使用确认,并在使用满足伦理要求的PET图像验证了图像处理算法对图像质量指标的提升。

2019年4月,美国FDA以510(k)的形式批准GE Medical Systems的Deep Learning Image Reconstruction(DLIR)产品上市,是人工智能图像重建方面的代表性产品。该产品使用深度神经网络技术生成头部、躯干、心脏和血管CT图像,图像的外观类似传统滤波反投影算法,图像质量在图像噪声、低对比度探测能力、高对比度空间分辨率、条纹噪声抑制等方面能够媲美早期上市的基于传统算法的ASiR-V图像重建算法组件。该产品给生成的图像打上特殊标签,以区分生成图像和真实图像,并且允许用户选择深度学习功能的使用程度。该产品的临床前质量评价包括模块测试、系统测试、性能测试、安全测试、模拟使用确认,并在Revolution型号的CT上采集原始数据,分别用DLIR和ASiR-V算法进行重建,然后比较一系列图像质量指标。该产品的临床试验使用了60个回顾式的临床病例原始数据,分别用DLIR和ASiR-V进行重建,由9名放射影像医生对各项图像质量指标进行打分,腹部、骨盆附近的低对比度、小尺寸病灶的图像诊断价值则由一名医生确认。临床试验结果论证了DLIR和ASiR-V的等效性。

3. 国内发展状况分析

基于AI的过程增强与图像重建产品在我国尚未被批准上市,但学术研究较为活跃,国内人工智能医疗器械企业在图像重建、分割、配准、映射等方面也在进行积极探索。例如,上海联影在磁共振影像快速重建方面也取得了技术突破,能够把成像时间大幅缩短。

相对于其他人工智能医疗器械，基于 AI 的过程增强与图像重建产品的质量控制难度更大，原因包括以下几个方面。

（1）生成样本与真实样本之间的比对评价缺乏规范

根据文献中的思路，这种比对评价一般用到结构相似性、峰值信噪比等医学图像质量评价客观指标，但都属于图像全局的评价。生成图像细节的真实性、生理周境的真实性等局部质量的评价及生成图像的诊断价值目前缺乏客观指标，还需要结合人工判读和主观评价，难以建立统一的客观指标与方法。

（2）质量评价涉及的变量多，对资源要求高

GAN 的显著优点是转换图像域的能力，这要求 GAN 算法的评价需要收集和建立不同种类的、能代表不同图像域、体现硬件与模态变化的测试数据集。由于 GAN 技术发展很快，技术应用的领域越来越多，对资源的要求将日益多元化、分散化、个性化，总体难度较大。

（3）临床使用中的风险难以预测

根据目前文献中的算法评价思路和 FDA 产品审批公开材料可以看出，该类产品的评价需要的病例数远少于其他人工智能医疗器械（如计算机辅助诊断、辅助探测类），主要聚焦生成数据的质量，对于误诊、漏诊等风险的关注度较少，评价思路有待完善。

（五）辅助临床决策支持

1. 研究热点

经过几十年的研究和实践，计算机辅助进行临床诊断决策的应用场景已经覆盖了预诊、诊断、用药、疗效评估、康复、随访等整个诊疗过程，并且进入到健康管理、基础科研、药物研发、医学教育等领域。在预期用途上具有如下的变化趋势。

（1）疾病的覆盖范围在逐步扩展

进行辅助诊断是 CDSS 最广泛的应用场景，其对于各种单一病种尤其是罕见病方面得到快速发展，并逐渐向面向全科病种的方向扩展。

在用户接受程度上尽管目前一些 CDSS 系统对单一病种的准确率已经超过一般医生水平，但是多医生的使用度不高。而医生面对临床上比较难诊断的罕见病，需要通过对文献进行搜索确诊的场景，相应的辅助系统更容易被医生所接受和使用。

除了辅助诊断之外，给出治疗方案也是 CDSS 的重要功能应用。同时将智能辅

助功能扩展到诊前阶段,根据初期症状对患者进行分诊或者预诊,提前给出需要进行的检查项目,在诊断、用药和手术之前,按照标准诊疗指南提示医生诊断要求、鉴别要点及相关诊疗方案,包括手术诊断时提示手术操作要点及术前检查等。

CDSS 在诊后场景的应用,可以开展疗效评估、指导进行康复训练、辅助医生进行预后随访等,还可以挖掘患者与其既往医疗信息、临床研究之间联系的资料,以便于预测患者将来的健康问题,存储并分析不符合各种临床诊疗指南或临床技术操作规范的治疗方案,为医疗质量评估提供依据,提升医院管理水平,规范医疗行为,同时也为循证医学提供科学的证据。

(2)提供具有证据链的临床决策

CDSS 的优势不仅在于利用现有医学知识和技术手段,给出推荐诊断及治疗方案等辅助性结论,更重要的是要具有对文献、病历等按照医学逻辑思维、条件权重分析进行知识梳理、总结、提炼,构成包含诊断、治疗、随访等完整信息的知识库系统,达到让人工智能真正看懂病历、读懂医学文献,而非仅靠简单的条件判断得出结果,通过给出高级别证据链,进行决策的能力。

在技术发展途径上,医学诊断几乎涉及文本、图像、量化数据等全部的信息模式,现有的智能处理技术均在其中发挥重要作用,同时由于医学的特殊性,促使从确定性推理向非确定性推理发展。目前,CDSS 按系统结构可分为两类:基于知识库的 CDSS 和基于非知识库的 CDSS。

①基于知识库的 CDSS 以各种推理技术为基础,包括 3 个组成部分:知识库、推理机和人机交流接口。其中,知识库存储的信息需要人工进行采集、编辑、整理,规则的提取也需要花费大量的人力进行。推理机所用的逻辑关系,早期主要是 IF-THEN 形式的判别,随着计算机理论的发展,模糊逻辑、归纳学习、灰度关联等方法有效地提高了推理的准确性。尽管基于知识库的 CDSS 存在系统较封闭、信息更新慢、维护成本高等不足。但其决策过程具有理论依据,可以给出逻辑关联关系,对结果具有可解释性,贴合循证医学的思维方式。

②基于非知识库的 CDSS 在近年来得益于医疗信息化水平提高、医疗大数据积累、自然语言处理、机器学习等技术的发展,得到快速发展,已经成为当前的主流技术方案。其通过整合电子病历系统及互联网数据库资源,达到对海量文献和既往病历的检索匹配,提供精准的决策建议。该类系统对于数据数量和质量要求较高,消耗计算资源高,同时对于给出的结论还存在可解释性等问题,需要开展深入的理

论研究。尽管该类系统不需要确定逻辑关系的知识库，但是其对进行处理的过程也需要大量的数据对机器学习算法模型进行训练。

针对当前 CDSS 技术发展现状，主要趋势是在知识库基础上，同时辅以机器学习等人工智能技术，通过算法从历史经验和海量临床数据中学习和识别出某些模式，自动获取知识来提供决策支持。

2. 临床应用情况

自 MYCIN 之后，出现了 HELP、QMR、ILIAD、DXplain、VisualDx、Isabel 等众多的应用系统，但是其中大部分受各种因素影响并未得到广泛应用。目前，得到广泛应用的系统主要如下。

① IBM Watson：近年来的标志性系统，是基于专家知识库和人工智能技术的临床决策支持系统；以 150 万份病历和诊断图像、200 万页文本记录、文献等语料来构建肿瘤识别模型。其在中国已经在 80 多家医院落地应用。

② DeepMind：作为 Google 公司推出的人工智能系统，尽管在乳腺癌、眼科疾病等方面报道了取得较高的准确率，但是该系统尚未进入商业实用阶段。

③ HELP：作为最早一批 CDSS 系统已经成为最成功的临床信息系统之一，自 1967 年起一直被临床使用，其不仅用于临床的分析、解释，也支持医院行政、财务、教学和科研工作，包含呼吸系统疾病治疗方案合理性检查报警、临床实验室异常检查判断、用药合理性检查报警、传染病监控等功能。

④ QMR：世界上第一个真正意义的 CDSS 系统，至今仍被使用。2001 年后已经停止知识库的更新，目前包含 750 种疾病，5000 个临床症状、50 000 多种病症关系。

⑤ VisualDx：该系统的应用日益普及，从最初的辅助皮肤病诊断扩展至肺、口腔、眼、药物性皮炎和放射影像等。目前包含 19 000 多个医疗影像和 900 多种疾病，可以用于临床诊断、定点照护、急诊准备和医学教育。

⑥ DXplain：自 1986 年投入使用至今还在美国医院普遍使用，已经包含 2400 个病种，还有 5000 个临床新发现和 230 000 个资料点。该系统具有充分利用用户输入信息，进行匹配可靠的医疗证据及同义词功能，根据患者的症状、体格检查、检验结果和其他诸多因子列出各种可能诊断。

⑦ Isabel：目前最全面的决策支持工具，包括儿科版本、成人版本及生物恐怖诊断提醒版本。可以用于定点照护与教学、可与电子病历相整合、提供在线资源

查询。

⑧ 由 Archimedes Model 设计推出的商业产品 Archimedes IndiGO：该系统自 2007 年起历时 5 年开发完成。IndiGO 通过 30 多种不同变量来分析患者个人的具体信息，实现"个体化指导和决策"的目标。

⑨ Autonomy 医疗集团的 Auminence 系统：主要用于疾病诊断，依靠搜索方式，针对临床所提供的患者资料，寻找与之对应的可能疾病类型，并列出各类型发生的统计概率，做出鉴别诊断，以帮助医生确诊疾病。

⑩ DiagnosisOne：提供包括医嘱模式、分析学和公共医疗记录与监管项目等内容的智能路径，可以浏览所有患者信息，发现诊疗漏洞，有效的治疗方案是其开发重点。

⑪ Elsevier：是由 Elsevier 出版集团开发的系统，其是利用大量医学文献如杂志、书籍、在线资料等进行医疗查询的工具，并且通过与药物数据库开发商金标准、护理计划提供商 CPM 资源中心及临床分析公司 MedAI 先后开展合作，扩展产品领域。

⑫ Isabel Healthcare：是一种主要用于预防误诊的临床技术系统，通过联网清单的形式，给出诊断结果，防止医生忽略可能存在的罕见病。目前系统拥有超过 100 000 篇文献的数据库，可以单独使用或者可以直接连接到 EHR 上获取患者信息。

⑬ Advisor：是 PKC 共识专为医生设计的 CDSS，基于问题与知识的连接理论，利用问题导向的医疗记录和临床进展记录的 SOAP（主观、客观、分析和计划）通路进行辅助诊断。

⑭ Micromedex：汤姆森路透社开发的 CDSS，目前全球 83 个国家超过 3500 家医院都在使用 Micromedex 临床数据，主要用于用药安全、健康和疾病管理、患者教育、药物毒理学等方面。

⑮ UpToDate 数据库：Wolters Kluwer 医疗集团产品。已经囊括了 19 个医学专业的 9000 个分项，包括最近研发的普通外科专用模块。拥有 149 个国家的 450 000 位医生用户。UpToDate 数据库可以连接同一集团的 ProVation 医嘱系统，提供以循证医学为基础的 CDS 内容和治疗计划生成软件。

⑯ ZynxEvidence：主要用于住院和急诊医疗，包含 500 多种 CDS 规则和 1100 个医嘱模板，合成为大量的软件包。作为一个在线共享资源，ZynxEvidence 提供了近 150 个基于循证医学的模块，方便医生录入计算机化医嘱。

3. 国内发展状况分析

我国在 1967 年即有首都医院（即北京协和医院）开展急腹症的判别研究。20 世纪 90 年代洪家荣教授提出的多功能通用学习系统 AQ15 对淋巴造影、乳腺癌复发和复发肿瘤位置判别进行辅助诊断，其准确率已经超过专家水平。

中国 CDSS 市场起步较晚，直到近 5 年，CDSS 才受到国家政策的支持和越来越多医疗机构与医疗 IT 公司的重视。2019 年 2 月广州妇女儿童医疗中心团队与依图医疗合作，在 *Nature* 子刊上首次发表有关自然语言处理（NLP）技术基于电子健康记录（Electronic Health Record，EHR）做临床智能诊断的研究成果，标志着我国相关的研究工作已经得到国际认可。

我国在 CDSS 上与世界先进水平的差距体现在以下几个方面。

（1）**医学信息化的基础设施**

美国、英国、加拿大等发达国家都已经建立了全国性的居民电子健康档案，而区域卫生信息网络的核心是对电子档案服务进行权限控制下的共享和互操作。美国国家标准协会与美国国立医学图书馆共同制定了健康电子数据的信息交换和实施的标准指南，加拿大的信息资源设施项目支持开发共同标准与架构，重点关注电子健康档案的实施、跨系统数据安全与隐私保护问题，其健康档案项目允许经过授权的卫生服务提供者查询，并更新患者的基本健康信息。英国的 openEHR 等项目明确了居民电子健康档案服务的需求和结构模型，致力于建立具有权限控制的互操作性居民电子健康档案服务集成平台。我国在这方面建设上还与欧美存在较大差距。

（2）**质控管理体系**

美国放射学会（American College of Radiolog，ACR）、北美放射学会（Radiological Society of North America，RSNA）、美国医学物理学家协会（American Association of Physicists in Medicine，AAPM）等机构研究和发布详细完备的针对设备、病种的影像采集、诊断质控标准和规范，并对各类机构进行认证授权，保障整体诊断水平。我国的相关研究工作处于刚刚起步阶段。

（3）**市场准入和监管体系**

临床决策和人工智能辅助诊断系统，美国 FDA 已经对其纳入监管范围之内，对于 CDSS 和智能辅助系统已经批准多个产品上市。我国相关的监管体系也已建立，并将相应的产品进行明确的分级分类，但目前还没有产品报送国家药监局进行审批。

（六）其他医药相关领域

1. 研究热点

（1）肿瘤精准放射治疗

肿瘤精准放射治疗是 AI 另外一个十分有前景的应用领域，目前仍处于研究阶段，尚未进入临床应用阶段。其中，放射治疗靶区和危及器官勾画是研究最活跃的一个领域，来自国内外的研究者们已经利用二维/三维 CNN、U-Net 等 AI 技术实现了头颈部[1][2][3]、胸部[4]、腹部[5]、盆腔[6]等多个部位的危及器官自动勾画。AI 算法勾画大部分危及器官具有较高的准确性，且优于传统的 ABAS 算法，不受患者体型体位影响。其中，一项研究证实 AI 自动勾画危及器官能够辅助医生提高勾画效率；另一项研究表明 AI 自动勾画的危及器官其剂量能够满足临床需求。在肿瘤靶区自动勾画的尝试包括勾画鼻咽癌[7]、肺癌[8]、直肠癌[9]、脑转移瘤[10]的原发肿瘤靶区，以及鼻

---

[1] IBRAGIMOV B, XING L.Segmentation of organs-at-risks in head and neck CT images using convolutional neural networks[J].Medical physics, 2017, 44（2）: 547-557.

[2] ZHU W, HUANG Y, ZENG L, et al. AnatomyNet: deep learning for fast and fully automated whole-volume segmentation of head and neck anatomy[J].Medical physics, 2019, 46（2）: 576-589.

[3] VAN ROOIJ W, DAHELE M, RIBEIRO BRANDAO H, et al. Deep learning-based delineation of head and neck organs at risk: geometric and dosimetric evaluation[J].International journal of radiation oncology·biology·physics, 2019.

[4] LUSTBERG T, VAN SOEST J, GOODING M, et al. Clinical evaluation of atlas and deep learning based automatic contouring for lung cancer[J].Radiotherapy and oncology, 2018, 126（2）: 312-317.

[5] HU P, WU F, PENG J, et al. Automatic abdominal multi-organ segmentation using deep convolutional neural network and time-implicit level sets[J].The international journal for computer assisted radiology and surgery, 2017, 12（3）: 399-411.

[6] MEN K, DAI J, LI Y. Automatic segmentation of the clinical target volume and organs at risk in the planning CT for rectal cancer using deep dilated convolutional neural networks[J].Medical physics, 2017, 44（12）: 6377-6389.

[7] LIN L, DOU Q, JIN Y M, et al. Deep learning for automated contouring of primary tumor volumes by MRI for nasopharyngeal carcinoma[J].Radiology, 2019, 291（3）: 677-686.

[8] MAK R H, ENDRES M G, PAIK J H, et al. Use of crowd innovation to develop an artificial intelligence-based solution for radiation therapy targeting[J].JAMA oncology, 2019.

[9] WANG J, LU J, QIN G, et al. Technical note: a deep learning-based autosegmentation of rectal tumors in MR images[J].Medical physics, 2018, 45（6）: 2560-2564.

[10] LIU Y, STOJADINOVIC S, HRYCUSHKO B, et al. A deep convolutional neuralnetwork-based automatic delineation strategy for multiple brain metastasesstereotactic radiosurgery[J]. PLoS one, 2017, 12: e0185844.

咽[1]、直肠[2]、乳腺[3]的临床靶区。其中，来自Dana-Farber癌症中心的研究者们开展了群体创新研究，将数据集公布于Topcoder.com网站上供全球的工程师们进行模型训练和验证。可观的奖金吸引了来自全球62个国家的564名竞争者，5个获胜模型包括CNN、Cluster Growth和Random Forest。将表现最佳的3个模型进行整合后，其自动勾画肺癌原发肿瘤准确性达79%。群体创新的研究方法能够集合全球AI工程师的智慧，是值得学习的研究方式。此外，AI技术还被用于基于知识库的放射治疗计划自动设计和毒性预测。

（2）药物筛选与研发

1）药物靶点的确认

在科学研究飞速发展的今天，每30秒就会有一篇生命科学论文发表。除此以外，还有大量的专利、临床试验结果等海量信息散布在世界各地。这些信息中，只有小部分的科学信息有可能用于指导药物的研发。对于药物研发工作者来说，他们没有足够的时间和精力来关注所有的新信息，通过人工智能对生命科学研究数据和前沿论文进行分析，提供一定的预测数据，将给整个研发过程的速度带来指数级的提升。"老药新用"是目前寻找药物的常用方式，它的实现方式是将上市的药物及人身上的1万多个靶点进行交叉研究及匹配。据报道，搭建算法模型及大规模的算力，利用"老药新用"这一手段有望将药物研发成本降至3亿美元甚至更低，研发周期也缩短至6.5年。

2）药物合成

目前还没有成功利用人工智能算法合成新型药物并用于临床的报道，但人工智能在化学合成中的应用取得了很大的进展。上海大学Mark Waller教授团队于2018年3月在 Nature 上发表了他们应用深层神经网络及人工智能算法[4]最后成功规划了

---

[1]　MEN K, CHEN X, ZHANG Y, et al. Deep deconvolutional neural network for targetsegmentation of nasopharyngeal cancer in planning computed tomography images[J].Frontiers in oncology, 2017, 7: 315.

[2]　MEN K, DAI J, LI Y.Automatic segmentation of the clinical target volume and organs at risk in the planning CT for rectal cancer using deep dilated convolutional neural networks[J].Medical physics, 2017, 44（12）: 6377-6389.

[3]　MEN K, ZHANG T, CHEN X, et al. Fully automatic and robust segmentation of the clinical target volume for radiotherapy of breast cancer using big data and deep learning[J].Medical physics, 2018, 50: 13-19.

[4]　SEGLER M H S, PREUSS M, WALLER M P. Planning chemical syntheses with deep neural networks and symbolic AI[J]. Nature, 2018, 555（7698）: 604-610.

新的化学合成路线的研究结果。据说这款软件达到了权威的合成化学家的水平。这项工作被媒体誉为化学合成中的"AlphaGo"。

3）活性化合物的多次筛选

大的跨国药企一般都会有50万～300万个数量级的化合物储备，目前采用的高通量筛选方式是在同一时间由机器人进行数以百万计的试验，成本非常高昂。可利用AI开发有效且准确的虚拟筛选技术以取代昂贵费时的高通量筛选。另外，还可以利用人工智能图像识别技术优化高通量筛选过程。谷歌和斯坦福的研究人员正致力于利用深度学习开发虚拟筛选技术，以取代或增强传统的高通量筛选过程，并提高筛选的速度和成功率。通过应用深度学习，研究人员能够实现跨越多个靶点的众多实验的信息共享。

4）药物优化

对药物的分子改造牵一发而动全身，借助人工智能，能够以直观的方式定性推测生理活性物质结构与活性的关系，进而推测靶酶活性位点的结构和设计新的活性物质结构，可以进一步提升药物的构效关系分析的速度，快速挑选最具安全性的化合物。

5）小分子药物晶型预测

利用人工智能，高效地动态配置药物晶型，可以把一个小分子药物的所有可能的晶型全部预测出来。相比传统药物晶型研发，制药企业无须担心由于实验搜索空间有限而漏掉重要晶型，可以更加自如地应对来自仿制药企的晶型专利挑战。此外，晶型预测技术也大大缩短了晶型开发的周期，更有效地挑选出合适的药物晶型，缩短研发周期，减少成本。

2. 临床应用

（1）精准放射治疗

目前国内的连心医疗、柏视医疗、慧软科技等公司正在研发或已有危及器官自动勾画软件在临床试用。自动计划设计方面，瓦里安公司所研发的Rapid Plan系统就是将机器学习技术应用于放射治疗计划设计的一个典型案例。瓦里安公司的放疗计划商业系统Rapid Plan设计明显优于人工计划设计，能够有效减少放疗物理使用试错方式优化放疗计划所耗费的时间。而AI在放疗毒性方面国内外现阶段均无临床应用。

（2）药物研发

Fleming N 在 2018 年发表于 *Nature* 的一篇文章提到无锡 NextCODE 利用人工智能作为基因分类方法的一部分[①]，根据基因的作用和其他属性，寻找 RNA 序列变异、表达水平、分子功能和基因定位之间的联系。利用这一方法 Thomas W. Chittenden 的研究小组发现，FGFs 通过控制糖代谢而发挥其作用。除了 NextCODE 以外，已有多家公司运用人工智能药物发现技术（表 4.2）。

3. 国内发展状况分析

在放射治疗靶区勾画的研究方面，国内外势均力敌；临床应用方面，由于患者多，需求大，国内反而走在前列。自动计划设计主要以国外放疗设备的大公司为主，国内创业公司的产品相比而言尚不成熟，还未应用于临床。将 AI 技术用于药物研发以国外制药公司为主，而国内公司较少（表 4.2）。

表 4.2　运用人工智能药物发现技术的制药公司（28 家）

公司	合作伙伴	AI 技术
Abbvie	Atomwise；Alcure	临床设计
Amgen	MIT；Owkin	机器学习
AZ	Berg；Alibaba	大数据分析
Astellas	Bivista；Numedii	老药新用
BASF	MIT	机器学习
Bayer	MIT	机器学习
Boehringer Ingelheim	Numerate	药物设计
Celgene	GNS health	基因大数据
Evotec	Exscientia	双功能分子
Genetech	GNS health	基因大数据
GSK	Exscientia；Insilico Medicine；Cloud	药物发现
Ipsen	Owkin	机器学习

---

① VIVIEN MARX. The DNA of a nation[J]. Nature，2015（524）：503–505.

续表

公司	合作伙伴	AI 技术
Janssen	BenevolentAI；WinterLight Lab	预测临床候选药物
Lilly	MIT	机器学习
Merck	Numerate；Atomwise	药物设计
Tanabe	Hitachi	临床设计
Nestle	Nuritas	发现保健多肽
Novartis	QuantumBlack；IBM Watson；MIT	机器学习；HTS
Pfizer	IBM Watson；XtalPi	机器学习；量子机械
Roche	Owkin	机器学习
Sanofi	Exscientia；Berg；Recursion	靶点发现
Santen	TwoXAR	青光眼药物设计
Servie	Numerate	心衰药物设计
Sunovion	MIT	机器学习
Sumitomo	Exscientia	GPCR 药物发现
Takeda	Numerate	药物设计
Wave	Deep Genomics	基因大数据
Zambon	GNS health	基因大数据

二、存在的主要问题

1. 核心技术、关键设备受制于人

人工智能、深度学习技术的发展离不开半导体与芯片行业的自立自强。人工智能算法的研发需要高性能的芯片，但 GPU 和 CPU 目前被美国英特尔和 AMD 垄断，TPU 被美国谷歌公司垄断；在移动端 GPU 方面，美国高通、日本 ARM 等公司占据了大量市场份额。我国的芯片研发、设计、生产能力和生产设备还不能满足人工智能发展的需要，总体依赖进口。国内公司近年来在 AI 芯片方面取得了一定的进展，但还不能做到全链条自主，整个行业的发展面临"卡脖子"的风险。

2. 基础研究原创不足

当前深度学习领域的主要技术框架包括 Google 的 TensorFlow、Facebook 的 PyTorch、Microsoft 的 CNTK、Apache 的 MXNet，这些框架无一例外都是美国科技巨头与技术组织构建的。

就技术基础而言，公开数据资源与理论研究一样重要。例如，大型公开图片分类数据库 ImageNet 直接促进了 AlexNet、VGG、ResNet、DenseNet 等经典神经网络结构的问世。公开数据资源的开发需要投入大量人力财力，而建立所在领域的标准验证数据集难度更高。目前，深度学习的发展趋势是从通用模型向专用模型（Domain-Specific）演进，针对特定问题设计技术方案，需要海量的专用数据集提供训练和客观的验证。由于成本高，投入产出比难以量化，数据资源的开发在我国仍然薄弱。

就技术文化而言，业内还属于闭门造车状态，尚未形成算法共享与优化的开源文化，而国外几大著名框架目前都是开源框架，如谷歌的 TensorFlow。开发者通过开源让更多的人使用并产生用户习惯，不断反馈与改进框架，从而获得提升。国外通过 GitHub 和 arXiv 等网站逐渐打破以学术研究发表形式的知识垄断，使得知识的更新与交流更加频繁，客观上促进了人工智能的发展。

美国国家科学基金会《2018 年科学工程指标》（*2018 Science & Engineering Indicators*）显示，美国 AI 的发展需要交叉人才的培养，包括计算机、神经科学、数学、统计等学科。医学影像人工智能领域的额外挑战在于医学本身的行业壁垒。尽管 LeCun（深度学习三驾马车之一）在 2015 年 *Nature* 的综述文章中就提到了深度学习在医学诊断上的可能应用前景，但是同时能为深度学习与医学贡献新知识与理论的交叉人才仍然缺乏。我国在把握人工智能发展机遇的同时，也应继续加强医工结合，培养适应人工智能医学应用发展的人才队伍。

3. 产品质量评价与临床转化研究缺乏

除了构建 AI 算法之外，将其"产品化（Productizing）"进行转化应用（Translational Application），并预期实现临床诊疗流程的有效性和安全性的提升是非常复杂的过程。目前基于 AI 的医学技术发展迅速，但真实世界（Real-World）的临床实施寥寥无几。这一过程可能涉及的相关问题如下：①临床问题的选择与任务定义；②数据集的建立及算法的训练；③产品质量评价：有效性及安全性验证（前瞻性、回顾性等合理的临床试验设计和实施）；④与复杂的现有临床工作流程的有效集成（工作流、透明度或可解释性问题）；⑤对法规框架的遵从性。

（1）临床问题的选择与任务定义（Clinical Problem Selection）

临床问题的选择：只有对诊疗服务有真正意义且提供临床可执行的方案才能为临床所用。脱离临床实际的产品将无法真正落地应用。

预期用途（Intended Use）/定义预测任务（Define the Prediction Task）：机器学习（ML）或深度学习（DL）往往被定义为对医学的"赋能"，主要的预期用途可以分为如下两类。

①利用已有的人类知识进行学习，并将良好掌握的知识应用于具体的临床任务中（降本增效），如识别、分类、预测等。

②发现以往认知中未曾认识到的新生物标志物，进而回归临床进行验证后，用于进一步提高临床决策过程的准确性，但要尤其注意验证的合理性问题，需要采用独立的数据库、可解释性的提示、双盲、背对背的研究者—临床医生的显著性分析等方法。

（2）数据集的建立及算法的训练

数据集对于人工智能医疗器械的研发、训练、验证、确认和上市后监管具有重要意义，数据集的建立也是企业研发环节重要的第一步，需要重视以下关键问题。

①数据集的独立性问题（Independency）：训练集、验证集（调优集）、测试集必须保持其独立性，避免数据的重复及患者水平上的重叠，即在模型开发时必须确保训练—调优—验证的明确分割。需注意，训练和调优应该只在开发集中完成，而测试集的结果不能应用于任何决策过程，如模型架构选择、训练检查点选择或其他超参数优化。由于目前的模型往往是高通量的深度神经网络（可以实现用随机标签记忆整个训练数据集）[1]，调优会对最终性能产生很大影响[2]，任何违反开发—验证流程要求的行为都可能导致无法实现最优的性能。而在测试集上评估多个模型配置的性能可能会导致验证集进行无意识的调整。

---

[1] ZHANG C, WANG G, ZHAO J, et al. Patient-specific ECG classification based on recurrent neural networks and clustering technique[J]. Biomedical engineering, 2017: 63–67.

[2] BERGSTRA J, BENGIO Y. Random search for hyper-parameter optimization[J]. Journal of machine learning research, 2012, 13（1）: 281–305.

②训练集、调优集数据量问题：目前对于训练集、调优集数据量并没有明确和统一的要求。训练集和调优集数据量应依据数据的可得性、预期用途和性能、模型建立方法、标注的性能、评估的方法等进行统一规划。但在确保数据总量的基础上，应该确保数据的多样性，即包括但不限于采集设备、采集地域、人种等的广泛性，样本的均衡性等问题[①]。

③测试集样本量大小的计算：在确定测试集的大小时，性能计算可以帮助确定和评估 ML 模型性能的可信性，并确定所需的样本量。需注意的是，该样本量的计算应预先规定所有主要和次要评价指标和预期性能，同时需要确认流行病学因子、容许误差、评价方式、金标准选择、脱落率等问题，结合合理的计算公式综合给出样本量，避免"事后"探索性分析。

④关注类不平衡问题（Class Imbalance）：为确保对不同患者类型和比例群体的普适性推广，大型异构数据集进行 ML 性能验证极为必要，与典型的 ML 研究相反，医疗保健评估中一个可能不确定的情况包括了"亚组分析"和"人群调整"的概念，更好地评估在亚组中模型的性能有助于确定使用的临床范围及识别潜在的风险。因此，不同的验证集中针对性地增加或减少类不平衡的因素具有必要性。真实世界的应用涉及人口统计学、人群分布、疾病亚型等多种问题，具有不可预估的数据多样性问题。虽然一些技术可以最大限度地减少类不平衡对训练 ML 模型的影响，但是更好的解决方案可能是用更多的少数类例子来增加数据集。但这种增强需要额外的步骤来确保正确的模型校准或评估指标的调整。

在算法训练阶段，应重点关注模型架构设计，考虑的因素包括数据模态和数据量、模型可解释性、模型推理时间，以及平衡模型的过度拟合（Over-Fitting）和欠拟合（Under-Fitting）。医疗中存在广泛的数据模式，如 2D 图像、3D 体积、波形、实验室测量数值、文本，以及时间序列的随访数据等。ML 模型架构应该适合于数据模态，例如，对于图像可考虑使用 CNN；对于波形、测量或文本序列可考虑使用 RNN。对于每种模型类型，在给定数据集大小的情况下，模型的"复杂性"（如参数数量等）也应该是适当的。复杂度（Perplexity）也是衡量模型性能的重要指标，可理解为模型预测的平均可选择数量，Perplexity 值越低，模型性能越好。

---

① 王浩，孟祥峰，王权，等.人工智能医疗器械用数据集管理与评价方法研究[J]. 中国医疗设备，2018，33（12）：1-5.

（3）产品质量评价：有效性及安全性验证

人工智能医疗器械产品的质量评价围绕有效性与安全性展开，其基本思路是使用临床测试数据对算法性能进行验证和确认，应关注的具体问题如下。

①金标准的选择问题：金标准可定义为质量评估的参考事实，即 ML 模型的目标预测值。金标准参考值的设定往往涉及主观判断，通常会引入系统误差、随机误差或两者皆有。为减少此类错误，以具有阅片评价资质的专家组为依托的仲裁委员会是目前的推荐方式，对确认及评估模型性能具有重要帮助。例如，Krause 等[①] 证实，标定质量对评估指标的可靠性有很大影响，三人仲裁的结果与单人标定的结果对比，其对 ML 评价的差值达到 30%。因此也建议在超参数优化的调整数据集采用多人仲裁的方式。

②评价指标的选择：评估医疗 ML 模型，其评估指标必须与相关整体的评估指标一致。通常将评估分为两类，即辨认/区分/分类（Discrimination）及测量/定量（Calibration）衡量指标。

A. 分类指标：是指衡量正确的排序或区分两个类别的能力而评估中最常见的非阈值判别度量是 AUC/ROC（Receiver Operating Characteristics）；阈值依赖性的指标包括敏感性（回忆）、特异性、准确率、阳性预测值、阴性预测值、OR 值、似然比等。相对于基础研究论文，由于临床应用通常涉及二元决策，因此阈值依赖性指标在医疗领域中应用更为广泛。选择阈值指标时还应考虑临床实际使用情况（例如，筛查应以高灵敏度为主，而诊断应倾向于高特异性）和资源限制（如可以基于时间、人力或经费限制仅筛选一定百分比的患者）等因素。

B. 测量指标：是指用于评估预测概率与实际概率的匹配程度。一些模型以输出匹配程度概率为最终结果，也可作为中间值对训练后模型进行校准。虽然此类输出结果较少，但校准指标（如 Hosmer-Lemeshow 统计数据）对于实际使用至关重要，可协助医生对于机器学习信任度的判断，并做出相应的临床诊疗决策。

③临床数据验证的选择问题：根据数据收集的方式，临床研究分为前瞻性数据收集的研究和回顾性数据收集的研究。回顾性数据在设计时需要考虑并严格控制偏倚问题，原则上应当包含多个不同地域临床机构（非训练数据主要来源机构）的同期

---

① DE FAUW J, LEDSAM J R, ROMERA-PAREDES B, et al. Clinically applicable deep learning for diagnosis and referral in retinal disease[J]. Nature medicine, 2018, 24（9）：1342-1350.

数据。前瞻性数据在偏倚控制方面有优势，但成本高、周期长，并没有被强制推行。

美国FDA在探索将上市后获得的临床数据用于监管用途，通过上市后评价观测产品性能的变化，以指导产品的变更。

④泛化能力与鲁棒性：任何测试集都是对实际临床数据的抽样，不能完全体现来自真实世界的变化和差异，意味着人工智能医疗器械总会面临在不同地区、不同机构部署时"水土不服"的风险，需要在质量评价阶段对该风险进行评估和预测，这要求评价手段应当考虑更多的变量与变化，不能一成不变。对训练集、测试集的扩容可以在一定程度上缓解鲁棒性的问题，但取决于成本控制、流行病学比例和不同样本对方差的影响。数据扩增技术同样能够起到一定的扩充作用，但数据扩增过程本身应当经受严格的科学论证。

（4）与复杂的现有临床工作流程的有效集成

开发高性能的ML模型是临床转化应用的前提。但在临床实践中还需要确保即使出现了误报的故障，也能够及时补救。部分问题可以通过临床和临床前研究来处理，例如，选择最合适的使用模式和用户界面。在人工智能与现有临床工作流程结合的过程中，需要关注以下特殊问题。

①透明性/可解释性

A. 临床应用阶段：可解释性一直是人们对AI"黑盒子"特性的质疑点。研究者认为，如果可以解释系统的推理，那么人类可以验证推理是否合理；相反，如果无法解释，则这种评估实际上是不可行的，因此也逐渐要求人工智能技术具有一定的透明度来证明其给定的特定诊断、治疗建议或结果预测的合理性。此外，只有具备了透明度，医生和研究人员才能对发现的新临床见解进行合理的分析。

B. 数据采集阶段：采用监督学习方式进行算法训练过程中，数据标注的透明度及类别的透明度极为重要，是确保准确性的必要过程。这是因为，AI具有算法训练偏差的可能性，即训练数据在采集过程中可能存在基于种族、性别或其他特征的偏倚，导致算法性能无法保障。而对训练数据实施透明性，在一定程度上可以解释这种不确定性，弥补偏倚。

②数据的标准化在临床工作流整合中的作用：数据标准化对于真实世界的实施至关重要。由于医疗数据比其他领域产生的研究数据更加异质和可变，为了在基于AI的技术中有效地使用这些数据，需要将它们标准化为通用格式。例如，对于AI辅助放射学工作流程中医学数字成像和通信（DICOM）标准及图像存档和通信系统

(Picture Archiving and Communication Systems，PACS）通过提供一致的数据管理平台，彻底改变了医学成像。应该将基于 AI 的技术应用于类似的标准集，以开发一致的术语，促进一致的数据存储和检索方法。

③使用者的信任度问题：过度依赖和过度忽略均会导致 AI 使用受限，因此，重要的是前瞻性地研究使用 ML 模型作为实际临床工作流程的影响，并为患者安全提供适当的保护措施。清晰的指令、精心设计的用户界面、使用工具和验证研究的经验可以用来改进用户信任，在这一过程中要注意"警报疲劳"问题，即由于临床工作流程中"警报"的激增会导致被医务人员忽略或关闭。因此，ML 模型的实施者需要考虑新模型如何集成到工作流中而不会过度增加警报负担。

④医生适应人工智能及学习问题：专业的医疗人员必须战略性地规划未来，将人工智能视为医疗保健的一类工具。应对 AI 从业人员进行相关培训，通过开设的相关健康信息学、计算机科学、统计学等主题课程，了解算法的构建开发过程、性能评价、优势和局限性。

⑤医生的体验及用户界面：ML 模型可以对给定的输入数据，进行"临床诊疗前"的预先筛选并提高效率，"临床诊疗中"的高危提示或病变分级并辅助诊断，或"临床诊疗后"的辅助质控并减少漏诊。这些不同的使用形式在对临床工作流程整合时，需要使用不同的交互界面，才能够以直观、融洽、协调的方式嵌入实际的临床工作中，也是区分一款工具是否能够成功应用的重要因素。例如，在检测千兆像素病理图像上的小转移时，将原始预测显示为热图会减慢读图者的速度，而仔细过滤预测以突出显示最突出的位置会使他们的核查速度加倍。

⑥真实世界应用面临的实际问题：真实场景可能需要质量控制来检测低质量或不相关的数据。根据具体的质量问题，解决方案可能涉及培训或使用单独的"图像质量"ML 算法模型，以实现现场重新采集。

⑦其他：实施这些技术的过程可能因各种因素而变得复杂，如昂贵的成像硬件、缺少软件基础设施支持、缺乏可靠互联网或防火墙等问题。

（5）对法规框架的遵从性

基于 AI 的全新监管流程在保护患者和促进创新之间的平衡上很难把控。监管过度会导致这一领域的创新和进步受到扼杀；监管不足可能存在患者安全风险。

国际医疗器械监管机构论坛（International Medical Device Regulators Forum，IMDRF）研究了医疗器械软件（Software as a Medical Device，SaMD）的监管框架，

并且 FDA 已提出数字健康创新行动计划（Digital Health Innovation Action Plan），其中概述了其针对 SaMD 的方法（包括 AI 技术）。FDA 承认传统医疗设备监管形式不适合基于 AI 的软件类医疗设备，也颁布了"更加简化和高效"的软件预认证计划（Software Precertification Program）。FDA 希望这种方法能够支持持续创新，增加新软件和更新软件的可用性，并更好地将组织的资源集中在高风险的开发人员和产品上。

GDPR 将在多种方式上影响医疗保健中的 AI 实施。首先，在收集个人数据之前，需要明确和知情同意。其次，新法规实质上赋予提供数据的人权力，以跟踪正在收集的数据并能够请求删除他们的数据，并强调保护患者隐私所需的持续工作的重要性。最后，对"解释权"的需求可能会限制制造商能够在健康相关应用中使用的模型类型。

我国药监局发布了《深度学习辅助决策医疗器械软件审评要点（征求意见稿）》，结合之前发布的《医疗器械软件注册技术审查指导原则》《移动医疗器械注册技术审查指导原则》《医疗器械网络安全注册技术审查指导原则》，构成了国内人工智能医疗器械当前的法规框架，并将继续完善。

4. 关键技术平台的能力不足

人工智能医疗器械在我国属于新生事物，行业发展需要的数据资源供应链、技术验证与质量控制平台、评价方法的规范和标准都还处于起步阶段，存在诸多薄弱之处亟待加强。

（1）数据资源供应链

人工智能产品的研发过程和测试过程对数据集的要求很高，训练数据集在很大程度上影响产品的泛化能力和过拟合的风险，而测试数据集能否在统计意义上充分模拟公共卫生和临床现状，关系到质控环节能否科学公正地评估产品性能及把握产品风险。人工智能研发、训练、测试和验证用的数据集目前需求旺盛，供应不足，主要原因是数据集的开发面临各种困难。

从合规性方面看，人工智能的发展需要大量的临床数据，而临床数据用于研发将面临伦理审批、数据权属、患者隐私保护、知情权等一系列法规问题。国内外近年来同时加强数据安全方面的法规建设，如欧盟的《通用数据保护条例》、我国的《中华人民共和国网络安全法》、国家卫生健康委的《国家健康医疗大数据标准、安全和服务管理办法（试行）》等文件。在此背景下，临床数据的监管力度将更加严格，这意味着数据审批的门槛更高，周期更长。为加速推动临床数据的开发和供给，有必要研究建立一个高效的数据合规性审查快速通道。

从数据质量控制来看，临床数据集的设计、开发、维护、使用和评价是一个系统工程，数据集的质量面临各种风险。目前，为了满足人工智能发展的需要，社会各方都在积极建设数据集，在缺乏统一规范和评价尺度的情况下，数据集的质量风险有可能普遍存在且不可控，这对于人工智能医疗器械的发展是个隐患，有必要在行业发展的初期加强方法规范的研究，排除系统性风险。

（2）技术验证与质量控制平台

与传统医疗器械不同，人工智能医疗器械技术路线和预期用途日益丰富，不断扩展，处于高速的发展迭代中，产品的质量评价属于动态问题，既要考虑技术的普适性，又要考虑产品的个性化，变量多，技术挑战大。

目前，业内现状是各个企业的研发与质控依赖各自收集的数据，训练集与测试集之间的隔离程度难以比较，评价标准、数据标注方式各异。由于能充分代表临床多样性的数据集对设备、人员、病理方面的多样性要求较高，当企业无法承受由此带来的成本时，数据集的规模与多样性受限，统计偏倚难以避免。以上问题使得产品的泛化能力在内部测试阶段往往难以得到充分验证，而鲁棒性和通用性方面的缺陷容易在型式检验阶段、临床试验阶段甚至上市后暴露。这些共性的质量问题严重影响产品获得上市批准的进度，也给产品上市后的监管带来不小的困难。

我国由国家药监局直属的中国食品药品检定研究院率先建立了人工智能医疗器械质量评价用的标准数据集与产品质量评价平台，在基于彩色眼底照片的糖尿病视网膜病变、基于胸部 CT 的肺结节两个方向上实现了突破，能够解决病灶检测、分类、测量等预期用途的定量评价和鲁棒性等特殊问题的评价，承担了全国几十个产品的检验任务，并已出具多批检验报告，有效缓解了行业压力，但其他预期用途相对分散的人工智能医疗器械质量评价平台还有待加强。

（3）评价方法的规范和标准

目前，人工智能医疗器械的标准规范在国内外都处于空白状态，通用人工智能的国际标准也在改版和修订中，尚未发布。在此背景下，人工智能医疗器械的标准化进程相对缓慢，不同国家的思想和出发点不同。美国 FDA 在近期发布了有关人工智能/机器学习医疗器械软件变更的监管框架 ["Proposed Regulatory Framework for Modifications to Artificial Intelligence/Machine Learning（AI/ML）-Based Software as a Medical Device（SaMD）- Discussion Paper and Request for Feedback"]，对良好规范和产品变更流程进行了探讨。欧盟在顶层设计方面重视人工智能的总体伦理问题和数据安全问题，在 2018 年年底发布了《人工智能道德准则草案》（"Draft Ethics Guidelines for Trustworthy AI"），讨论"可信赖人工智能"的定义与规范，强调人的能动性和监督能力、安全性、隐私数据管理、透明度、包容性、社会福祉、问责机制等 7 个要点。

我国的人工智能医疗器械标准化技术归口单位正在组建过程中，将按照循序渐进的原则，从通用标准、质量体系标准入手，根据行业和监管形势变化，逐步推进方法标准和产品标准，建立完整的标准规范体系。同时，由我国专家牵头的电气电子工程师学会（Institute of Electrical and Electronics Engineers，IEEE）人工智能医疗器械标准工作组于 2018 年成立，并有两个国际标准获得立项，分别针对人工智能医疗器械评价术语和数据集质量管理开展工作。为了更快地推进相关标准的制修订，相关技术验证平台的建设急需加强。

三、未来重要发展方向

1. 产品发展方向

（1）多模态融合与系统集成

纵观国内外已上市或已发布的医学影像人工智能产品，大多数产品仍处于"点"产品阶段，即以临床工作中的某一个环节和某一类数据为突破点进行 AI 技术的应用。随着以患者为中心的数据系统结构的构建与完善，以及医学影像人工智能研究资源的积累，"点"产品将通过在深度上的挖掘（即连接临床环节的上下游，如从筛查到诊断再到治疗的上下游串联）或在广度上的探索（即针对某一临床场景覆盖更全面的临床功能和临床数据类型，如覆盖多模态影像、临床检验数据、电子病历的辅助诊断功能）逐渐发展成为"线"产品或"面"产品。在未来中长期，随着 AI 本身在文本、影像、视屏等不同模态数据上的技术演进，以及 AI 与现有临床路径、信息系统、医疗付费系统深入融合并衍生出新的诊疗流程与服务模式，最终会产生出"体"式 AI 产品应用。彼时，医学影像 AI 将不再是一个仅仅基于影像的辅助诊断工具，而会成为疾病诊疗过程中串联横向（跨科室、跨模态）纵向（干预阶段）不同资源的重要决策环节的客观依据。

(2）个性化人工智能医疗器械

人工智能医疗器械的发展趋势之一是解决个性化的问题，尤其是 RNN 为代表的技术方向。患者属于独立的个体，包括生命体征、影像学数据等在内的所有数据都应具有个性化的特征。目前的算法训练往往是基于整体的大数据进行分析，后续应充分考虑受试者内部变异性的影响，将多人数据汇总并对计算模型进行训练，并针对个体特定数据进行优化。可以预见，人工智能医疗器械的有效性与安全性在未来需要依托个体进行评价，对于产品设计开发和质量规范的制定带来更多挑战。

2. 技术发展方向

（1）多网络联合

CNN、RNN、GAN 等深度学习技术互相联合后可以产生更多的新技术和新应用，例如，将基于 CNN 的图像空间特征识别框架和基于 RNN 的时序性模型（如计算机视觉和机器翻译等）相集成可用来实现对胸部影像呈现疾病的自动疾病标注和疾病体征描述①（如位置、严重程度和侵犯器官）。此外，也有很多尝试将其他网络和 RNN、CNN 进行结合以取得更好的效果，包括引入 Attention、Top-to-Down 机制等。多网络联合是现有深度学习技术深入挖潜的过程，具有广阔的前景。

（2）端到端学习模型的应用

ML 的趋势是"端到端"学习。例如，在对象检测中，将每个执行特定"任务"的多个模型集成到单个端到端模型中可以提高最终预测性能。当大型数据集可用且最终性能是感兴趣的主要指标时，端到端方法效果最佳。然而，在医疗领域中，足够大量的数据集可能很少或不存在，因此阻碍了对端到端模型的训练。所以，将模型分解为多个阶段具有重要的益处，首先，利用中间输出结果，如病理载玻片上肿瘤的分割模型可以通过突出显示可疑区域来帮助复查；其次，由于机构特定协议和不同成像硬件之类的因素，将疾病诊断步骤分成分割和测量，可以通过仅重新训练分割模型来更容易地推广到新的成像硬件，这更加节省数据；最后，中间产出可以显著增强预测的可解释性。

---

① SHIN H C, ROBERTS K, LU L, et al. Learning to read chest X-rays: recurrent neural cascade model for automated image annotation[C]. Proceedings of the IEEE Conference on Computer Vision and Pattern Recognition, 2016: 27-30.

3. 数据开发与治理

数据孤岛现象已经困扰医疗器械行业多年，在人工智能时代有望得到解决。人工智能的发展需要开发利用大规模高质量的数据，数据治理是保证质量的必备环节。以下措施值得探讨。

① 建立统一的电子病历标准并推广、统一临床用语，鼓励影像设备厂商支持 DICOM 3.0 标准，推进医疗数据电子化、标准化进程，形成规范可用的医疗健康大数据。

② 促进科室与科室之间、医院与医院之间、地区与地区之间的数据共享流通。

③ 强化健康医疗数据隐私保护建设，加强监督管理，避免数据泄露风险。

④ 推动人工智能医疗领域行业专家交流，形成行业伦理规范，促进人工智能医疗领域的良性发展。

⑤ 推动公立医院联网，逐步建立更多完整、高质量、标注好的单病种数据库，建立多病种关联的数据库。

4. 伦理问题

数据中固有的偏差可能会无意中引发诸如类似种族偏见的问题（如基因学研究）。

医疗领域中固有的微妙数据"歧视"可能难以预料，因此难以防止算法学习的偏差（如强化对于致死性疾病的判断等）。另外，如果可以构建算法来补偿已知偏差或确定所需研究领域，那么机器学习在正确部署时也有可能帮助解决医疗领域服务中的差异。

临床医学的核心是一个紧凑的患者和医生之间信托关系的承诺。使用机器学习系统的医生需要对医患关系重新考虑，并更好地利用 AI。

保密性、职业道德、第三方机构的信息保密方法。基于机器学习的决策支持被整合到临床医疗中后，来自电子记录信息的保密将变得越来越困难。因此，机器学习系统的实施需要重新规范保密性和职业道德等核心原则。

2019 年 4 月 8 日，欧盟委员会发布了 7 条 AI 道德原则，涉及人力资源和监督，稳健性和安全性，隐私和数据治理，透明度，多元化、非歧视和公平性，社会和环境福祉，问责制 7 个方面，其核心是发展"以人为本"、值得信赖的 AI 技术。未来，全球各国将验证 AI 道德原则对官、产、学的适用性，并在国际范围内建立 AI 道德共识。

5. 网络安全与数据安全

人工智能是一种对数据敏感的技术，网络安全和数据安全对于人工智能医疗器械产品的安全性有重要影响，是产品质量评价与监管在未来应重点关注的领域。

从计算机图像图形学领域的研究现状来看，针对人工智能的对抗攻击技术层出不穷。一般来说，对抗算法的作用是对人工智能判别器进行估计，寻找能最大限度干扰判别器的判断、难以被人感知的数据扰动或噪声，然后叠加在输入的数据上，引起人工智能算法的输出紊乱。在图像领域，这种攻击表现为图像的全局修改、局部修改、单像素修改和补丁等形式，可以针对特定产品，也可以针对通用的算法结构。

在医学影像领域，目前也有一些文献讨论对抗攻击的风险，例如，在病理切片的图像上添加不易察觉的噪声，可以使人工智能辅助诊断软件的结论由恶性变成良性，引起误诊[1]。另一个例子[2]是使用 GAN 技术，向肺部 CT 影像上添加或者删除癌症病灶，实现了三维图像篡改，不仅能够欺骗人工智能，也能够欺骗放射影像医生，这引发了业内对于对抗攻击更大的担忧，尤其对于使用人工智能算法参与图像重建的产品而言，生成图像误导临床诊疗的风险变得更大。

从研发的角度看，预防对抗攻击可以在训练阶段直接引入对抗性样本，先验性地提高算法的鲁棒性，但作为优化问题，算法的关注点将从临床最优表现转移到数据真伪的识别，影响临床性能。由于对抗攻击的不可预见性，对抗性样本的生成本身也缺乏针对性和前瞻性，所以难以保证训练质量。

由此可见，对医学对抗攻击的风险评估与防范需要从开发部署环境、运行环境、产品技术特征、现有安全威胁等多角度综合权衡投入产出。网络安全与数据安全的测试与验证将是一个系统工程。

---

[1] FINLAYSON S R, BOWERS J D, ITO J, et al. Adversarial attacks on medical machine learning[J]. Science, 2019, 363（6433）：1287-1289.

[2] MIRSKY Y, MAHLER T, SHELEF I, et al. CT-GAN：malicious tampering of 3D medical imagery using deep learning[J]. Arxiv：cryptography and security, 2019：1-18.

图表索引

图 1.1　2009—2018 年全球临床医学研究论文数量 ·· 2

图 1.2　2018 年全球各年龄组临床医学研究论文数量 ······································ 3

图 1.3　2018 年全球不同临床医学应用领域研究论文数量 ································ 3

图 1.4　2018 年各疾病领域的临床医学研究论文分布 ······································ 4

图 1.5　2009—2018 年临床医学论文数量排名前 8 位国家的年度变化趋势 ············ 5

图 1.6　2018 年在 *NEJM*、*Lancet*、*JAMA*、*BMJ* 上发表论文数量排名前 10 位的国家 ··· 6

图 1.7　2009—2018 年全球临床试验数量年度变化趋势 ··································· 7

图 1.8　2018 年全球开展的 I 期至 IV 期临床试验数量分布 ······························· 8

图 1.9　2009—2018 年 CDER 年度新药审批数量 ·· 16

图 1.10　2009—2018 年中国临床医学研究论文数量及年度变化趋势 ················· 19

图 1.11　2018 年中国各年龄组临床医学研究论文数量 ··································· 20

图 1.12　2018 年中国不同临床医学应用领域研究论文数量 ····························· 20

图 1.13　2009—2018 年中国在 *NEJM*、*Lancet*、*JAMA*、*BMJ* 上发表论文情况 ······ 21

图 1.14　2018 年中国临床医学研究论文的主要疾病领域 ································ 22

图 1.15　2014—2018 年中国药物临床试验数量变化趋势 ································ 23

图 1.16　2014—2018 年中国 I～IV 期药物临床试验数量变化趋势 ···················· 24

图 1.17　2014—2018 年中国药物临床试验的药物类型分布 ···························· 25

图 1.18　2014—2018 年中国开展的临床试验与国际多中心临床试验变化趋势 ····· 25

图 1.19　2018 年中国药物临床试验的主要疾病分布 ······································ 30

图 1.20　2014—2018 年中国在 ClinicalTrials.gov 数据库登记的临床研究数量年度变化趋势 ··· 31

图 1.21　2014—2018 年中国在 ClinicalTrials.gov 数据库登记的干预性研究数量及全球占比 ··· 31

图 1.22　2014—2018 年中国在 ClinicalTrials.gov 数据库登记的观察性研究数量及全球占比 ················ 32

图 1.23　2018 年中国获资格认定的药物临床试验机构区域分布 ················ 34

图 4.1　各国在 RSNA 年会的文章发表数量对比 ················ 153

表 1.1　2018 年临床医学研究论文排名数量前 10 位的国家 ················ 4

表 1.2　2018 年在 *NEJM*、*Lancet*、*JAMA*、*BMJ* 上发表论文数量排名前 10 位的研究机构 ················ 6

表 1.3　全球临床试验数量排名前 20 位的国家 ················ 8

表 1.4　全球临床试验数量排名前 20 位的机构 ················ 9

表 1.5　2018 年在 *NEJM*、*Lancet*、*JAMA*、*BMJ* 上发表论文数量居前 10 位的中国研究机构 ················ 22

表 1.6　2018 年中国企业发起的国际多中心临床试验（按临床试验登记号统计） ················ 26

表 1.7　2018 年药物临床试验登记地区分布 ················ 29

表 1.8　2018 年中国药物临床试验区域分布 ················ 29

表 1.9　2018 年 ClinicalTrials.gov 数据库上登记的中国临床试验地区分布 ················ 32

表 1.10　2018 年中国主要省市临床研究机构登记的药物临床试验数量 ················ 35

表 1.11　2018 年国家临床医学研究中心临床研究的开展情况 ················ 37

表 1.12　国家临床医学研究中心网络成员单位分布情况（按地区分布） ················ 38

表 4.1　美国已批准的人工智能医疗器械产品 ················ 143

表 4.2　运用人工智能药物发现技术的制药公司（28 家） ················ 171

附 录

附录 A 2018 年中国临床医学相关政策文件

序号	文件名称	发文字号	发布单位	成文时间
1	关于发布医疗器械临床试验设计指导原则的通告	2018 年第 6 号	原食品药品监管总局[a]	2018 年 1 月 4 日
2	关于改革完善仿制药供应保障及使用政策的意见	国办发〔2018〕20 号	国务院办公厅	2018 年 3 月 21 日
3	关于促进"互联网＋医疗健康"发展的意见	国办发〔2018〕26 号	国务院办公厅	2018 年 4 月 25 日
4	关于公布第一批罕见病目录的通知	国卫医发〔2018〕10 号	国家卫生健康委、科技部、工业和信息化部、国家药品监督管理局、国家中医药管理局	2018 年 5 月 11 日
5	关于印发医疗器械注册技术审查指导原则制修订工作管理规范的通知	药监办〔2018〕13 号	国家药品监督管理局办公室	2018 年 5 月 28 日
6	关于发布接受药品境外临床试验数据的技术指导原则的通告	2018 年第 52 号	国家药品监督管理局	2018 年 7 月 6 日
7	关于印发互联网诊疗管理办法（试行）等 3 个文件的通知[b]	国卫医发〔2018〕25 号	国家卫生健康委员会、国家中医药管理局	2018 年 7 月 17 日
8	关于改革完善医疗卫生行业综合监管制度的指导意见	国办发〔2018〕63 号	国务院办公厅	2018 年 7 月 18 日
9	关于印发《关于加强中医药健康服务科技创新的指导意见》	国中医药科技发〔2018〕10 号	国家中医药管理局、科技部	2018 年 7 月 19 日
10	医疗技术临床应用管理办法	中华人民共和国国家卫生健康委员会令第 1 号	国家卫生健康委员会	2018 年 8 月 13 日

续表

序号	文件名称	发文字号	发布单位	成文时间
11	关于印发深化医药卫生体制改革2018年下半年重点工作任务的通知	国办发〔2018〕83号	国务院办公厅	2018年8月20日
12	关于进一步推进以电子病历为核心的医疗机构信息化建设工作的通知	国卫办医发〔2018〕20号	国家卫生健康委员会办公厅	2018年8月22日
13	关于完善国家基本药物制度的意见	国办发〔2018〕88号	国务院办公厅	2018年9月13日
14	关于临床急需境外新药审评审批相关事宜的公告	2018年第79号	国家药品监督管理局、国家卫生健康委员会	2018年10月23日
15	关于发布证候类中药新药临床研究技术指导原则的通告	2018年第109号	国家药品监督管理局	2018年11月1日
16	关于发布创新医疗器械特别审查程序的公告	2018年第83号	国家药品监督管理局	2018年11月2日
17	关于加快药学服务高质量发展的意见	国卫医发〔2018〕45号	国家卫生健康委、国家中医药管理局	2018年11月21日
18	关于印发地方病防治专项三年攻坚行动方案(2018—2020年)的通知	国卫疾控发〔2018〕47号	国家卫生健康委、国家发展改革委、工业和信息化部、国家民委、财政部、生态环境部、水利部、农业农村部、国家市场监管总局、国务院扶贫办	2018年11月29日
19	关于印发加快落实仿制药供应保障及使用政策工作方案的通知	国卫体改发〔2018〕53号	国家卫生健康委、国家发展改革委、教育部、科技部、工业和信息化部、财政部、市场监管总局、国家医保局、国家中医药局、国家药监局、国家知识产权局、最高人民法院	2018年12月18日
20	关于仿制药质量和疗效一致性评价有关事项的公告	2018年第102号	国家药品监督管理局	2018年12月28日

a 由于机构改革，该文件的发布机构为原国家食品药品监督管理总局；b 该通知共发布《互联网诊疗管理办法（试行）》《互联网医院管理办法（试行）》《远程医疗服务管理规范（试行）》3个文件。

附录B 中国合格评定国家认可委员会（CNAS）认定的医学实验室[①]

序号	医学实验室	机构地址所在省（区、市）
1	中国人民解放军总医院输血科	北京市
2	中国人民解放军总医院医学检验中心	北京市
3	北京市体检中心医学检验科	北京市
4	首都医科大学附属北京同仁医院检验科	北京市
5	北京医院检验科	北京市
6	中国医学科学院肿瘤医院检验科	北京市
7	首都医科大学附属北京朝阳医院检验科	北京市
8	首都医科大学附属北京儿童医院检验中心	北京市
9	北京艾迪康医学检验实验室有限公司	北京市
10	中国中医科学院西苑医院检验科	北京市
11	中国中医科学院望京医院检验科	北京市
12	北京中医药大学东直门医院检验科	北京市
13	北京市海淀医院检验科	北京市
14	解放军总医院第六医学中心检验科	北京市
15	首都医科大学附属北京世纪坛医院临床检验中心	北京市
16	北京中医药大学东直门医院核医学科	北京市
17	北京大学第三医院检验科	北京市
18	中日友好医院检验科	北京市
19	北京大学第一医院检验科	北京市
20	首都医科大学宣武医院检验科	北京市
21	中国人民解放军第三○二医院临床检验中心	北京市
22	中国中医科学院广安门医院检验科	北京市
23	北京天坛医院实验诊断中心	北京市
24	中国医学科学院北京协和医院检验科	北京市
25	北京爱普益医学检验中心有限公司	北京市

① 检索时间：2019年6月14日，数据检索自 https://las.cnas.org.cn/LAS/publish/externalQueryML.jsp。相关实验室要求符合 ISO 15189：2012《医学实验室——质量和能力要求》及 CNAS 特定认可要求。本表以 CNAS 公示结果为准，表中列出的医院名称为获得 CNAS 认可时的医院名称。

续表

序号	医学实验室	机构地址所在省（区、市）
26	北京大学口腔医学院检验科	北京市
27	首都儿科研究所附属儿童医院检验科	北京市
28	首都医科大学附属北京中医医院检验科	北京市
29	北京大学人民医院检验科	北京市
30	北京中同蓝博临床检验所	北京市
31	北京积水潭医院检验科	北京市
32	中国医学科学院肿瘤医院病理科	北京市
33	北京迪安医学检验实验室有限公司	北京市
34	北京中医药大学东方医院检验科	北京市
35	北京洛奇医学检验实验室股份有限公司	北京市
36	首都医科大学附属北京佑安医院临床检验中心	北京市
37	北京海思特医学检验实验室有限公司	北京市
38	首都医科大学附属北京安贞医院检验科	北京市
39	泰达国际心血管病医院检验科	天津市
40	天津市蓟州区人民医院检验科	天津市
41	天津市第三中心医院检验科	天津市
42	天津市第一中心医院检验科	天津市
43	天津迪安执信医学检验所有限公司	天津市
44	天津医科大学总医院空港医院检验科	天津市
45	天津市宝坻区人民医院医学检验科	天津市
46	天津艾迪康医学检验所有限公司	天津市
47	天津市宁河区医院检验科	天津市
48	天津市胸科医院检验科	天津市
49	天津市北辰医院检验科	天津市
50	天津金域医学检验所有限公司	天津市
51	天津市中医药研究院附属医院检验科	天津市
52	天津医科大学肿瘤医院检验科	天津市
53	天津市第五中心医院检验科	天津市
54	天津港(集团)有限公司天津港口医院检验科	天津市
55	中国医学科学院血液病医院临床检测中心	天津市
56	天津市天津医院检验科	天津市

续表

序号	医学实验室	机构地址所在省（区、市）
57	石家庄金域医学检验实验室有限公司	河北省
58	河北省沧州中西医结合医院实验诊断科	河北省
59	石家庄市第五医院检验科	河北省
60	石家庄平安医院有限公司实验诊断学部	河北省
61	河北医科大学第二医院检验科	河北省
62	石家庄市第一医院检验科	河北省
63	河北医科大学第四医院检验科	河北省
64	山西迪安医学检验中心有限公司	山西省
65	永康市第一人民医院检验科	山西省
66	山西尚宁高科技医学检验中心（有限公司）	山西省
67	山西省人民医院检验科	山西省
68	太原金域临床检验有限公司	山西省
69	长治医学院附属和平医院检验科	山西省
70	山西医科大学第一医院实验诊断中心	山西省
71	山西省儿童医院（山西省妇幼保健院）临床医学检验中心	山西省
72	内蒙古医科大学附属医院检验科	内蒙古自治区
73	内蒙古林业总医院检验科	内蒙古自治区
74	呼伦贝尔市人民医院检验科	内蒙古自治区
75	内蒙古民族大学附属医院检验科	内蒙古自治区
76	兴安盟人民医院检验科	内蒙古自治区
77	沈阳中心血站（辽宁省血液中心）	辽宁省
78	中国医科大学附属盛京医院检验科	辽宁省
79	辽宁中医药大学附属医院临床检验中心	辽宁省
80	抚顺市中心医院检验科	辽宁省
81	辽宁省人民医院检验医学科	辽宁省
82	中国人民解放军第二〇二医院检验科	辽宁省
83	沈阳艾迪康医学检验所有限公司	辽宁省
84	沈阳金域医学检验所有限公司	辽宁省
85	大连医科大学附属第二医院检验科	辽宁省
86	大连市血液中心	辽宁省
87	中国人民解放军北部战区总医院检验医学中心	辽宁省

续表

序号	医学实验室	机构地址所在省（区、市）
88	中国医科大学附属第一医院检验科	辽宁省
89	辽宁中医药大学附属第二医院检验科	辽宁省
90	沈阳迪安医学检验所有限公司	辽宁省
91	盘锦市中心医院医学检验科	辽宁省
92	大连医科大学附属第一医院检验科	辽宁省
93	吉林大学第一医院二部检验科	吉林省
94	吉林金域医学检验所有限公司	吉林省
95	长春中医药大学附属医院检验科	吉林省
96	吉林大学中日联谊医院检验科	吉林省
97	北华大学附属医院检验科	吉林省
98	吉林大学第一医院检验科	吉林省
99	吉林艾迪康医学检验所有限公司	吉林省
100	绥芬河市人民医院检验科	黑龙江省
101	黑龙江迪安医学检验所有限公司	黑龙江省
102	大庆油田总医院检验科	黑龙江省
103	黑龙江中医药大学附属第一医院检验科	黑龙江省
104	牡丹江市第一人民医院检验科	黑龙江省
105	哈尔滨市血液中心	黑龙江省
106	哈尔滨医科大学附属第一医院检验科	黑龙江省
107	上海市儿童医院检验科	上海市
108	上海长海医院实验诊断科	上海市
109	上海市同济医院检验科	上海市
110	上海中医药大学附属龙华医院检验科	上海市
111	华东医院医学检验科	上海市
112	复旦大学附属中山医院检验科	上海市
113	上海市精神卫生中心检验科	上海市
114	上海市杨浦区中心医院检验科	上海市
115	上海达安医学检验所有限公司	上海市
116	上海千麦博米乐医学检验所有限公司	上海市
117	上海市东方医院检验科	上海市
118	中国福利会国际和平妇幼保健院检验科	上海市

续表

序号	医学实验室	机构地址所在省（区、市）
119	上海市徐汇区大华医院检验科	上海市
120	上海市东方医院南院医学检验科	上海市
121	上海兰卫医学检验所股份有限公司	上海市
122	上海市肺科医院检验科	上海市
123	复旦大学附属华山医院检验科	上海市
124	中国人民解放军第二军医大学东方肝胆外科医院检验科	上海市
125	上海市第一人民医院宝山分院检验科	上海市
126	上海市松江区中心医院检验科	上海市
127	上海市第十人民医院检验科	上海市
128	上海市普陀区中心医院检验科	上海市
129	上海长征医院实验诊断科	上海市
130	上海枫林医药医学检验有限公司	上海市
131	上海艾迪康医学检验所有限公司	上海市
132	上海裕隆医学检验所股份有限公司	上海市
133	上海市浦东新区公利医院检验科	上海市
134	上海市公共卫生临床中心检验医学科	上海市
135	上海交通大学医学院附属仁济医院检验科	上海市
136	上海市中西医结合医院检验科	上海市
137	上海金域医学检验所有限公司	上海市
138	复旦大学附属肿瘤医院病理科	上海市
139	复旦大学附属妇产科医院检验科	上海市
140	上海交通大学医学院附属上海儿童医学中心检验科	上海市
141	上海迪安医学检验所有限公司	上海市
142	上海中医药大学附属曙光医院检验科	上海市
143	复旦大学附属肿瘤医院检验科	上海市
144	上海市宝山区中西医结合医院检验科	上海市
145	淮安市第一人民医院检验科	江苏省
146	中国人民解放军东部战区总医院全军临床检验医学研究所	江苏省
147	沭阳县人民医院检验科	江苏省
148	南京临床核医学中心实验诊断部	江苏省
149	南京医科大学附属逸夫医院检验科	江苏省

续表

序号	医学实验室	机构地址所在省（区、市）
150	苏州大学附属第二医院（核工业总医院）检验科	江苏省
151	江苏省人民医院病理学部	江苏省
152	江苏省中医院检验科	江苏省
153	南京红十字血液中心实验室	江苏省
154	南京鼓楼医院病理科	江苏省
155	南通大学附属医院医学检验科	江苏省
156	江苏省中西医结合医院检验科	江苏省
157	连云港市第二人民医院医学检验科	江苏省
158	昆山迪安医学检验实验室有限公司	江苏省
159	南京艾迪康医学检验所有限公司	江苏省
160	南京迪安医学检验所有限公司	江苏省
161	南京鼓楼医院检验科	江苏省
162	南京鼓楼医院输血科	江苏省
163	南京鼓楼医院核医学科	江苏省
164	常熟市医学检验所	江苏省
165	江苏大学附属医院医学检验科	江苏省
166	南京金域医学检验所有限公司	江苏省
167	南京市第一医院医学检验科	江苏省
168	江苏省人民医院检验学部	江苏省
169	苏州市立医院核医学科	江苏省
170	浙江大学医学院附属第二医院检验科	浙江省
171	台州恩泽医疗中心（集团）浙江省台州医院检验科	浙江省
172	温州医科大学附属第一医院医学检验中心	浙江省
173	丽水市人民医院医学检验中心	浙江省
174	树兰（杭州）医院有限公司实验诊断部	浙江省
175	金华市中心医院检验科	浙江省
176	湖州市中心医院检验科	浙江省
177	东阳市人民医院检验科	浙江省
178	绍兴市人民医院临床检验中心	浙江省
179	浙江大学医学院附属第一医院检验科	浙江省
180	浙江大学医学院附属第四医院检验医学中心	浙江省

续表

序号	医学实验室	机构地址所在省（区、市）
181	杭州迪安医学检验中心有限公司	浙江省
182	宁波市第一医院检验科	浙江省
183	杭州千麦医学检验所有限公司	浙江省
184	浙江大学医学院附属儿童医院实验检验中心	浙江省
185	浙江省人民医院检验中心	浙江省
186	浙江省中医院检验科	浙江省
187	宁波美康盛德医学检验所有限公司	浙江省
188	浙江医院医学检验科	浙江省
189	杭州艾迪康医学检验中心有限公司	浙江省
190	杭州市第一人民医院检验科	浙江省
191	杭州金域医学检验所有限公司	浙江省
192	杭州师范大学附属医院医学检验科	浙江省
193	合肥千麦医学检验所有限公司	安徽省
194	合肥迪安医学检验实验室有限公司	安徽省
195	安徽医科大学第二附属医院检验科	安徽省
196	安徽中医药大学第一附属医院检验中心	安徽省
197	安徽省立医院检验科	安徽省
198	合肥金域医学检验实验室有限公司	安徽省
199	安徽医科大学第一附属医院检验科	安徽省
200	合肥艾迪康临床检验所有限公司	安徽省
201	马鞍山市临床检验中心	安徽省
202	厦门大学附属中山医院检验科	福建省
203	福建医科大学附属第一医院检验科	福建省
204	福州艾迪康医学检验所有限公司	福建省
205	福建省肿瘤医院检验科	福建省
206	中国人民解放军解放军第一八〇医院检验科	福建省
207	厦门湖里国宇门诊部有限公司检验科	福建省
208	福州金域医学检验所有限公司	福建省
209	厦门市妇幼保健院医学检验科	福建省
210	厦门大学附属第一医院检验科	福建省
211	福建省立医院检验科	福建省

续表

序号	医学实验室	机构地址所在省（区、市）
212	中国人民解放军第一七五医院暨厦门大学附属东南医院检验科	福建省
213	南昌艾迪康医学检验实验室有限公司	江西省
214	南昌大学第一附属医院检验科	江西省
215	南昌大学第二附属医院检验科	江西省
216	山东中医药大学附属医院检验科	山东省
217	山东省胸科医院检验科	山东省
218	淄博市第一医院检验科	山东省
219	临沂市人民医院临床检验科	山东省
220	中国人民解放军第四〇一医院检验科	山东省
221	青岛市城阳区人民医院检验科	山东省
222	烟台毓璜顶医院检验科	山东省
223	东昌府区妇幼保健院检验科	山东省
224	济南齐鲁医学检验有限公司	山东省
225	山东省千佛山医院检验科	山东省
226	济南艾迪康医学检验中心有限公司	山东省
227	济南迪安医学检验中心有限公司	山东省
228	济南金域医学检验中心有限公司	山东省
229	青岛市中心血站	山东省
230	河南中医药大学第一附属医院医学检验科	河南省
231	河南省人民医院病理科	河南省
232	郑州金域临床检验中心	河南省
233	河南省洛阳正骨医院医学检验中心	河南省
234	郑州颐和医院检验医学中心	河南省
235	十堰市中心血站	湖北省
236	鄂东医疗集团市中心医院（市普爱医院、湖北理工学院附属医院）医学检验科	湖北省
237	襄阳市中心医院医学检验部	湖北省
238	武汉市中心医院检验科	湖北省
239	襄阳市中心血站	湖北省
240	黄石市中医医院（市传染病医院）医学检验科	湖北省

续表

序号	医学实验室	机构地址所在省（区、市）
241	武汉迪安医学检验实验室有限公司	湖北省
242	武汉兰卫医学检验实验室有限公司	湖北省
243	武汉艾迪康医学检验所有限公司	湖北省
244	武汉亚洲心脏病医院检验医学中心	湖北省
245	荆州市中心医院检验医学部	湖北省
246	武汉千麦医学检验实验室有限公司	湖北省
247	宜昌市红十字中心血站	湖北省
248	武汉康圣达医学检验所有限公司	湖北省
249	武汉大学人民医院（湖北省人民医院）医学检验科	湖北省
250	武汉大学中南医院医学检验科	湖北省
251	华中科技大学同济医学院附属同济医院检验科	湖北省
252	华中科技大学同济医学院附属协和医院检验科	湖北省
253	湖北省中医院检验科	湖北省
254	常德力源医学检验中心	湖南省
255	郴州市第三人民医院检验医学中心	湖南省
256	长沙市中心医院检验科	湖南省
257	中南大学湘雅医院检验科	湖南省
258	湖南省肿瘤医院检验科	湖南省
259	中南大学湘雅二医院检验科	湖南省
260	长沙迪安医学检验所有限公司	湖南省
261	湖南省人民医院检验科	湖南省
262	长沙兰卫医学检验所有限公司	湖南省
263	中南大学湘雅三医院检验科	湖南省
264	湖南圣维尔医学检验所有限公司	湖南省
265	郴州市第一人民医院检验医学中心	湖南省
266	长沙金域医学检验所有限公司	湖南省
267	长沙艾迪康医学检验所有限公司	湖南省
268	深圳市宝安区妇幼保健院检验科	广东省
269	中山市人民医院检验医学中心	广东省
270	深圳华大临床检验中心	广东省
271	佛山迪安医学检验实验室有限公司	广东省

续表

序号	医学实验室	机构地址所在省（区、市）
272	中山大学肿瘤防治中心检验科	广东省
273	广州华银医学检验中心有限公司	广东省
274	广州金域医学检验中心有限公司实验诊断部	广东省
275	佛山市禅城区中心医院有限公司检验科	广东省
276	北京大学深圳医院检验科	广东省
277	珠海市人民医院检验科	广东省
278	佛山市中医院检验医学中心	广东省
279	东莞康华医院有限公司检验科	广东省
280	南方医科大学南方医院检验科	广东省
281	台山市人民医院检验科	广东省
282	广州康都临床检验所	广东省
283	深圳市南山区人民医院检验科	广东省
284	广东省中医院二沙岛分院检验科	广东省
285	广东省中医院检验科	广东省
286	广东省中医院大学城医院检验科	广东省
287	广东省中医院芳村医院检验科	广东省
288	广州达安临床检验中心有限公司	广东省
289	深圳市血液中心	广东省
290	广州市妇女儿童医疗中心检验部	广东省
291	深圳市妇幼保健院检验科	广东省
292	广州中医药大学第一附属医院检验科	广东省
293	南宁市第一人民医院医学检验科	广西壮族自治区
294	柳州市工人医院检验科	广西壮族自治区
295	南宁市妇幼保健院检验科	广西壮族自治区
296	柳州市工人医院输血科	广西壮族自治区
297	广西金域医学检验实验室有限公司	广西壮族自治区
298	中国人民解放军总医院海南分院检验中心	海南省
299	重庆市垫江县人民医院医学检验科	重庆市
300	重庆医科大学附属大学城医院检验科	重庆市
301	重庆医科大学附属永川医院检验科	重庆市
302	重庆医科大学附属儿童医院临床检验中心	重庆市

附　录

续表

序号	医学实验室	机构地址所在省（区、市）
303	第三军医大学第三附属医院检验科	重庆市
304	重庆医科大学附属第一医院检验科	重庆市
305	重庆市垫江县中医院检验科	重庆市
306	重庆医科大学附属第二医院检验科	重庆市
307	重庆金域医学检验所有限公司	重庆市
308	重庆迪安医学检验中心有限公司	重庆市
309	第三军医大学西南医院检验科	重庆市
310	重庆市第三人民医院检验科	重庆市
311	中国人民解放军陆军军医大学第二附属医院（第三军医大学）新桥医院检验科	重庆市
312	成都高新达安医学检验有限公司	四川省
313	成都千麦医学检验所有限公司	四川省
314	四川省医学科学院（四川省人民医院）检验科	四川省
315	成都市第三人民医院临床医学检验部	四川省
316	四川金域医学检验中心有限公司	四川省
317	四川省自贡市第一人民医院检验科	四川省
318	成都艾迪康医学检测实验室有限公司	四川省
319	西南医科大学附属医院医学检验部	四川省
320	绵阳市中心医院检验科	四川省
321	四川大学华西第二医院临床检验科	四川省
322	四川大家医学检测有限公司	四川省
323	成都中医药大学附属医院（四川省中医医院）检验科	四川省
324	贵州省人民医院检验科	贵州省
325	兴义市人民医院医学检验科	贵州省
326	遵义医学院附属医院医学检验科	贵州省
327	遵义市第一人民医院检验科	贵州省
328	贵州金域医学检验中心有限公司	贵州省
329	云南昆钢医院检验科	云南省
330	昆明金域医学检验所有限公司	云南省
331	云南迪安医学检验所有限公司	云南省
332	昆明医科大学第一附属医院医学检验科	云南省

续表

序号	医学实验室	机构地址所在省（区、市）
333	保山市人民医院检验科	云南省
334	昆明医科大学第二附属医院医学检验科	云南省
335	西藏自治区人民医院检验科	西藏自治区
336	西京医院病理科	陕西省
337	陕西省核工业二一五医院医学检验科	陕西省
338	西京医院检验科	陕西省
339	西安交通大学医学院第一附属医院检验科	陕西省
340	汉中三二〇一医院微生物免疫检验科	陕西省
341	西安友谊医学检验所有限责任公司	陕西省
342	西安金域医学检验所有公司	陕西省
343	中国人民解放军兰州军区兰州总医院检验科	甘肃省
344	甘肃省人民医院检验中心	甘肃省
345	青海大学附属医院医学检验中心	青海省
346	青海红十字医院检验科	青海省
347	青海省人民医院检验科	青海省
348	青海省中医院检验科	青海省
349	宁夏医科大学总医院医学实验中心	宁夏回族自治区
350	新疆维吾尔自治区人民医院临床检验中心	新疆维吾尔自治区
351	新疆维吾尔自治区中医医院临床检验中心	新疆维吾尔自治区
352	新疆维吾尔自治区喀什地区第二人民医院检验科	新疆维吾尔自治区
353	新疆生产建设兵团医院医学检验科	新疆维吾尔自治区
354	新疆医科大学第一附属医院医学检验中心	新疆维吾尔自治区

附录 C 2018年国家药品监督管理局批准一类国产新药列表

	药品名称	批准文号	生产单位	批准日期	剂型/规格
1	特瑞普利单抗注射液	国药准字 S20180015	苏州众合生物医药科技有限公司	2018年12月17日	注射剂，240 mg（6 mL）/瓶
2	罗沙司他胶囊	国药准字 H20180023	珐博进（中国）医药技术开发有限公司	2018年12月17日	胶囊剂，20 mg
2	罗沙司他胶囊	国药准字 H20180024	珐博进（中国）医药技术开发有限公司	2018年12月17日	胶囊剂，50 mg
3	马来酸吡咯替尼片	国药准字 H20180012	江苏恒瑞医药股份有限公司	2018年8月12日	片剂，按 $C_{32}H_{31}ClN_6O_3$ 计 160 mg
3	马来酸吡咯替尼片	国药准字 H20180013	江苏恒瑞医药股份有限公司	2018年8月12日	片剂，按 $C_{32}H_{31}ClN_6O_3$ 计 80 mg
4	呋喹替尼胶囊	国药准字 H20180015	和记黄埔医药（苏州）有限公司	2018年9月4日	胶囊剂，1 mg
4	呋喹替尼胶囊	国药准字 H20180016	和记黄埔医药（上海）有限公司/和记黄埔医药（苏州）有限公司	2018年9月4日	胶囊剂，5 mg
5	盐酸安罗替尼胶囊	国药准字 H20180002	正大天晴药业集团股份有限公司	2018年5月8日	胶囊剂，8 mg（按 $C_{23}H_{22}FN_3O_3$ 计）
5	盐酸安罗替尼胶囊	国药准字 H20180003	正大天晴药业集团股份有限公司	2018年5月8日	胶囊剂，10 mg（按 $C_{23}H_{22}FN_3O_3$ 计）
5	盐酸安罗替尼胶囊	国药准字 H20180004	正大天晴药业集团股份有限公司	2018年5月8日	胶囊剂，12 mg（按 $C_{23}H_{22}FN_3O_3$ 计）
6	达诺瑞韦钠片	国药准字 H20180008	歌礼药业（浙江）有限公司	2018年6月8日	片剂，100 mg（以 $C_{35}H_{46}FN_5O_9S$ 计）
7	注射用艾博韦泰	国药准字 H20180006	前沿生物药业（南京）股份有限公司	2018年5月23日	注射剂，160 mg（以 $C_{204}H_{306}N_{54}O_{72}$ 计）

续表

序号	药品名称	批准文号	生产单位	批准日期	剂型/规格
8	氨氯地平叶酸片	国药准字 H20180019	深圳奥萨制药有限公司	2018年12月17日	片剂，每片含苯磺酸氨氯地平 5 mg（以氨氯地平计）与叶酸 0.4 mg
		国药准字 H20180020	深圳奥萨制药有限公司	2018年12月17日	片剂，每片含苯磺酸氨氯地平 5 mg（以氨氯地平计）与叶酸 0.8 mg。
9	重组细胞因子基因衍生蛋白注射液	国药准字 S20180002	杰华生物技术（青岛）有限公司	2018年4月12日	注射剂，10 μg/1.0 mL/瓶
10	信迪利单抗注射液	国药准字 S20180016	信达生物制药（苏州）有限公司	2018年12月24日	注射剂，10 mL/100 mg

注：表中批准新药数量按照药物实体分子因剂型统计，同一药物实体分子因剂型不同可获得多个批准文号。

附录 D 《创新医疗器械产品目录（2018）》[①]

序号	产品名称	型号	注册证编号	制造商	创新类型
			医学成像设备		
1	X射线计算机体层摄影设备	uCT 790	国械注准 20173301569	上海联影医疗科技有限公司	重大技术提升
2	X射线计算机体层摄影设备	NeuViz 128	国械注准 20153301278	沈阳东软医疗系统有限公司	国内首创
3	磁共振成像系统	uMR 790	国械注准 20173281565	上海联影医疗科技有限公司	重大技术提升
4	正电子发射及X射线计算机断层成像扫描系统	uMI 780	国械注准 20163332251	上海联影医疗科技有限公司	重大技术提升
5	正电子发射及X射线计算机断层成像装置	ScintCare PET/CT	国械注准 20163332156	明峰医疗系统股份有限公司	国内首创
6	可变角双探头单光子发射计算机断层成像设备	NET 632	国械注准 20173330681	北京永新医疗设备有限公司	国内首创
7	乳腺x射线数字化体层摄影设备	KBCT-1000	国械注准 20153302052	科宁（天津）医疗设备有限公司	国内首创
8	全数字超声显像诊断仪	XProbe、CProbe、Bprobe、UProbe、EProbe	粤械注准 20162231592	广州索诺星信息科技有限公司	重大技术提升
9	彩色多普勒超声系统	DC-80、DC-80S、DC-80PRO、DC-80EXP、DC-85	粤械注准 20172231410（更）	深圳迈瑞生物医疗电子股份有限公司	重大技术提升
10	磁控胶囊胃镜系统	NU-I	国械注准 20173223192	安翰光电技术（武汉）有限公司	国内首创
11	医用诊断X射线管	RX406	粤械注准 20172310266	珠海瑞能真空电子有限公司	重大技术提升

[①] 《创新医疗器械产品目录（2018）》由科技部社会发展科技司基于2018年企业申报的产品遴选产生，目录中的医疗器械注册时间可能早于2018年。

续表

序号	产品名称	型号	注册证编号	制造商	创新类型
			治疗设备及器械		
12	骨科手术导航定位系统	TiRobot	国械注准 20163542280	北京天智航医疗科技股份有限公司	国际原创
13	头部多源γ射束立体定向放射治疗系统	OUR-XGD、OUR-XGD/AR	国械注准 20173334495	深圳市奥沃医学新技术发展有限公司	国内首创
14	图像引导放疗定位系统	IGPS-O、IGPS-V	国械注准 20163540407	江苏瑞尔医疗科技有限公司	国内首创
15	放射治疗红外定位系统	OPS-08A	国食药监械（准）字2014第 3320988 号	江苏富科思科技有限公司	国内首创
16	聚焦超声肿瘤治疗系统	JC、JC200、JC200A、JC200B、JC200C、JC200D、JC200D1	国械注准 20153230178	重庆海扶医疗科技股份有限公司	重大技术提升
17	低温冷冻手术系统	HYG KB-Ⅰ、HYGKB-Ⅱ	国械注准 20173583088	海杰亚（北京）医疗器械有限公司	国内首创
18	脑起搏器（包括：脉冲发生器、电极、延长导线、体外充电器）	G101、G101A、G102、G102R、G131、G132、E201、E202、R801	国食药监械（准）字 2014 第 3211429 号；国械注准 20143212170；国食药监械（准）字 2014 第 3211375 号；国械注准 20183120410；国食药监械（准）字 2014 第 3211431 号；国食药监械（准）字 2014 第 3211374 号	北京品驰医疗设备有限公司	国内首创
19	植入式心脏起搏器	Qinming 8631D、Qinming 8631DR	国械注准 20163211585	陕西秦明医学仪器股份有限公司	国内首创

续表

序号	产品名称	型号	注册证编号	制造商	创新类型
20	植入式心脏起搏器	7202（双腔心脏起搏器，频率响应）、7102（单腔心脏起搏器，频率响应）、5202（双腔心脏起搏器，频率响应）、5201（双腔心脏起搏器，频率响应）、5102（单腔心脏起搏器，频率响应）、3202（双腔心脏起搏器，频率响应）、3201（双腔心脏起搏器）、3102（单腔心脏起搏器，频率响应）	国械注准20173211369	创领心律管理医疗器械（上海）有限公司	重大技术提升
21	植入式迷走神经刺激器（包括脉冲发生器、电极）	国械注准20163210989的型号为G111、G112；国械注准20163210990的型号为L311	国械注准20163210989、国械注准20163210990	北京品驰医疗设备有限公司	国内首创
22	射频消融系统（包括一次性使用无菌双极射频消融钳）	MZ-RFS-I	国械注准20153251581	北京迈迪顶峰医疗科技有限公司	国内首创
23	子宫内膜消融仪	CAG-100	国械注准20183251003	卡尔迪雅（天津）医疗器械有限公司	国内首创
24	人工耳蜗植入体（包括：人工耳蜗言语处理器）	CS-10A、NSP-60B、NSP-60C	国械注准20173464498、浙械注准20172210743	浙江诺尔康神经电子科技股份有限公司	重大技术提升
25	等离子射频手术系统	略，见注册证	国械注准20173250743	江苏邦士医疗科技有限公司	重大技术提升

续表

序号	产品名称	型号	注册证编号	制造商	创新类型
体外诊断设备和试剂					
26	全自动化学发光免疫分析仪	CL-2000i、CL-2200i	国械注准 20173400696	深圳迈瑞生物医疗电子股份有限公司	国内首创
27	全自动化学发光免疫分析仪	Caris 200	国食药监械（准）字2014第3401035号	厦门优迈医学仪器有限公司	国内首创
28	时间分辨荧光免疫分析仪	LTRIC 600	苏食药监械（准）字2014第2400195号	光景生物科技（苏州）有限公司	国内首创
29	磁敏免疫分析仪	m16、m16C	粤械注准 20152400469	东莞博识生物科技有限公司	国内首创
30	干式荧光免疫分析仪	KF-Q001-A	粤械注准 20152400574	深圳市金准生物医学工程有限公司	国内首创
31	全自动化学发光测定仪	Autolumo A2000	豫械注准 20152400204	安图实验仪器（郑州）有限公司	国内首创
32	基因测序仪	BGISEQ-500	粤械注准 20162400206	深圳华大基因生物医学工程有限公司	国内首创
33	飞行时间质谱仪	Clin-ToF-I	京食药监械（准）字2014第2400606号	北京毅新博创生物科技有限公司	国内首创
34	血气生化分析仪	i15、i15A	粤械注准 20142400269	深圳市理邦精密仪器股份有限公司	国内首创
35	全自动血液细胞分析仪	略、见注册证	粤械注准 20182400017	深圳迈瑞生物医疗电子股份有限公司	国内首创
36	恒温扩增微流控芯片核酸分析仪 [包括呼吸道病原菌核酸检测试剂盒（恒温扩增芯片法）]	RTisochipTM-A	国械注准 20153400580、国械注准 20163400327	博奥生物集团有限公司	国内首创
37	全自动生化免疫流水线（样本处理系统、全自动生化分析仪、全自动化学发光免疫分析仪）	SAL8000（SPL1000、BS-2000、CL-2000i）	粤深械注 20150331、粤械注准 20152401145、国械注准 20173400696	深圳迈瑞生物医疗电子股份有限公司	重大技术提升

续表

序号	产品名称	型号	注册证编号	制造商	创新类型
38	全自动样本处理系统（包括特定蛋白免疫分析仪、自动血涂片制备仪）	CAL 8000、CRP-M100、SC-120	粤深械备 20150330 号、粤械注准 20162400485、粤深械备 20160133 号	深圳迈瑞生物医疗电子股份有限公司	重大技术提升
39	乙型肝炎病毒核心抗体测定试剂盒（化学发光微粒子免疫检测法）	100 人份/盒、200 人份/盒	国械注准 20173401378	厦门万泰凯瑞生物技术有限公司	国际原创
40	人类 EGFR 基因突变检测试剂盒（多重荧光 PCR 法）	12 测试/盒	国械注准 20183400014	厦门艾德生物医药科技股份有限公司	国内首创
41	人类 IDH1 基因突变检测试剂盒（PCR-荧光探针法）	24 测试/盒	国械注准 20173401602	北京泛生子基因科技有限公司	国内首创
42	运动神经元存活基因 1（SMN1）外显子缺失检测试剂盒（荧光定量 PCR 法）	50 次测试/盒、25 次测试/盒	国械注准 20153402293	上海五色石医学研究股份有限公司	国内首创
43	阿米卡星药敏条（E-test 法）	10 人份/桶、20 人份/桶、30 人份/桶、40 人份/桶、50 人份/桶、100 人份/桶	豫械注准 20142400179	郑州安图生物工程股份有限公司	国内首创
44	登革病毒 NS1 抗原检测试剂盒（酶联免疫法）	48 人份/盒、96 人份/盒	国械注准 20143401829	北京万泰生物药业股份有限公司	国内首创
45	曲霉菌半乳甘露聚糖定量检测试剂盒（ELISA）	96 人份/盒	津械注准 20142400001	丹娜（天津）生物科技有限公司	重大技术提升
46	需氧菌阴道炎/细菌性阴道病五项联合定检检测试剂盒（酶化学反应法）	JY-Po-Color AV/BV Set	京食药监械（准）字 2014 第 2400812 号	北京中生金域诊断技术股份有限公司	国内首创
47	25-羟基维生素 D 测定试剂盒（酶供体竞争法）	略，见注册证	京械注准 20152400296	北京九强生物技术股份有限公司	重大技术提升

续表

序号	产品名称	型号	注册证编号	制造商	创新类型
48	肠道病毒71型IgM抗体检测试剂盒（胶体金法）	10人份/盒，50人份/盒	国械注准20153401255	北京万泰生物药业股份有限公司	国内首创
49	沙眼衣原体（CT）核酸检测试剂盒（RNA恒温扩增）	20人份/套	国食药监械（准）字2014第3400923号	上海仁度生物科技有限公司	国内首创
50	MTHFR C677T基因检测试剂盒（PCR-金磁微粒层析法）	20人份/盒	国械注准20153401148	西安金磁纳米生物技术有限公司	国内首创
51	17-羟类固醇检测试剂盒（均相酶免疫法）	略，见注册证	苏械注准20172400345	苏州博源医疗科技有限公司	重大技术提升
52	人乳头瘤病毒（HPV）E6/E7 mRNA检测试剂盒（支链DNA信号扩增法）	96测试/盒	国械注准20163401261	科蒂亚（新乡）生物技术有限公司	国内首创
无源植介入、耗材、康复及中医设备
53	介入人工生物心脏瓣膜	略，见注册证	国械注准20173460698	苏州杰成医疗科技有限公司	国内首创
54	肺动脉带瓣管道	8~17 mm	国械注准20164461836	北京佰仁医疗科技有限公司	国内首创
55	左心耳封堵器系统	略，见注册证	国械注准20173770881	先健科技（深圳）有限公司	国内首创
56	房间隔缺损封堵器	略，见注册证	国械注准20173774650	上海形状记忆合金材料有限公司	国内首创
57	陶瓷膜房间隔缺损封堵器	略，见注册证	国械注准20163770338	先健科技（深圳）有限公司	国内首创
58	腹主动脉覆膜支架系统	PABF/PAUI/PAIL/PACF	国械注准20173461434	北京华脉泰科医疗器械有限公司	国内首创
59	Firehawk冠脉雷帕霉素靶向洗脱支架系统	略，见注册证	国食药监械（准）字2014第3460190号	上海微创医疗器械（集团）有限公司	国内首创
60	分支型主动脉覆膜支架及输送系统	略，见注册证	国械注准20173463241	上海微创医疗器械（集团）有限公司	重大技术提升
61	三氧化二砷药物涂层支架输送系统	略，见注册证	国械注准20173460814	北京美中双和医疗器械股份有限公司	国际原创
62	钴基合金雷帕霉素药物洗脱支架系统	略，见注册证	国械注准20173460564	乐普（北京）医疗器械股份有限公司	重大技术提升

附　录

续表

序号	产品名称	型号	注册证编号	制造商	创新类型
63	全降解鼻窦药物支架系统	略，见注册证	国械注准 20173460679	浦易（上海）生物技术有限公司	国际原创
64	药物洗脱球囊导管	DEB2008-DEB3540/DEB4020	国械注准 20173771535	辽宁垠艺生物科技股份有限公司	国内首创
65	药物洗脱外周球囊扩张导管	Orchid系列（匹配0.035"导丝）、Dhalia系列（匹配0.018"导丝）	国械注准 20163771020	北京先瑞达医疗科技有限公司	国内首创
66	海藻酸钠微球血管栓塞剂	KMG型	国械注准 20143772344	北京圣医耀科技发展有限责任公司	国际原创
67	人工晶状体	略，见注册证	国械注准 20163221747	爱博诺德（北京）医疗科技有限公司	国内首创
68	折叠式人工玻璃体球囊	略，见注册证	国械注准 20173223296	广州卫视博生物科技有限公司	国内首创
69	人工骨修复材料	Re-9	国食药监械（准）字 2014 第 3461579 号	北京奥精医药科技有限公司	国际原创
70	金属锁定接骨板系统	LCLP08 微创普通型	国械注准 20163462504	大博医疗科技股份有限公司	重大技术提升
71	脊柱后路内固定系统	GB1Z-7	国械注准 20173464394	山东威高骨科材料股份有限公司	国内首创
72	一次性可吸收钉皮内吻合器	S 1030	国械注准 20173650874	北京颐合恒瑞医疗科技有限公司	国内首创
73	通用腔镜切割吻合器及钉匣	略，见注册证	沪械注准 20152220776	上海逸思医疗科技有限公司	重大技术提升
74	舌下微循环成像系统	V100	粤械注准 20172220167	广州医软智能科技有限公司	国际原创
75	电动移位机	XZ-Droid	沪松械备 20170008 号	上海邦邦机器人有限公司	国内首创
76	可吸收硬脑（脊）膜补片	略，见注册证	国械注准 20173464684	广州迈普再生医学科技有限公司	国际原创
77	尿失禁悬吊带	略，见注册证	国械注准 20153462020	深圳迈普再生医学科技有限公司	国内首创
78	可吸收硬脑膜封合医用胶	2 mL、3 mL、4 mL、5 mL、6 mL	国械注准 20183650031	山东赛克赛斯生物科技有限公司	国内首创
79	蛋白A免疫吸附柱及配套溶液	略，见注册证	国械注准 20143452368	广州康盛生物科技有限公司	国内首创

续表

序号	产品名称	型号	注册证编号	制造商	创新类型
医用电子仪器					
80	脑部电阻抗动态成像系统	EIT-B100、EIT-B200	苏械注准20162211274	南京易爱医疗设备有限公司	国际原创
81	三维心脏电生理标测系统	EPE-SYS-2A	国械注准20163770387	上海微创电生理医疗器械科技股份有限公司	重大技术提升
82	心肺复苏机	FSJ-20A、FSJ-20B	津食药监械（准）字2014第2540010	天津市普瑞仪器有限公司	国内首创
83	除颤监护仪	BeneHeart D6	国械注准20173210600	深圳迈瑞生物医疗电子股份有限公司	国内首创
84	患者监护仪	Benevision N1	国械注准20173211480	深圳迈瑞生物医疗电子股份有限公司	重大技术提升
85	双水平正压通气治疗机	BMC-790-30ATH	津械注准20152540110	天津怡和嘉业医疗科技有限公司	重大技术提升
86	小儿持续正压通气系统	68A、68B	粤械注准20142540160	深圳市安保科技有限公司	重大技术提升
87	胰岛素泵	MTM-I	国械注准20173543312	微泰医疗器械（杭州）有限公司	国内首创

附录 E 2018 年度"重大慢性非传染性疾病防控研究"重点专项立项清单

序号	项目编号	项目名称	项目牵头承担单位	项目负责人
1	2018YFC1311200	多病种联动综合防控技术集成策略、组织管理模式研究	中国医学科学院阜外医院	凤玮
2	2018YFC1311300	中南地区慢病防控科技综合示范研究	武汉大学人民医院	唐其柱
3	2018YFC1311400	西南地区慢病防控科技综合示范研究	四川大学	何俐
4	2018YFC1311500	西北地区慢病防控科技综合示范研究	西安交通大学	施秉银
5	2018YFC1311600	东北地区重大慢病防控科技综合示范研究	中国医科大学	闻德亮
6	2018YFC1311700	重大慢病流行病学监测大数据平台构建和关键技术研究	中国疾病预防控制中心慢性非传染性疾病预防控制中心	李新华
7	2018YFC1311800	2 型糖尿病临床研究大数据与生物样本库平台	上海交通大学医学院附属瑞金医院	王卫庆
8	2018YFC1311900	呼吸系统疾病临床研究大数据与生物样本库平台	广州医科大学附属第一医院	郑劲平
9	2018YFC1312000	神经变性病临床研究大数据与生物样本库平台建设和应用研究	首都医科大学宣武医院	陈彪
10	2018YFC1312100	恶性肿瘤规范化早诊早治关键技术集成及应用体系建设研究	中国医学科学院肿瘤医院	赫捷
11	2018YFC1312200	脑出血损伤机制与干预评价研究	华中科技大学	胡波
12	2018YFC1312300	血管性认知障碍的发病机制及干预研究	四川大学	雷鹏
13	2018YFC1312400	适合国人的有效安全可负担的降压调脂药物及治疗模式研究	中国医学科学院阜外医院	李静
14	2018YFC1312500	心房颤动风险评估方案及干预策略的优化研究	首都医科大学附属北京安贞医院	白融
15	2018YFC1312600	基于影像组学的脑出血微创治疗规范化体系建立及应用评价	浙江大学	陈高
16	2018YFC1312700	基于高血压肾病和"器官不良对话"关键发病机制的综合干预研究	中国人民解放军第三军医大学	曾春雨

续表

序号	项目编号	项目名称	项目牵头承担单位	项目负责人
17	2018YFC1312800	心脑血管疾病"协防共管"创新健康管理模式的开发与效果评价	上海交通大学	卜军
18	2018YFC1312900	脑血管病智能辅助诊疗技术及决策平台建立及应用研究	复旦大学附属中山医院	汪昕
19	2018YFC1313000	高危神经母细胞瘤发生、复发及转移的分子基础研究	天津医科大学肿瘤医院	赵强
20	2018YFC1313100	上消化道癌筛查和干预新型技术开发及评价研究	中国医学科学院肿瘤医院	陈万青
21	2018YFC1313200	恶性肿瘤放疗新技术及新策略研究	山东省肿瘤医院	于金明
22	2018YFC1313300	胃癌免疫治疗方案的优化研究	中山大学	徐瑞华
23	2018YFC1313400	靶向恶性实体肿瘤免疫细胞治疗新技术的研发及其临床转化路径的规范化建立	中山大学	夏建川
24	2018YFC1313600	慢阻肺康复体系和策略的建立及其临床应用性研究	复旦大学	李善群
25	2018YFC1313700	慢阻肺早期筛查、防治及呼吸健康管理的物联网技术研究与推广	同济大学	李强
26	2018YFC1313800	肠道与下丘脑在糖尿病发生发展中的作用及干预新方案研究	上海交通大学医学院附属瑞金医院	洪洁
27	2018YFC1313900	2型糖尿病、糖尿病高风险和妊娠糖尿病危险因素的早期行为干预适宜技术及疗效评价研究	北京大学第三医院	洪天配
28	2018YFC1314000	糖尿病肾病早期监测与适宜替代治疗新技术研究与推广	东南大学	刘必成
29	2018YFC1314100	2型糖尿病智能优化综合管理体系和社会经济效益评价	中山大学	李延兵
30	2018YFC1314200	适用于中国人群的认知筛查和评估系统的建立	北京大学第六医院	于欣
31	2018YFC1314300	精神分裂症早期个体化诊疗生物学标记体系研究	天津医科大学	于春水
32	2018YFC1314400	酒精、吗啡依赖关键诊疗技术的推广应用研究	中山大学	彭英
33	2018YFC1314500	阿尔茨海默病神经调控及智能康复关键技术和临床应用研究	首都医科大学宣武医院	王玉平

续表

序号	项目编号	项目名称	项目牵头承担单位	项目负责人
34	2018YFC1314600	抑郁症复发的预警体系建立和综合干预策略研究	武汉大学	刘忠纯
35	2018YFC1314700	基于医体结合的记忆和运动障碍三级全程化诊疗模式研究	同济大学	靳令经
36	2018YFC1314800	糖尿病信息化管理平台与传播体系的创建	上海交通大学医学院附属瑞金医院	顾卫琼
37	2018YFC1314900	糖尿病信息化管理平台与传播体系创建及示范应用	南京医科大学第一附属医院	刘云
38	2018YFC1315000	肺癌和结直肠癌多中心筛查的随机对照试验和前瞻性队列研究	中国医学科学院肿瘤医院	李霓
39	2018YFC1315100	国际通行共享的慢阻肺生物资源库建设及其应用	中日友好医院	才华
40	2018YFC1315200	基于大型前瞻性队列的临床前阿尔茨海默病综合预防与治疗的中美合作研究	北京师范大学	张占军
41	2018YFC1315300	重大慢性病疾病负担及防控策略研究	中国疾病预防控制中心慢性非传染性疾病预防控制中心	周脉耕
42	2018YFC1315400	基于中美对比和对接的重大慢病临床研究数据标准及应用研究	中山大学	崇雨田
43	2018YFC1315500	重大慢病防控关键技术在"一带一路"国家推广及评价研究	中国医学科学院阜外医院	党爱民
44	2018YFC1315600	中国常见慢病防控适宜技术在一带一路国家的推广及评价研究	天津医科大学肿瘤医院	王平

附录 F　2018 年度"精准医学研究"重点专项立项清单

序号	项目编号	项目名称	项目牵头承担单位	项目负责人
1	2018YFC0910200	医学生命组学数据质量控制关键技术研发与应用示范	华南理工大学	杜红丽
2	2018YFC0910300	面向临床的糖组学和糖蛋白质组学高效分析技术研发	复旦大学	顾建新
3	2018YFC0910400	精准医学大数据的有效挖掘与关键信息技术研发	清华大学	张学工
4	2018YFC0910500	精准医学大数据的有效挖掘与关键信息技术研发	上海交通大学	吕晖
5	2018YFC0910600	基于实时高空间分辨率和多模态图像融合技术的食管癌临床诊疗方案研究	中山大学	单鸿
6	2018YFC0910700	精准医疗临床决策支持系统研发	北京大学	李全政

附录G 2018年度"生殖健康及重大出生缺陷防控研究"重点专项立项清单

序号	项目编号	项目名称	项目承担单位	项目负责人
1	2018YFC1002100	生殖疾病防治规范化体系建立	北京大学第三医院	刘平
2	2018YFC1002200	基于孕前一产前一产后全链条的出生缺陷综合防控规范化体系研究	四川大学	朱军
3	2018YFC1002300	先天性心脏病及复杂微缺失微重复等高发出生缺陷的三级防治示范基地申请	首都医科大学附属北京安贞医院	何怡华
4	2018YFC1002400	基于立体化网络建设出生缺陷三级防治示范应用体系	上海交通大学	孙锟
5	2018YFC1002500	重大出生缺陷三级防治军民融合示范体系的构建、应用及评价	中国人民解放军总医院	余新光
6	2018YFC1002600	先天性心脏病和唇腭裂三级综合防控技术的应用示范和评价研究	广东省心血管病研究所	陈寄梅
7	2018YFC1002700	开展出生缺陷综合防治技术的应用示范和评价研究	浙江大学	杨茹莱
8	2018YFC1002800	早孕期自然流产病因学及临床防治研究	上海交通大学	林羿
9	2018YFC1002900	重大胎儿疾病宫内诊断和治疗新技术研发	同济大学	段涛
10	2018YFC1003000	线粒体遗传病治疗的辅助生殖新技术研究	上海交通大学医学院附属第九人民医院	匡延平
11	2018YFC1003100	胚胎植入前遗传学诊断新技术研发及规范化研究	中国人民解放军总医院	姚元庆
12	2018YFC1003200	排卵异常的发生机制及临床干预研究	浙江大学	朱依敏
13	2018YFC1003300	原始生殖细胞的命运决定、迁移和归巢机制	中国科学院动物研究所	陈大华
14	2018YFC1003400	生殖细胞染色体行为的分子调控	山东大学	张亮然
15	2018YFC1003500	精子发生的调节机制	南通大学	孙斐

续表

序号	项目编号	项目名称	项目承担单位	项目负责人
16	2018YFC1003600	人类精子成熟关键分子的作用机制和临床转化研究	山东大学	高建刚
17	2018YFC1003700	原始卵泡库的形成、维持与激活	中国农业大学	夏国良
18	2018YFC1003800	卵泡微环境以及卵巢病变影响卵母细胞发育成熟的作用和机制研究	南京医科大学	苏友强
19	2018YFC1003900	免疫对配子发生和胚胎发育的影响	中国科学技术大学	魏海明
20	2018YFC1004000	植入前胚胎发育的调控网络研究	北京大学第三医院	闫丽盈
21	2018YFC1004100	胎盘形成的分子机制	中国科学院动物研究所	王雁玲
22	2018YFC1004200	不孕不育人群环境与遗传致病因子鉴定及交互作用研究	南京医科大学	胡志斌
23	2018YFC1004300	基于内外暴露监测的环境和行为因素对胚胎发育与妊娠影响研究	中国人民解放军南京军区南京总医院	商学军
24	2018YFC1004400	母胎界面分子事件与病理妊娠	华南农业大学	杨增明
25	2018YFC1004500	获得性性状的生殖传递机制	中国科学院动物研究所	李磊
26	2018YFC1004600	分娩启动和早产机理与干预	上海交通大学	Louis Joseph Muglia
27	2018YFC1004700	基于代谢偶联的生殖细胞发生障碍研究与生育力重塑	南京大学	李朝军
28	2018YFC1004800	生殖器官功能障碍与生育力重塑	浙江大学	张松英
29	2018YFC1004900	辅助生殖的遗传安全性研究	浙江大学	金帆
30	2018YFC1005000	辅助生殖的表观遗传安全性研究	复旦大学	于文强

附录 H　2018 年度"主动健康和老龄化科技应对"重点专项立项清单

序号	项目编号	项目名称	项目牵头承担单位	项目负责人
1	2018YFC2000100	灵长类增龄相关健康状态减损的生物学基础	中国科学院动物研究所	曲静
2	2018YFC2000200	我国人群健康生物学年龄评价体系研究	复旦大学附属华山医院	吕元
3	2018YFC2000300	我国人群增龄过程中健康状态变化特点与规律的研究	北京医院	蔡剑平
4	2018YFC2000400	中国健康长寿大人群多队列的系统研究	中国科学院昆明动物研究所	孔庆鹏
5	2018YFC2000500	人体增龄过程中微生态影响机体健康的机制及对策研究	浙江大学	吴仲文
6	2018YFC2000600	人体运动促进健康个性化精准指导方案关键技术研究	北京体育大学	胡扬
7	2018YFC2000700	个人健康监测大数据云平台	上海交通大学	王慧
8	2018YFC2000800	主动健康产品和人体健康态评估的安全有效体系及标准体系研究	国家食品药品监督管理总局医疗器械技术审评中心	许伟
9	2018YFC2000900	运动健康随身连续监控技术及织造型产品研发	际华集团股份有限公司	刘丽芳
10	2018YFC2001000	连续动态血糖监控设备研发及在个性化血糖调控中的应用	三诺生物传感股份有限公司	周凯欣
11	2018YFC2001100	穿戴式连续动态血糖监测系统的开发及其在个体化糖尿病健康管理体系中的应用	江苏鱼跃医疗设备股份有限公司	黄成军
12	2018YFC2001200	穿戴式心脏健康监测干预技术与产品研发	心韵恒安医疗科技（北京）有限公司	郭军
13	2018YFC2001300	膝踝一体化仿生智能下肢假肢关键技术与应用研究	吉林大学	任雷
14	2018YFC2001400	老年人跌倒预警干预防护技术及产品研发	中国人民解放军总医院	皮红英
15	2018YFC2001500	智能矫形器与外固定系统关键技术研究及临床应用	海军军医大学第一附属医院（原上海长海医院）	苏佳灿

续表

序号	项目编号	项目名称	项目牵头承担单位	项目负责人
16	2018YFC2001600	基于运动辅助的智能虚拟现实康复训练技术和系统研发及临床示范应用	上海中医药大学	徐建光
17	2018YFC2001700	老年认知障碍多模态评估与智能康复系统研究	中国科学院自动化研究所	侯增广
18	2018YFC2001800	老年围手术期风险分级与差异化管理技术方案研究	四川大学华西医院	朱涛
19	2018YFC2001900	老年患者围手术期管理综合技术方案的研究	中国人民解放军总医院	米卫东
20	2018YFC2002000	中国老年人群衰弱的诊断标准及综合干预研究	复旦大学附属华山医院	保志军
21	2018YFC2002100	基于移动互联网的老年综合征交互式评估与干预技术的开发与应用	四川大学华西医院	吴锦晖
22	2018YFC2002200	老年尿失禁的干预措施研究	北京医院	张耀光
23	2018YFC2002300	老年全周期康复技术体系与信息化管理研究	复旦大学附属华山医院	贾杰
24	2018YFC2002400	医养结合支持解决方案研究	中南大学湘雅医院	胡建中
25	2018YFC2002500	老年病中医早期识别、干预及综合服务技术的示范研究	暨南大学	张荣华
26	2018YFC2002600	残疾人与失能和半失能老年人康复辅助器具评估与适配体系研究与应用示范	中国残疾人辅助器具中心	董理权

附录 I 2018 年度"数字诊疗装备研发"重点专项立项清单

序号	项目编号	项目名称	项目牵头承担单位	项目负责人
1	2018YFC0114400	基于区域医联体模式的国产创新诊疗设备应用示范	重庆医科大学附属第二医院	梅浙川
2	2018YFC0114500	基于创新国产诊疗装备的贫困地区医疗健康一体化服务规模化应用示范	河南省人民医院	王宇明
3	2018YFC0114600	基于国产创新设备的消化道早癌筛查和宫颈癌诊疗应用示范研究	华中科技大学同济医学院附属协和医院	谢明星
4	2018YFC0114700	国产创新数字诊疗装备区域协同分级诊疗服务模式和临床路径的建立与示范	山东大学第二医院	王传新
5	2018YFC0114800	多模态跨尺度显微内窥镜成像系统	中国科学院苏州生物医学工程技术研究所	刘海峰
6	2018YFC0114900	新型穿颅超声脑成像系统及设备研发	浙江大学	郑音飞
7	2018YFC0115000	基于太赫兹增强的杂核磁共振成像关键技术研究	中国科学院武汉物理与数学研究所	冯继文
8	2018YFC0115100	混合现实辅助消化内镜机器人精准微创治疗技术研究	中国科学院沈阳自动化研究所	刘浩
9	2018YFC0115200	影像监控下的磁调控系统用于肿瘤物理治疗的关键技术研究	上海交通大学	郑元义
10	2018YFC0115300	电磁声光耦合式无创消化道早癌陡脉冲电场（sPEF）消融系统研制	西安交通大学	吕毅
11	2018YFC0115400	闭环生物反馈和无创深部电刺激调控协同系统研究与帕金森病治疗应用研究	北京理工大学	闫天翼
12	2018YFC0115500	基于特征光子复合成像和光学显微探测的肝癌精准微创诊疗一体化技术研究	中国医科大学附属第一医院	钟红珊
13	2018YFC0115600	针对病灶与脑功能区精准定界的脑胶质瘤手术计划和引导前沿技术研发	中国医学科学院生物医学工程研究所	殷涛
14	2018YFC0115700	分子影像引导的乏氧肿瘤多线束精准放射治疗计划技术研究及临床实现	上海市质子重离子临床技术研发中心	LU JIADE JAY（陆嘉德）
15	2018YFC0115800	医学影像设备可靠性与工程化技术研究及应用	上海市医疗器械检测所	郁红漪

续表

序号	项目编号	项目名称	项目牵头承担单位	项目负责人
16	2018YFC0115900	超声空化生物学效应评价的关键技术研究	浙江大学	黄品同
17	2018YFC0116000	新型多参数眼科超声成像系统	深圳迈瑞生物医疗电子股份有限公司	杨文利
18	2018YFC0116100	基于环形面阵换能器的新型乳腺多参数超声成像系统	武汉维视医学影像有限公司	丁明跃
19	2018YFC0116200	支气管、肺癌诊断用新型呼吸专科腔内三维超声成像系统及核心部件研发	北京华科创智健康科技股份有限公司	周智峰
20	2018YFC0116300	高分辨、高速、智能化心脏介入血管内超声成像系统	深圳北芯生命科技有限公司	宋亮
21	2018YFC0116400	基于影像云平台的全数据链智能医疗新型服务模式	上海联影医疗科技有限公司	沈定刚
22	2018YFC0116500	常见致盲、致畸、致死疾病的人工智能筛查诊断系统研发和临床试验	中山大学中山眼科中心	林浩添
23	2018YFC0116600	基于人工智能分析技术和多场景服务模式的远程心电检测诊断管理服务解决方案	上海询康数字科技有限公司	林伟
24	2018YFC0116700	基于人工智能的危重症事件追踪预警及决策支持服务研究	中国人民解放军第三军医大学	鲁开智
25	2018YFC0116800	大众医疗健康医学人工智能管理服务模式	北京好医生云医院管理技术有限公司	吴及
26	2018YFC0116900	基于人工智能的临床辅助决策支持新型服务模式解决方案	神州数码医疗科技股份有限公司	徐华
27	2018YFC0117000	基于人工智能的临床辅助决策支持技术及其服务模式解决方案研究	深圳市腾讯计算机系统有限公司	范伟
28	2018YFC0117100	智能化医疗器械产业科技创新服务平台开发及应用研究	国家食品药品监督管理总局医疗器械技术审评中心	孙磊
29	2018YFC0117200	基于物联网技术的围术期生命监测支持仪器的评价研究	中国人民解放军第三军医大学	李洪

附录 J 2018 年度"中医药现代化研究"重点专项立项清单

序号	项目编号	项目名称	项目牵头承担单位	项目负责人
1	2018YFC1704100	基于"道术结合"思路与多元融合方法的名老中医经验传承创新研究	北京中医药大学	谷晓红
2	2018YFC1704200	湿热证在 2 型糖尿病中的临床演变规律及其核心病机和辨证标准的系统研究	广东药科大学	郭姣
3	2018YFC1704300	"肾阳虚证"辨证标准的系统研究	上海中医药大学	王拥军
4	2018YFC1704400	阴虚证辨证标准的系统研究	南京中医药大学	战丽彬
5	2018YFC1704500	中药配伍复方治疗理论研究	天津中医药大学	高秀梅
6	2018YFC1704600	基于心 / 肺经的经脉关键问题创新研究	浙江中医药大学	方剑乔
7	2018YFC1704700	中医"治未病"辨识方法与干预技术的示范研究	长春中医药大学	冷向阳
8	2018YFC1704800	慢性阻塞性肺疾病(稳定期 - 急性加重期 - 慢性呼衰)中医药治疗方案优化及循证评价研究	河南中医药大学第一附属医院	李素云
9	2018YFC1704900	高血压全程防治的中医药方案循证优化和疗效机制研究	南京中医药大学附属医院	方祝元
10	2018YFC1705000	中风病急性期关键环节中医药干预方案循证评价与机制研究	北京中医药大学东直门医院	高颖
11	2018YFC1705100	肺癌中医防治方案的循证优化及机制研究	北京中医药大学东方医院	胡凯文
12	2018YFC1705200	类风湿关节炎中医药治疗方案优化及循证评价研究	中国中医科学院广安门医院	姜泉
13	2018YFC1705300	银屑病"新血证论"理论体系构建与实践	上海中医药大学附属岳阳中西医结合医院	李斌
14	2018YFC1705400	活动期溃疡性结肠炎(轻度 - 中度 - 重度)中医药治疗方案循证优化及疗效机制研究	北京中医药大学	李军祥
15	2018YFC1705500	类风湿性关节炎中医分期防治方案的优化及循证评价研究	浙江中医药大学	温成平
16	2018YFC1705600	慢性失眠中医诊疗新方案及机制研究	湖北中医药大学	王平
17	2018YFC1705700	茵芪三黄解毒汤治疗慢性乙型病毒性肝病的临床研究	中国中医科学院广安门医院	吕文良

续表

序号	项目编号	项目名称	项目牵头承担单位	项目负责人
18	2018YFC1705800	经皮颅-耳电刺激"调枢启神"抗抑郁临床方案优化及效应机制研究	中国中医科学院针灸研究所	荣培晶
19	2018YFC1705900	基于"截断扭转"策略的中医药防治脓毒症循证评价及效应机制研究	上海中医药大学附属龙华医院	方邦江
20	2018YFC1706000	中风后主要功能障碍的中医康复研究	长春中医药大学	丛德毓
21	2018YFC1706100	珍稀濒危中药资源新来源的四种开发模式研究	中国中医科学院中药研究所	杨滨
22	2018YFC1706200	常用中药活性成分的合成生物学研究	南京中医药大学	谭仁祥
23	2018YFC1706300	党参产业关键技术研究及大健康产品开发	兰州大学	胡芳弟
24	2018YFC1706400	名贵南药沉香大品种开发关键技术突破与产业化应用	中国医学科学院药用植物研究所海南分所	魏建和
25	2018YFC1706500	甘草全产业链技术体系升级与产品开发	盛实百草药业有限公司	边育红
26	2018YFC1706600	梅花鹿产业关键技术研究及大健康产品开发	中国农业科学院特产研究所	李光玉
27	2018YFC1706700	道地南药化橘红中药大品种开发与产业化	广州市香雪制药股份有限公司	王艳慧
28	2018YFC1706800	基于辨证保健的中药复方保健产品评价技术体系研究及示范研发平台的建立	北京中医药大学	王林元
29	2018YFC1706900	基于中药物料性质的（口服）剂型设计与制剂处方优化关键技术研究	中国药科大学	贾晓斌
30	2018YFC1707000	中药饮片质量识别关键技术研究	南京中医药大学	陆兔林
31	2018YFC1707100	中药饮片智能化生产模式及一致性评价研究	广东药科大学	沈志滨
32	2018YFC1707200	10种传统特色炮制方法的传承、工艺技术创新与工业转化研究	江西中医药大学	杨明
33	2018YFC1707300	中成药整体性质量控制技术研究	北京大学	屠鹏飞
34	2018YFC1707400	十种中成药大品种和经典名方上市后治疗重大疾病的循证评价及其效应机制的示范研究	中国中医科学院中医临床基础医学研究所	谢雁鸣
35	2018YFC1707500	基于系统辨证脉学的系列新型智能化脉诊仪研究	山东中医药大学附属医院	齐向华

续表

序号	项目编号	项目名称	项目牵头承担单位	项目负责人
36	2018YFC1707600	便携式中医健康数据采集系列设备的开发	博奥生物集团有限公司	王东
37	2018YFC1707700	便携式中医健康数据采集设备关键技术研究	天津慧医谷科技有限公司	孙忠人
38	2018YFC1707800	老年与慢性病中医智能康复设备研发与应用	上海中医药大学	房敏
39	2018YFC1707900	中药国际标准示范研究	中国科学院上海药物研究所	吴婉莹
40	2018YFC1708000	藏医、蒙医、维医等少数民族医药防治重大疾病或优势病种研究	西南民族大学	魏立新
41	2018YFC1708100	苗药大品种开喉剑喷雾剂、金骨莲胶囊的关键技术提升与应用示范	贵阳中医学院	周英
42	2018YFC1708200	蒙医防治优势病种经典方药研发平台及质量体系建设和示范研究	内蒙古蒙医药工程技术研究院	奥乌力吉
43	2018YFC1708300	罗欧咳祖帕治疗哮喘的药物研究	国药集团新疆制药有限公司	董竞成

附录 K　2018 年度"干细胞及转化研究"重点专项立项清单

序号	项目编号	项目名称	项目牵头承担单位	项目负责人
1	2018YFA0106900	非编码 RNA 及其新型修饰在翻译水平精密调控干细胞多能性的研究	中国科学院生物物理研究所	秦燕
2	2018YFA0107000	异染色质与端粒调控干细胞多能性的机制	南开大学	刘林
3	2018YFA0107100	细胞器及代谢重塑在多能干细胞命运调控中的作用机制	中国科学院广州生物医药与健康研究院	刘兴国
4	2018YFA0107200	间充质干细胞亚群的功能鉴定、分离制备与疗效评估	中山大学	项鹏
5	2018YFA0107300	干细胞在眼组织损伤修复中的作用及其调控机制研究	厦门大学	刘祖国
6	2018YFA0107400	改善细胞能量代谢增强间充质干细胞移植促进心肌梗死后修复的新策略	中国人民解放军第四军医大学	陶凌
7	2018YFA0107500	炎症微环境中间充质干细胞对肝肾纤维化的调控作用及干预策略	苏州大学附属第一医院	时玉舫
8	2018YFA0107600	干细胞异质性及命运决定的调控网络	北京大学	汤富酬
9	2018YFA0107700	原始生殖细胞发育和分化的调控	中国科学院动物研究所	高飞
10	2018YFA0107800	正常及病变血液系统细胞分化图谱研究	上海交通大学医学院附属瑞金医院	刘晗
11	2018YFA0107900	外源性和内源性干细胞的多模示踪及评价	复旦大学	胡锦
12	2018YFA0108000	人特定神经元亚型获得及移植	同济大学	章小清
13	2018YFA0108100	干细胞 3D 动态培养制备类器官芯片及集成应用	北京大学	席建忠
14	2018YFA0108200	基于仿生机制的干细胞适配性规模化智能培养体系	上海交通大学	鄢和新
15	2018YFA0108300	干细胞外泌体调控中枢神经系统功能修复的机制与转化研究	中山大学	柳夏林
16	2018YFA0108400	干细胞制剂及应用的标准化研究	中国科学院动物研究所	赵同标
17	2018YFA0108500	干细胞的基因组稳定性调控机制及在重大神经疾病猴模型中的临床前评估	中国科学院动物研究所	唐铁山

续表

序号	项目编号	项目名称	项目牵头承担单位	项目负责人
18	2018YFA0108600	神经干细胞脑内精准移植治疗脑卒中的临床研究	中国医学科学院北京协和医院	包新杰
19	2018YFA0108700	干细胞治疗心肌梗死的临床研究	广东省人民医院	朱平
20	2018YFA0108800	干细胞治疗重症急性肾损伤的临床研究	中国人民解放军总医院	蔡广研
21	2018YFA0108900	锌指蛋白在细胞全能性向多能性转变过程中的分子机制研究	同济大学	杨鹏
22	2018YFA0109000	基于干细胞和3D打印的肝脏芯片构建及肝病发生研究	清华大学	姚睿
23	2018YFA0109100	重编程化学小分子诱导心肌细胞去分化的分子机制及其在心脏再生修复中的应用	中山大学	曹楠
24	2018YFA0109200	LncRNA与新型组蛋白修饰调控网络在多能干细胞命运决定中的作用及机制研究	四川大学	薛志宏
25	2018YFA0109300	小片段非编码RNA对造血干细胞稳态的表观精密调控研究	浙江大学	钱鹏旭
26	2018YFA0109400	染色质重构在肝脏细胞命运决定中的作用及其机制	复旦大学	赵冰
27	2018YFA0109500	iPSCs重塑MYOC突变恒河猴小梁网的效果分析与应用研究	青岛大学	朱玮
28	2018YFA0109600	多模态、多尺度解析移植人iPSC源星形胶质细胞的整合机制及替代治疗意义	中国人民解放军第三军医大学	张宽
29	2018YFA0109700	RNA新型修饰调控多能性干细胞初始态和始发态转变机制研究	中国科学院北京基因组研究所	韩大力
30	2018YFA0109800	单细胞组学重建多能干细胞向肝脏命运决定关键机制	中国医学科学院基础医学研究所	王晓月

附录 L　2018 年度"生物医用材料研发与组织器官修复替代"重点专项立项清单

序号	项目编号	项目名称	项目牵头承担单位	项目负责人
1	2018YFC1105100	基于纳米簇新型材料的生物学效应及其仿生装配复合组织的基础研究	浙江大学	唐睿康
2	2018YFC1105200	生物材料与组织工程制品调控的免疫微环境对组织再生的影响及机制研究	中国科学院上海硅酸盐研究所	吴成铁
3	2018YFC1105300	植入材料物理特性对细胞行为、组织结合与再生的调控作用及其分子机制	北京大学口腔医院	邓旭亮
4	2018YFC1105400	肌肉—骨骼系统修复材料和植入器械及其表面改性的工程化技术	浙江大学	叶招明
5	2018YFC1105500	心脑血管系统修复材料和植/介入器械表面改性关键技术研究及产品开发	中国医学科学院阜外医院	欧阳晨曦
6	2018YFC1105600	医用级海洋源生物材料绿色规模化生产及先进功能产品研发	青岛明月海藻集团有限公司	秦益民
7	2018YFC1105700	促进典型软硬组织再生的系列纳米生物材料制备及载药技术	华中科技大学	张胜民
8	2018YFC1105800	生物力学调控组织再生核心技术研发及其临床应用转化	上海交通大学	刘伟
9	2018YFC1105900	关节软骨再生性植入材料研发及功能评价	冠昊生物科技股份有限公司	樊渝江
10	2018YFC1106000	角膜再生性材料制备暨有序组装关键技术与产品研究	广东博与再生医学有限公司	王智崇
11	2018YFC1106100	新型高分子眼科功能性植入材料的研发和应用	爱博诺德（北京）医疗科技有限公司	范先群
12	2018YFC1106200	可诱导韧带再生的高强度植入物系统的研发	上海松力生物技术有限公司	赵金忠
13	2018YFC1106300	纳米生物活性玻璃新型骨重建材料及产品研发	大博医疗科技股份有限公司	张长青
14	2018YFC1106400	基于 hiHep/HepGL 细胞和 ZhJ-Ⅲ 装置的混合型人工肝系统的构建与开发	上海微知卓生物科技有限公司	潘国宇
15	2018YFC1106500	人红细胞代用品－戊二醛聚合猪血红蛋白中试工艺优化及功能评价	陕西佰美基因股份有限公司	朱宏莉

续表

序号	项目编号	项目名称	项目牵头承担单位	项目负责人
16	2018YFC1106600	生物功能化新型医用金属材料及其产业化	先健科技（深圳）有限公司	李岩
17	2018YFC1106700	新型医用金属材料及植入器械产品标准及其审评科学基础研究	国家食品药品监督管理总局医疗器械技术审评中心	刘斌
18	2018YFC1106800	成都生物医学材料产业创新示范	成都天府国际生物城投资开发有限公司	蒋青

致　谢

2019年年初，中国生物技术发展中心组织国内临床医学专家和中国科学院上海生命科学信息中心团队成立了《报告》编写组，开始进行全书的框架设计、信息收集、写作资料筹备等工作。《报告》延续《中国临床医学研究发展报告2018》的框架结构，包括临床医学研究现状与趋势、国内外临床医学研究政策与法规、中国临床医学研究重要进展及成果选编、临床医学研究热点等内容。在《报告》编制过程中，编写组在北京、上海两地多次召开专家咨询会，组织一线临床研究、政策法规、科研管理等领域的权威专家，对《报告》的框架、内容、成果筛选等进行研讨，并邀请中国食品药品检定研究院、中山大学附属肿瘤医院等研究团队就"人工智能的医疗应用"这一年度研究热点进行浅析。

《报告》的编写工作历时近一年，凝结了编写团队与各位专家的心血和智慧，特别感谢参与《报告》撰写指导和意见咨询的各位专家；感谢《报告》中重要成果和进展的研发团队给予的细致审校。

最后，感谢编写团队的辛勤付出，以及中国科学院上海生命科学信息中心的大力支持。

中国生物技术发展中心
2019年9月